跟马淑然教授学养生

四时养生与穴位按摩

马淑然　秦子舒　主编

化学工业出版社
·北京·

内容简介

本书以四季更迭为主线，依据二十四节气特点及其对人体的影响，从饮食、起居、点穴按摩、精神调摄、运动锻炼、季节性疾病早防治等方面，论述不同节气的养生与疾病防治方法，对养生保健和长寿有重要的指导意义。本书适宜关心养生保健的广大中医爱好者，工作、生活压力大的各类亚健康人群参考阅读。

图书在版编目（CIP）数据

四时养生与穴位按摩/马淑然，秦子舒主编. —北京：化学工业出版社，2021.6（2024.8重印）

（跟马淑然教授学养生）

ISBN 978-7-122-38638-0

Ⅰ.①四… Ⅱ.①马…②秦… Ⅲ.①养生（中医）②穴位按压疗法 Ⅳ.①R212②R245.9

中国版本图书馆CIP数据核字（2021）第039105号

责任编辑：李　丽　戴小玲　　加工编辑：张晓锦　陈小滔

责任校对：刘　颖　　装帧设计：韩　飞

出版发行：化学工业出版社（北京市东城区青年湖南街13号　邮政编码100011）

印　　装：北京科印技术咨询服务有限公司数码印刷分部

710mm×1000mm　1/16　印张$14^1/_2$　字数229千字　2024年8月北京第1版第2次印刷

购书咨询：010-64518888　　售后服务：010-64518899

网　　址：http：//www.cip.com.cn

凡购买本书，如有缺损质量问题，本社销售中心负责调换。

定　　价：69.00元

丛 书 编 委 会

主任

马淑然　肖延龄

副主任

王乐鹏　陈玉萍　秦子舒　覃骊兰
张玉苹　杨　宇　韩　琦　刘雷蕾

委员（排名不分先后）

万小辉　王丽涛　王育纯　太景伟
邓雯琦　李　华　杨舒涵　张孝胜
尉　捷　畅苏瑞　都国文　谈　博
潘文静　马淑然　肖延龄　王乐鹏
陈玉萍　秦子舒　覃骊兰　张玉苹
杨　宇　韩　琦　刘雷蕾　刘兰英

本 书 编 写 人 员

主编

马淑然　秦子舒

副主编

韩　琦　覃骊兰　张玉苹　王乐鹏
刘雷蕾　谈　博　都国文　肖延龄

编写人员

马淑然　谈　博　张玉苹　韩　琦
覃骊兰　都国文　王乐鹏　肖延龄
刘真真　郑伟灏　王冉然　肖　遥
孟　佳　秦子舒　祝广钦　刘雷蕾
莫芳芳　孙一珂　朱仙芝　吴春艳
刘兰英　梅晋铭　李　杰

丛书前言

随着人们物质文化、生活水平的提高，健康长寿的渴望越来越强烈。然而现代人工作生活压力越来越大，生活节奏越来越快，这无形中与健康长寿的渴望相去甚远。

在人生的不同阶段，其面临的压力不尽相同，中年是人生的“多事之秋”，因其承受“上有老、下有小”的同时，还逃不脱社会及工作压力的困扰。

如何为现代人开具良方，减压增寿，如何为中年男人、女人提供精准健康指导，成为本丛书的编写宗旨。

本丛书由多次做客中央电视台《健康之路》及北京卫视《养生堂》的主讲嘉宾——北京中医药大学马淑然教授团队，根据现代人养生保健需求，撰写了《四时养生与穴位按摩》《常见病家庭食疗与穴位按摩》《运动养生良方——让您动静结合、形神兼养》《中年女人食疗养生与穴位按摩》《中年男人食疗养生与穴位按摩》，其目的在于为现代人，特别是中年人提供可资借鉴的健康长寿知识与方法。

本丛书主要特点是：图文并茂、视频丰富、语言通俗易懂、方法简便易行。因此，本丛书适合民众阅读，特别是渴望健康长寿的人群，尤其是中年男人、中年女人。

汽车坏了要去4S店维修，人体病了也需要治疗。为了不得病或少得病，我们必须建立自己的“人体健康保养4S店”——四季保健、疾病保健、运动保健、性别保健。如果您不学习相关的养生保健知识，不注意保养身体，就会使身体亮起黄灯（亚健康态），或红灯（疾病态）。只要您认真学习养生方法和理论，相信您一定会开启人体健康的绿灯！

不积跬步，无以至千里；不积小流，无以成江海。任何养生方法必须通过坚持不懈的努力和一以贯之的践行才能达到预期的效果。同样，本丛书的编写也是马淑然教授团队经过几十年的打磨奉献给大家的健康大餐。其功细，其理明，其效验。百年老店北京同仁堂有句堂训“炮制虽繁必不敢省人工，品位虽贵必不敢减物力”，这也是本团队一直信奉的严谨求实的座右铭。相信本丛书的出版会惠及您的健康与生命！

中医养生理论与方法博大精深，尽管本团队力图打造品质康养大餐，但由于时间精力有限，不妥之处在所难免，希望读者批评指正！

马淑然

2020年12月于北京中医药大学

前言

随着物质文化、生活水平的提高，健康长寿成为人们追求的目标之一。《黄帝内经》指出："圣人不治已病治未病，不治已乱治未乱。"强调了养生治未病的重要性。现代医疗也越来越注重治未病，即在疾病未发之前，先提前预防其产生。因此，如何自我养生防病也成为健康长寿的关键。

《黄帝内经·素问》指出："人以天地之气生，四时之法成。""人生于地，悬命于天。"说明生命之本在于自然阴阳。《黄帝内经·素问》还指出："夫四时阴阳者，万物之根本也。所以圣人春夏养阳，秋冬养阴，以从其根；故与万物沉浮于生长之门。逆其根则伐其本，坏其真矣。故阴阳四时者，万物之终始也；死生之本也；逆之则灾害生，从之则苛疾不起，是谓得道。"因此，养生防病必须以自然四时阴阳作为总纲和根本。

基于此，本书基于四季二十四节气的不同气候变化，论述了四季养生、防病的基本知识，希冀对广大养生爱好者有所裨益。

本书共分春季篇、夏季篇、秋季篇、冬季篇四篇，每一篇又分六个节气，分别论述了不同节气的养生与保健方法，每个节气从饮食、起居、点穴按摩、精神调摄、运动锻炼、季节性疾病早防治等方面进行论述。

本书的主要特色有三。

第一，养生方法系统而全面。对每个节气围绕饮食、起居、点穴按摩、精神调摄、运动锻炼等方面进行系统而全面的阐述，读者可以据此"因人制宜"地进行养生。

第二，疾病防治方法简单而实用。每一个节气单独论述了常见季节性疾病的防治方法，所论方法简便易行，便于读者合理选用。

第三，雅俗共赏。本书语言通俗易懂，论理深入浅出，简明扼要，便于读者理解和应用。

本书适用人群较为广泛，老幼皆宜。

参加本书编写的人员都是致力于“天人相应”理论研究的骨干，有教授、副教授、博士研究生、硕士研究生。但由于时间紧、任务重，不足之处在所难免，敬请同道批评指正！

目录

第一篇　春季篇 // 1

第一节　立春时节养生 // 2

一、饮食增辛少酸助阳气 // 3
二、起居尤需防寒保暖 // 6
三、点穴按摩疏肝胆 // 7
四、精神愉悦勿忧郁 // 13
五、运动锻炼适劳逸 // 14
六、春寒侵袭早防病 // 15

第二节　雨水时节养生 // 16

一、甘味粥品补脾气 // 17
二、雨水增多慎避风寒湿 // 23
三、艾灸穴位护脾阳 // 25
四、避免忧思防伤脾 // 27
五、梳头揉腹多运动 // 28
六、疏肝健脾防腹泻 // 30

第三节　惊蛰时节养生 // 32

一、饮食尤重养肝护眼 // 32
二、气候多变起居调摄多注意 // 37
三、敲肝胆经揉眼周调肝明目 // 38
四、活动饮茶调情志 // 42
五、运动锻炼强体魄 // 43
六、普通感冒、流感提早防 // 44

第四节　春分时节养生 // 44
一、五行药膳调阴阳 // 45
二、起居有常需注意 // 53
三、点穴按摩舒经络 // 53
四、五形人情志各有宜忌 // 54
五、运动锻炼贵在和 // 54
六、补虚泻实预防旧病复发 // 55
第五节　清明时节养生 // 56
一、清明饮食忌发物 // 56
二、起居谨记避湿气 // 59
三、点按穴位疏肝健脾 // 60
四、平心静气忌郁怒 // 61
五、伸筋拔骨疏肝胆 // 62
六、过敏高血压尽早防 // 63
第六节　谷雨时节养生 // 67
一、食宜调肝脾避寒凉 // 67
二、起居慎避风寒湿 // 69
三、点穴按摩调肝脾 // 71
四、抒发情绪远压抑 // 73
五、适当运动宣阳气 // 74
六、早防早治远离痹证抑郁与感冒 // 75
第二篇　夏季篇 // 77
第一节　立夏时节养生 // 78
一、多食赤苦清心火 // 79
二、夜卧早起调起居 // 82
三、拍打心经，身心轻松 // 84
四、使志无怒畅心气 // 86
五、晒背扩胸转腰养阳气 // 87
六、立夏防治常见病 // 88
第二节　小满时节养生 // 88
一、食宜健脾养心防暑祛湿 // 89

二、生活起居防暑除湿 // 91
三、点按脾经心经穴 // 92
四、开阔胸怀利气机 // 93
五、早晚锻炼避中暑 // 94
六、小满妙招除病痛 // 95

第三节　芒种时节养生 // 97

一、晚睡早起养阳防暑 // 99
二、清淡苦酸，慎避寒饮 // 100
三、穴位按摩温中焦 // 102
四、培养兴趣抒胸怀 // 103
五、有氧运动更合宜 // 103
六、早防芒种多发病 // 104

第四节　夏至时节养生 // 106

一、健脾养心，防病从口入 // 107
二、规律生活，防暑防潮 // 108
三、穴位按摩，健脾养心 // 109
四、养心宜静，切勿动怒 // 110
五、规律生活，晚睡早起 // 111
六、夏至暑热，切记防病 // 111

第五节　小暑时节养生 // 114

一、饮食切忌过寒凉 // 115
二、防晒避风慎空调 // 115
三、点穴按摩消暑气 // 116
四、睡姿得当助“静心” // 117
五、早晚运动加补水 // 117
六、脾胃心疾要防治 // 118

第六节　大暑时节养生 // 120

一、科学饮食，调养脾胃 // 121
二、夜卧早起，助眠有序 // 122
三、冬病夏治，多法助阳 // 122
四、戒思虑常欢喜，精神愉悦时谨记 // 123
五、夏练三伏，开门逐暑 // 124
六、季节疾病宜早防 // 124

第三篇 秋季篇 // 127

第一节 立秋时节养生 // 128

一、少辛增酸敛肺气 // 128
二、早睡早起，起居有序 // 131
三、穴位按摩防秋疾 // 132
四、恬淡虚无防“悲秋” // 135
五、耐寒锻炼有纲纪 // 135
六、常食药膳防秋燥 // 136

第二节 处暑时节养生 // 137

一、益胃生津，补益肺气 // 138
二、夜晚睡卧，注意保暖 // 140
三、点穴按摩，勿忘健脾 // 140
四、收敛神气，使志安宁 // 142
五、天高气爽，锻炼养收 // 142
六、处暑疾病，早早防治 // 144

第三节 白露时节养生 // 147

一、粥品养生润肺燥 // 147
二、春捂秋冻有讲究 // 148
三、拍打肺经通肺气 // 149
四、人情冷暖莫扰肺 // 150
五、动而中节话锻炼 // 150
六、白露早防多发病 // 151

第四节 秋分时节养生 // 153

一、少辛增酸忌寒凉，滋阴补肺贴秋膘 // 153
二、起居谨慎，防御外感 // 156
三、灸按穴位重脾肾，谨防寒邪外侵身 // 157
四、情绪乐观，喜度秋分 // 157
五、快走吐纳，提振阳气 // 158
六、秋分时节，须防凉燥 // 158

第五节 寒露时节养生 // 159

一、甘淡滋润养肺胃肠 // 159

二、禁忌“秋冻”暖当先 // 160
三、穴位点按补肺金 // 161
四、寒露收神莫伤肺 // 162
五、秋游莫忘登高远眺 // 162
六、寒露预防常见病 // 163

第六节 霜降时节养生 // 165

一、饮食平补，补益脾肺 // 165
二、起居保暖，预防风寒 // 166
三、点穴按摩，健脾益肺 // 167
四、多管齐下，防患秋愁 // 168
五、科学健身，运动有道 // 168
六、霜降疾病，早防早治 // 170

第四篇 冬季篇 // 171

第一节 立冬时节养生 // 172

一、立冬进补，勿忘脾肾 // 172
二、早卧晚起，必待日光 // 174
三、按摩穴位，调补身体 // 175
四、凝神定气，潜藏精神 // 175
五、运动有方，以待日光 // 176
六、立冬防霾，御避风寒 // 176

第二节 小雪时节养生 // 177

一、温肾滋肾，多食“黑” // 178
二、慎房事，保肾精 // 181
三、药浴点穴，温壮肾阳 // 182
四、志闲少欲，平心静气 // 183
五、运动身体，温肾养精 // 183
六、小雪天寒，谨防两病 // 184

第三节 大雪时节养生 // 185

一、食温保暖防寒邪 // 186
二、大雪出行放慢速 // 186
三、点穴按摩护肾命 // 187

四、调节情志防悲恐 // 187
五、导引静坐，锻炼防风寒 // 188
六、膏方调养因人而异 // 188

第四节　冬至时节养生 // 193

一、温肾补精，勿忘萝卜 // 194
二、早睡晚起，睡好子午觉 // 195
三、冬至艾灸，温补肾阳 // 196
四、精神调摄，注意“冬藏” // 196
五、运动锻炼，动静结合 // 197
六、冬至疾病，提早预防 // 197

第五节　小寒时节养生 // 198

一、因人制宜话食养 // 199
二、居阳避寒 // 204
三、点穴按摩助身体 // 205
四、调摄精神莫惊恐 // 206
五、动则生阳，动而有节 // 207
六、小寒谨防冠心病 // 207

第六节　大寒时节养生 // 208

一、温食御寒调脾胃 // 208
二、起居有常防过劳 // 211
三、点穴按摩调脾胃 // 212
四、大寒忌怒扰肾阳 // 213
五、大寒十二月中坐功 // 213
六、大寒疾病早预防 // 213

参考文献 // 218

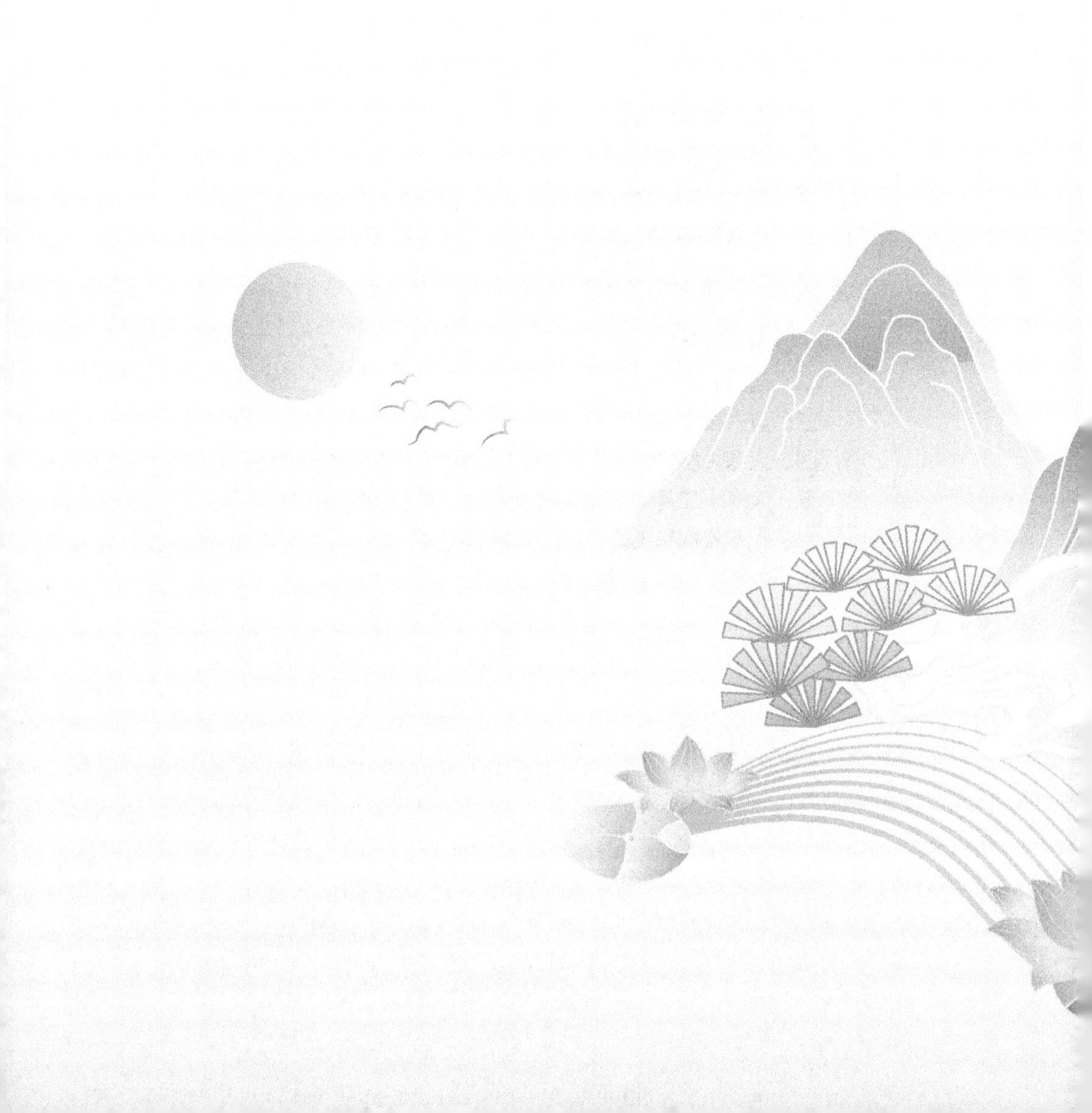

第一篇　春季篇

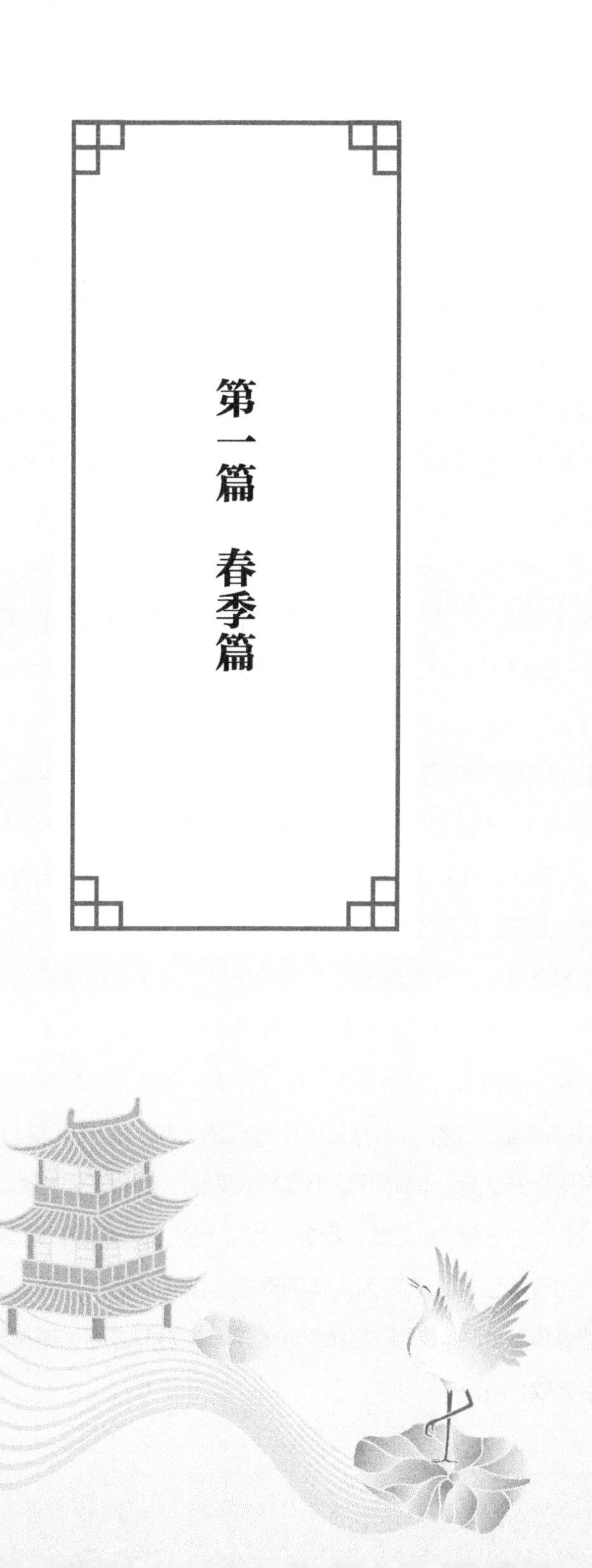

第一节

立春时节养生

立春，是二十四节气中的第一个节气。“立”是“开始”的意思，秦代以来，中华民族一直以立春作为春季的开始。随着春季的到来，天气开始转暖，万物开始复苏生长，农民开始耕耘播种。我国立春之日迎春已有3000多年历史，俗话说“一年之计在于春”，因此，立春成为中华民族重要的传统节日之一。中国传统将立春后的15天分为三候：“一候东风解冻，二候蛰虫始振，三候鱼陟负冰。”立春开始后，东风送暖，大地开始解冻；立春5日后，蛰藏的虫类慢慢在洞中苏醒；再过5日，河里的冰开始融化，鱼开始到水面上游动。由于水面上还有没完全融解的碎冰片，鱼游动时好像背负冰块一般浮在水面，说明初暖乍寒的气候景象。

立春后由于气温回升，春耕大忙在全国多数地区陆续开始。此时，一些民俗活动也开始兴起，如游春（立春那日游春叫探春），民间艺人制作春牛、春娃，贴春字画，种迎春花。在客家地区，传统的立春时节除了女性戴春幡，小儿也戴春幡于手臂，男左女右，作为立春的标志。

立春万物发陈，养生贵在助阳生。立春之时通常在阴历的春节前后，意味着寒冷的冬季已经结束，万物复苏的暖春即将来临。但是，由于全国各个地区地理位置不同，气候差别很大，很多地区尽管是春季，但寒气依然尚未消退。因此，初春必须注意防寒保暖。立春，作为二十四节气的首位，是一元复始、万象更新的开端，是阳气开始上升之际。此时开始出现阳长阴消，到夏三月阳气达到顶峰，经过长夏（农历六月）后开始阴长阳消，到冬三月阴气达到最高峰。随着自然界阳气的初生，人体阳气也开始生长，表现为人体的营养物质和能量向周身、头面布散，以抵御外邪，保护身体。此时，如果能借助自然界阳长阴消之际，振奋人体阳气，则能达到事半功倍之效。

一、饮食增辛少酸助阳气

立春饮食宜增辛少酸。立春之时，是五脏中主持冬气的肾与主持春气的肝轮班之时。肝脏立春后开始主令。饮食五味中“酸味通于肝”“辛味通于肺”，肺主宣发，辛味能行能散，有助于把人体的阳气输布到周身头面。酸味收敛，有助于收敛肝气，因此，春季应该顺应自然阳气生发之势，增辛少酸，有助于肝肺阳气生长并驱散寒邪。如多吃一些有助于发汗的热性食物，像豆豉、虾仁、牛肉等。少吃一些酸敛、酸收的食物，如葡萄、李子、石榴、柿子等。对于健康人群而言，饮食要清淡，不要过度食用干燥、辛辣的食物。同时，因为此时阳气上升容易伤阴，所以要特别注重养阴，可以多选用百合、山药、莲子、枸杞子等食物。

（一）温热性助阳食物

1. 豆豉

豆豉作为黑豆的发酵加工品，是一味常见的治疗外感的解表药物。然而豆豉亦为日常生活中常见的食品之一，具有方便取用的优点。许多家常菜肴中多有运用豆豉，不仅因其味美，更因其升散之性具有和中、宣发郁热的作用。例如豆豉清蒸鱼，豆豉不仅可解鱼腥味令鱼味更为鲜美，更可以帮助消化。《本草纲目》中对豆豉亦有描述：“黑豆性平，作豉则温。……得葱则发汗……”葱白豆豉粥，就是生活中常见的一道发汗驱寒的粥品，做法简单易懂，味道也不错。

豆豉葱白粥

【主要原料】大米60克，3寸[1]葱白3段，豆豉10克。

【制作方法】先煮大米为粥，大米将熟之时放入葱白、豆豉煮沸。

【功效主治】发汗、解热。可用此粥治疗一般的伤风感冒。

2. 葱

葱是人们日常生活中常用的一种蔬菜与调味用品。同时，它亦是中医发散解表药的一种。葱性味辛温，具有发散通气之功，可发汗解表、祛风散寒、通阳利气。

葱白的功效较葱茎更强。由于其家庭常备、取用方便，故葱白在家庭中常用于发汗、治感冒。因而立春时节，可以在饮食中增加葱的食用量，散寒发汗、助

[1] 1寸≈3.3厘米。

阳气升发。一碗葱白瘦肉粥，既可以补充营养又可发散通阳，不失为立春养生佳品之一。

葱白瘦肉粥

【主要原料】粳米约50克，葱白3寸段，瘦肉100克，料酒、酱油、淀粉、盐、胡椒粉各适量。

【制作方法】粳米小火熬粥。瘦肉切薄片，拌入料酒、酱油、淀粉略腌；待米粒熟软时加入肉片同煮至熟。加入葱白、盐和胡椒粉。

【功效主治】发汗散寒、补肾气、润燥。可用于风寒感冒出现的恶寒、发热、头痛、鼻塞、体痛等症。

3. 香菜

香菜，能促进胃肠蠕动，有助于开胃健脾、调理中焦；其特殊香味能刺激机体汗腺分泌，促使发汗、麻疹透出。由于香菜辛温之性较强，多食易耗气伤阴，故香菜虽好，食用宜适量。另外，热毒壅盛患胃溃疡、脚气、狐臭等病的患者均不宜食之。在此推荐一道香菜汤，可发汗补虚损。

香菜饴糖汤

【主要原料】香菜30克，饴糖15克，米汤半碗。

【制作方法】将香菜、饴糖加入半碗米汤中，放入蒸锅小火蒸，待饴糖融化即可。

【功效主治】发汗散寒、缓中补虚、生津润燥。可用于治疗体虚外感，出现劳倦、神疲乏力、恶寒、咳嗽等症。

4. 虾仁

现代科学研究表明，虾仁营养丰富，是蛋白质含量很高的食品之一，同时含有较为丰富的牛磺酸，并且含有丰富的钾、碘、镁、磷等矿物质及维生素A等成分。牛磺酸可以降低人体血清胆固醇的含量，并且可以保护心肌、增强心脏功能，对肝脏和胃肠亦都具有保护作用。镁是人体必需矿物质之一，能够很好地保护心血管系统。虾仁较其他肉制品的优处还在于其肉质松软、易于消化，对身体虚弱以及病后体虚的人是很好的调补食物。

虾仁的烹饪方法具有许多种，例如翡翠虾仁、芝麻虾球、五彩虾丝、龙井虾仁等等。以下介绍一种虾仁食疗方——锅巴虾仁。

锅巴虾仁

【主要原料】鲜虾仁500克，锅巴约200克，鸡蛋清2个，葱、姜、盐、料酒、水淀粉、味精、白糖各适量。

【制作方法】将鲜虾仁与鸡蛋清、精盐、料酒、水淀粉搅拌均匀。待锅中油烧至五六成热时，下入鲜虾仁，滑透，然后倒入漏勺。炸葱、姜丝至呈金黄色时，捞出葱、姜丝，再下鲜虾仁，烹入鸡蛋清汤，加入料酒、盐、味精、白糖。待烧开后，用水淀粉勾芡、起锅。将锅巴掰成小块，炸到金黄色。食用前，将沸油浇在炸好的锅巴上，并将做好的虾仁立刻倒在锅巴上。

【功效主治】补肾助阳，缩泉固精。可用于肾虚阳痿、遗精早泄、小便频数或尿失禁患者的辅助治疗。

最后，对虾仁的食用及选购有以下几点需要注意。①需注意虾仁为发物，凡是患有疥疮、瘙痒、风疹等病症的患者食之宜慎。②注意与虾仁相克的食物。虾仁忌与含有鞣酸的水果同吃，例如如葡萄、石榴、山楂、柿子等。由于虾仁含有较丰富的蛋白质、钙等营养物质，它们与含有鞣酸的水果同食后，鞣酸将与钙离子结合形成不溶性的结合物刺激肠胃，引起人体出现呕吐、头晕、恶心和腹痛、腹泻等不适症状。③虾仁的选购十分重要，优质虾仁的表面略带青灰色或有桃仁网纹，色泽鲜艳，体软透明，用手指按捏弹性小；而水泡虾仁其表面发白或微黄，轻度红变，体半透明，露出的肠线较鲜虾粗大或已散开。那些看上去个大、色红的最好不要选择。

（二）温热性花草茶

立春之后依然比较寒冷，喝花草茶可以帮助温阳，驱散冬季聚积在人体内的寒气。由于每一种花、草都有其相应的性、味、归经、功效，如果使用得当，花草茶的确有一定的保健疗效，但需根据自身的体质进行调整，饮用过量也会造成身体不适。立春适合饮用的是性温的食用花草（如茉莉花、玫瑰花等）和性平的花草（如梅花、合欢花、玉米须等）。性寒的食用花草（如夏枯草、金银花、菊花、槐花、薰衣草等）尽量少饮用。

每一种花草茶都有特别的功效，所以在选择时，大家可以根据自身体质情况选择相应的花草茶。一般而言，虚寒体质的人，怕冷、精神略有抑郁，适用性温的花草，那些性平的花草则是大部分人都可以选用的，立春时喝性平的花草茶疏肝气，可以有助于人体阳气升发。此外，如果正在服用药物，选用花草茶应慎重。请注意，立春时节饮用温性花草茶不适合热性体质及肝火较旺的人。

1. 性温花草茶疏肝理气

① 茉莉花

疏肝理气、开郁辟秽、和中。治下痢腹痛、结膜炎、疮毒。

② 玫瑰花

行气解郁、和血、祛瘀、止痛。用于肝胃气痛、食少呕恶、新久风痹、吐血咯血、月经不调、跌打伤痛。

2. 性平花草茶疏肝理气

① 梅花

疏肝开郁、和中化痰、解毒。可用于肝气郁结、胸闷心烦、肝胃气痛、梅核气及瘰疬疮毒。

② 合欢花

舒肝解郁、理气、安神、活络。治郁结胸闷、胁肋胀痛、乳房胀痛、风火眼疾、视物不清、失眠、健忘、咽痛、痈肿、跌打损伤。

③ 玉米须

利尿、泄热、消肿、平肝利胆。用于急、慢性肾炎水肿，急、慢性肝炎，胆囊炎，胆结石，尿路结石，胆道结石，小便不利，湿热黄疸，高血压，糖尿病等症。

二、起居尤需防寒保暖

立春初暖乍寒，严防春寒侵袭。立春后自然界阳气开始升发，万物复苏，大地解冻、草木发新芽、蛰虫苏醒，人与自然界相应，也应与时同步，借助自然界之阳气以助自身阳气升发。然而此时阳气初升，如早晨初升之太阳，虽觉光明却犹感寒意。故立春之后的一段时间往往会有“倒春寒”的侵扰，此时严防春寒侵袭显得尤为重要。着装上要在宽松透气的同时，注意适当保暖。俗语有云：“春捂秋冻。”不要急于脱掉冬装。经过一个冬季，身体已经习惯了棉衣，其产热、散热的生理活动已与冬季着装与环境温度形成平衡状态。立春时节，外界环境刚入初春，乍暖还寒，若骤然脱去棉衣，身体将难以适应，免疫力下降，外寒乘虚而袭将会引起呼吸系统疾病或其他冬春季传染病。

因此，立春时节着装选择尤需注意。①立春着装宜方便添减，忌裙装。立春阳气初升，阴寒未尽，昼夜温差大，故在穿着上需要柔软保暖的外套，如呢大衣、夹克等等，以适应立春气候，并方便早晚加衣，中午或热时适当减衣。而裙装是此时不宜选择的。部分女性出于爱美心理，在此时过早地穿上裙子，忽略了立春冷风侵袭，可能对身体健康产生负面影响。此时穿裙子将肌肉关节暴露在寒风中，会遭受风寒侵袭，导致肌肉关节酸痛肿胀，日久则形成关节炎。②“春捂”应有度。“春捂”可以有效地预防各种病邪侵袭，但是“春捂”也应适度，不能一直穿着棉衣不脱。有许多人觉得此时气候变化无常，便一直不脱棉衣，认为“捂”的时间越长越好。其实这样在春暖时容易“捂”得过度，以致出汗较多，汗孔开泄，易被外邪侵袭引发伤风感冒。研究表明，当日夜温差大于8摄氏度时是“春捂”的信号。另外，需要时常关注天气预报，在预报冷空气到来前的1 ~ 2天是开始“捂”的最佳时机，一般持续7 ~ 14天，即当气温回升后也应继续“捂”7天左右，部分身体虚弱羸瘦或是年老体虚之人需要“捂”14天才能适应气候的反复变化。而15摄氏度为“春捂”的临界温度，当气温相对稳定持续在15摄氏度时就可以不用“春捂”了。过度地“春捂”容易引起机体内火。特别是小儿尤需注意，婴幼儿过度“春捂”容易引起“过暖综合征”，出现缺氧、高热、大汗、脱水、抽搐昏迷，乃至呼吸、循环衰竭。另外，小儿新陈代谢旺盛，产热比较高，若不注意护理，“捂”过度了会内火旺盛，出现内热、食欲不振、咳嗽等。

三、点穴按摩疏肝胆

一年之始的春季是人体肝气最足、肝火最旺的时候。肝脏在中医五行学说里属木，它像是春天旺盛生长的树木，容易生发火气，因而春气通肝。而肝与胆相表里，肝火要借助胆经才能往外发泄。《黄帝内经》曰：“经脉者，所以能决生死，处百病，调虚实，不可不通。”顺四时而养天年是中医养生的精髓。在春季时，如果人体的肝胆经络不通，气血不畅，很容易出现一些症状，如口干口苦、头目晕眩、血压不稳、头痛、痛经、乳腺增生、前列腺肥大、下肢无力、疲倦等。其实这些症状都表明肝经、胆经循行的部位出了问题，如不及时地加以调理就很容易形成疾病。春季经络养生的关键就是在人体的肝经、胆经和背部膀胱经的整条经络上进行揉、拨、推拿和刮痧，并在重点穴位肝俞、胆俞、大敦、太冲、章门、期门等处进行拔罐和艾灸。当阻滞的经络被打通，气血顺畅，疏泄通达，就会达到自我修复、自我调节、未病先防、春季养肝的目的。

（一）敲打肝、胆、膀胱经

1. 足太阳膀胱经

足太阳膀胱经是人体十二经脉之一。简称膀胱经。与足少阴肾经相表里。（视频1）

春天穴位1
视频1～9

【主治】头、项、目、背、腰、下肢等经脉循行部位病症及神志病，背部第一侧线的背俞穴与第二侧线相平的腧穴，主治与其相关脏腑的病症和有关组织器官的病症，例如癫狂，小便淋沥、短赤，尿失禁等。

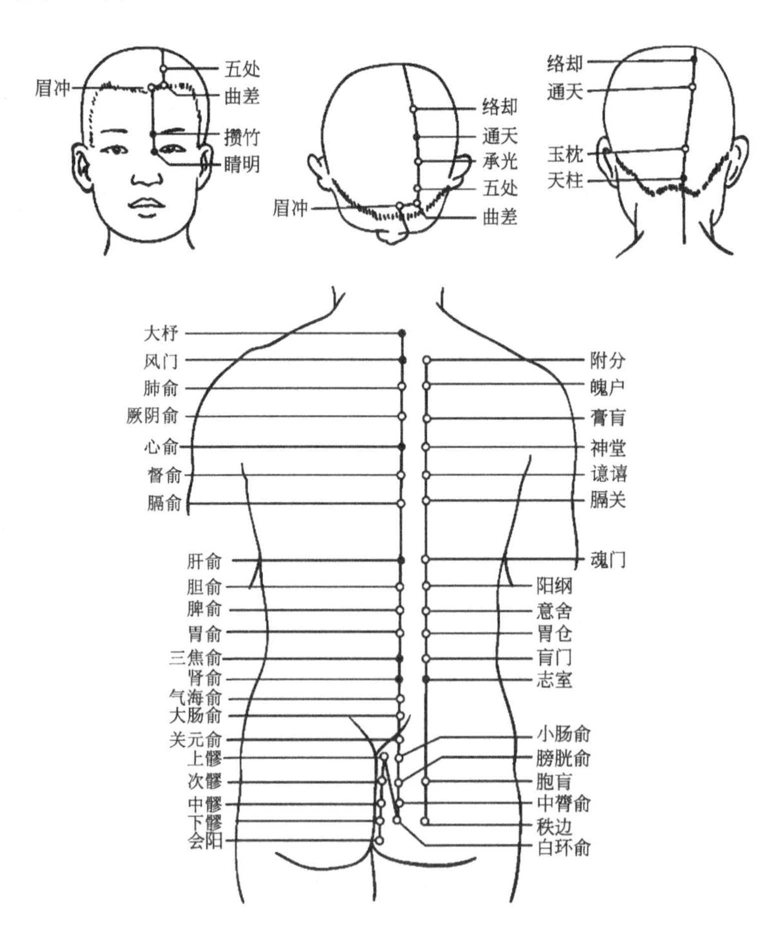

【循行路线】足太阳膀胱经起于目内眦（睛明），上达额部，然后左右交会于头顶部（百会）。其巅顶部支脉从头顶部分出，到耳上角部。其直行的本脉从头顶部分别向后行至枕骨处，于此处进入颅腔、络脑，回出分开下行于项部（天柱），交会于大椎穴，再分左右沿肩胛内侧行于脊柱两旁，直下行到达腰部（肾俞）。进入脊柱两旁的肌肉，深入体腔，络肾，属膀胱。在此，本经脉又有一分支从腰部分出，沿脊柱两旁下行，经过臀部，沿大腿外侧后缘下行至腘窝中（委中）。另一分支从项分出下行，经肩胛内侧，从附分穴挟脊（三寸）下行至髀枢，经大腿后侧至腘窝中与前一支脉会合，然后下行穿过腓肠肌，出走于足外踝后，沿足背外侧缘至小趾外侧端（至阴），交于足少阴肾经。

2. 足少阳胆经

足少阳胆经是人体十二经脉之一。简称胆经。与足厥阴肝经相表里。（视频2）

【主治】主治侧头、目、耳、咽喉等头面疾病、神志病、热病以及经脉循行部位的其他病症。例如脏腑病口苦、目眩等；经脉病缺盆部肿痛，胸、胁、股及下肢

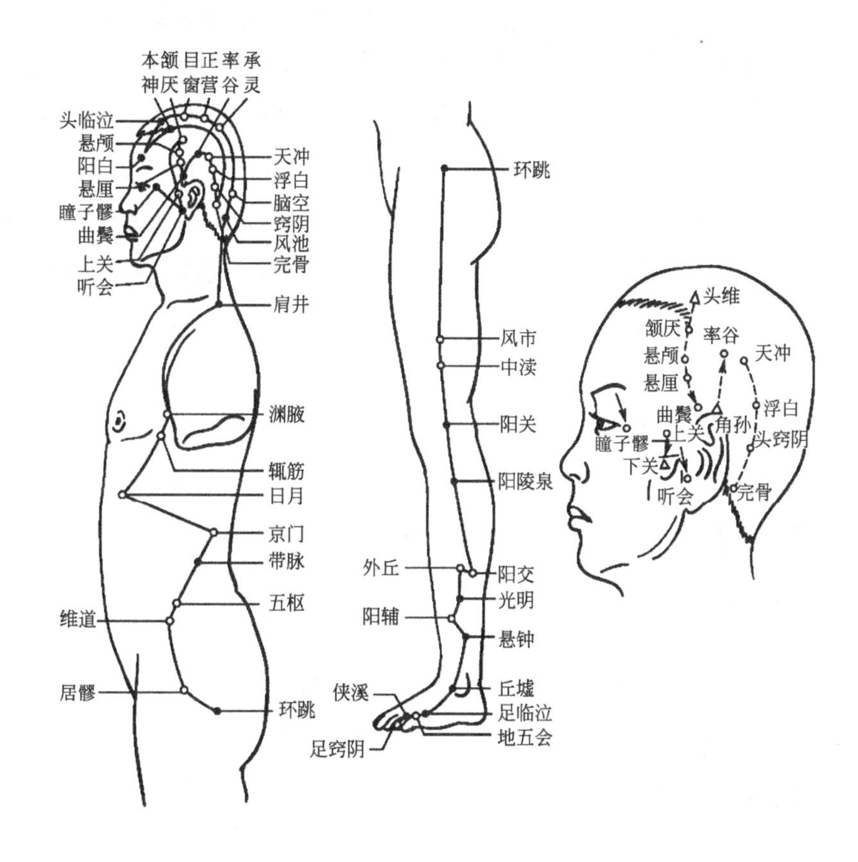

外侧痛，腋下肿，足外侧发热等症。

【循行路线】足少阳胆经起于目外眦（瞳子髎），向上到额角后返回下行至耳后，其沿颈部向后交会大椎穴，再转向前从缺盆部入胸过膈，继续沿胁肋部下行，出于腹股沟，经过外阴毛际，横行进入髋关节（环跳）。在此处汇合胆经的耳部支脉，再沿大腿外侧向下，行于足阳明和足太阳经之间，行腓骨之前直下到达于外踝前，止于足第四趾外侧端（足窍阴）。

3. 足厥阴肝经

足厥阴肝经是人体十二经脉之一。简称肝经。与足少阳胆经相表里。（视频3）

【主治】肝胆病症、神经系统疾病、泌尿生殖系统疾病、眼科疾病和本经经脉循行部位的疾病。例如头痛目眩、胸胁痛、胸满、呕逆少腹痛、下肢痹痛、遗尿、小便不利、遗精、月经不调等症。

【循行路线】足厥阴肝经起于足大趾背上丛毛处，上沿足背至内踝前一寸处（中封穴），沿胫骨内缘上行，在内踝上8寸处交到足太阴脾经之后，上行经过膝内侧，沿大腿内侧入阴毛中，环绕阴器，达小腹，上过膈肌，分布于胁肋部，沿喉咙的后面，向上进入鼻咽部，连目系上出于额，上行与督脉会于巅顶部。另外本经脉有两条支脉，其中一条支脉环绕口唇，所以肝火旺盛之人，容易口舌生疮。

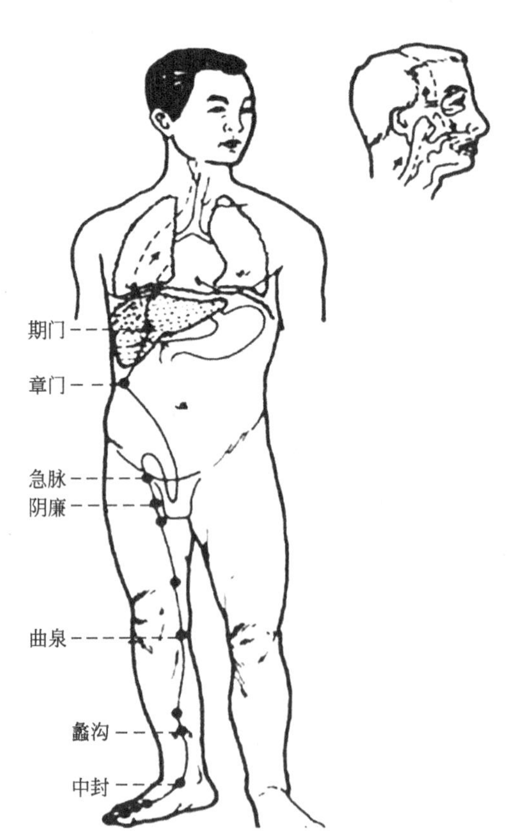

一般敲打经脉主要指敲打腿与躯干部位的经脉循行处。敲打力量不宜过大，适中即可。敲打经脉，以顺着经脉循行的方向为补，逆着经脉循行方向的为泻。所以立春时节，敲打经脉升发阳气，可以顺着经脉循行方向敲。体质热、易上火、脾气急躁的人群，可以将足少阳胆经的敲打方向改为逆其循行的方向，以降胆火。

（二）重点穴位详解

1. 肝俞

肝，指肝脏；俞，输注之意；本穴为肝之背俞穴，归属于足太阳膀胱经。（视频4）

【定位】在背部，当第9胸椎棘突下，旁开1.5寸。

【取穴】俯卧位或俯伏坐位，先找到背部取穴标志，即两肩胛骨下缘连线中点——第7胸椎棘突下，再向下数至第9胸椎，根据骨度分寸法，肩胛骨内侧缘与脊柱之间为3寸，两线的中点即脊柱，旁开1.5寸处为肝俞穴所在。

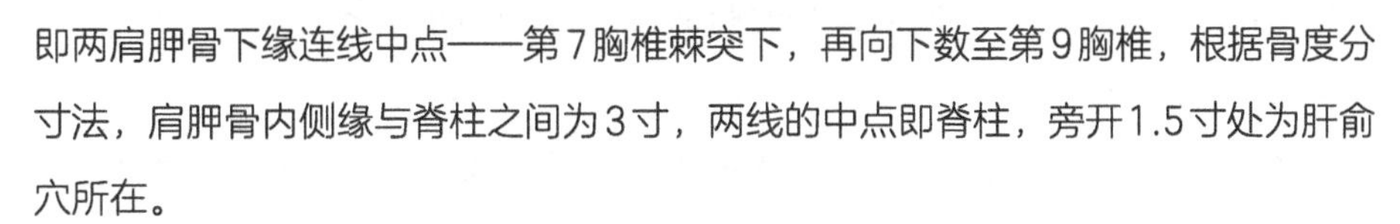

【主治】脊背痛，黄疸、胁痛等肝胆疾病，目赤肿痛、视物模糊、夜盲、迎风流泪等目系疾患。

2. 胆俞

胆，指胆腑；俞，输注之意。胆俞名意为胆腑的阳热风气由此外输膀胱经。本穴为胆之背俞穴，归属于足太阳膀胱经。（视频5）

【定位】在背部，当第10胸椎棘突下，旁开1.5寸。

【取穴】通常采用正坐或俯卧姿势，先找到背部取穴标志，两肩胛骨下缘连线中点——第7胸椎棘突下，再向下数至第10胸椎，脊柱左右二指宽处为胆俞穴所在。

【主治】胆经疾病，例如胆囊炎、肝炎、黄疸、口苦、胁痛，及肺痨、潮热、坐骨神经痛、风湿性关节炎等。

3. 大敦

大敦别名水泉、大顺，归属于足厥阴肝经。意指人体内肝经的温热水液由本穴外输体表。大敦即大树墩，时值为春，水液从大敦穴的地部孔隙外出体表后蒸升扩散上行，表现出了春日气息的生发特性，如同春天大树墩生发出新枝一般，故名为大敦。（视频6）

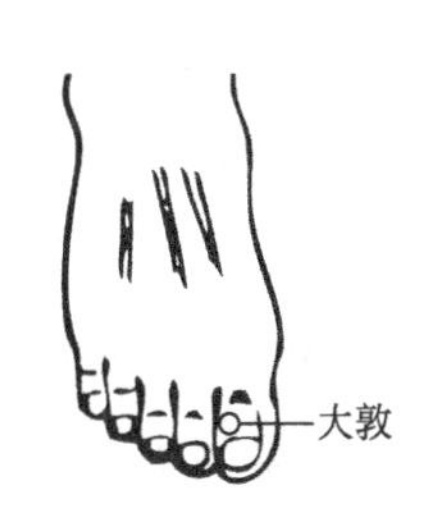

【定位】在足大趾末节（靠第2趾一侧）甲根边缘外侧0.1寸（约2毫米处）。

【取穴】通常采用正坐或仰卧。

【主治】疝气、经闭、崩漏、遗尿、癃闭、阴挺、痫证。除此之外，亦为镇静及恢复神智的要穴之一。缓解焦躁情绪可以使用指压法。

4. 太冲

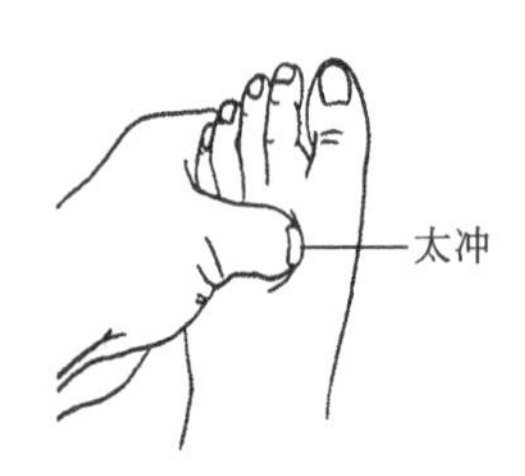

太冲穴为足厥阴肝经上的重要穴道之一，肝经原穴。太，大也；冲，冲射之状也。太冲之名意为肝经由行间穴传来的水湿风气，至本穴后受热而胀散转化为急风向上冲行。（视频7）

【定位】位于足背侧，第1、第2跖骨连接部位之前凹陷处。在跗长伸肌腱的外侧。

【取穴】通常采用正坐或仰卧。用手指沿着跗趾与次趾夹缝向上移压，压至能感觉到动脉应手处，即为太冲穴。

【主治】①头痛、眩晕、口㖞、目赤肿痛、青盲等头面五官病症。

② 中风、癫痫，小儿惊风。

③ 黄疸、胁痛、腹胀、呕逆等肝胃病症。

④ 月经不调、痛经、闭经、带下等妇科病症。

⑤ 癃闭、遗尿。

⑥ 下肢痿痹，足跗肿痛。

5. 章门

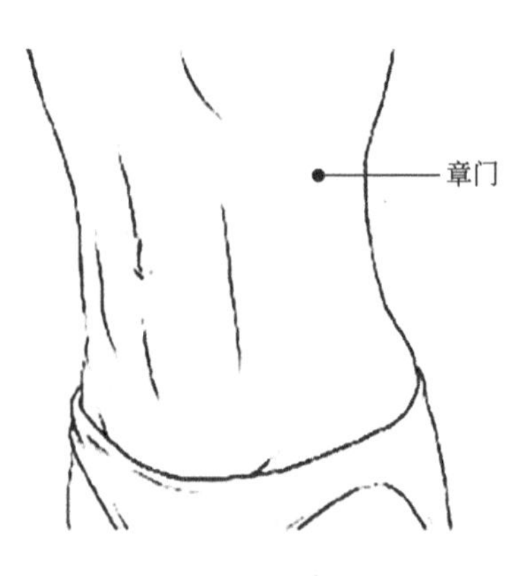

章门穴为足厥阴肝经上的重要穴道之一。章，大木材也；门，出入的门户也。该穴位名称意指肝经由急脉穴传来的强劲风气行至此处后风停气息。风气如同由此进入了门户一般，已不显见，故名为章门。（视频8）

【定位】位于第11肋游离端的下方。在腹内、外斜肌及腹横肌中。

【取穴】通常采用正坐或仰卧。位于腋中

线，第11肋游离端的下方。简易取穴时屈肘合腋时肘尖正对处。

【主治】①消化系统疾病：消化不良、腹痛腹胀、小儿疳积、肠炎泄泻、肝脾肿大、肝炎黄疸。

② 其他疾病：高血压、胸胁痛、烦热气短、胸闷肢倦、腹膜炎、腰脊酸痛。

6. 期门

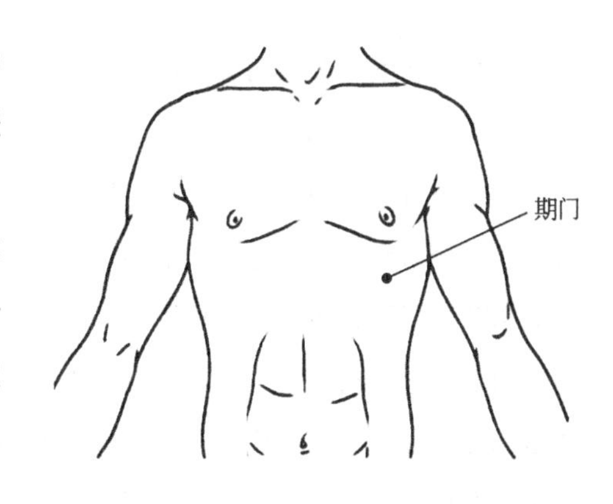

期门穴为足厥阴肝经募穴。其功能为募集天之中部的水湿之气由此进入穴内后循肝经下行。期，期望之意；门，出入的门户。期门穴位名意指本穴由于下部的章门穴无物外传而处于气血物质的空虚状态，但是又因本穴位处于人体前正中线与侧正中线的中间位置，此处位置既不属阴又不属阳，既不高又不低，因而无热气在此冷降，同时亦无经水在此停住，唯有期望等待，故取名为期门。（视频9）

【定位】位于胸部，乳头直下，第6肋间隙，前正中线旁开4寸。

【取穴】通常采用正坐或仰卧。

【主治】①胸胁胀满疼痛、胸中热、喘咳、奔豚。

② 呕吐、呃逆、腹胀、泄泻、饥不欲食。

③ 乳痈。

四、精神愉悦勿忧郁

精神调摄保持心胸开阔、心境愉悦。人体五脏与天地的季节轮转相通应，在不同的季节人体由五脏中与其相对应的脏主令。这是人体为与自然界气候相适应的自我调节。因此立春之后，由冬季的肾主令转为肝主令。肝在五行中属木，木代表了一种生长、升发、调达、舒畅的状态，如同自然界的树木向上生长、枝条伸展，却又具有柔和之性随风轻扬。由此可见肝的生理特性与木相近，肝在人体内主升发，可以调畅气血津液、舒畅情志，立春后由肝主令正与自然界的生长升发状态相应。

自然界中万物复苏，人体也开始复苏，不仅仅是身体上的，还包括精神上的。在肝的主令下，精神养生方面要戒暴怒，更忌忧郁，做到心胸开阔，保持心境愉悦。否则，压抑的负面情绪将会影响肝的升发，令肝调畅气血津液功能失常而引发疾病。

五、运动锻炼适劳逸

立春锻炼适劳逸，切忌太过与不及。立春户外运动应该注意以下几点。①春季晨练不宜太早。因为早春二月，清晨气温低，有冷风，会引发关节疼痛，要等太阳快出来的时候再到外面运动。春季运动时不宜出汗过多，否则身体受凉感冒容易引发呼吸道疾病。春季气候较为干燥，加上运动出汗，应该及时补充水分。多喝水可以排酸，改善酸性体质，有助于碱化血液，增进健康。②运动前应让肌肉、韧带充分放松。先抡抡臂、踢踢腿、转转腰，身体的肌肉、关节活动开以后，再做剧烈运动。锻炼之后，要做整理活动或自我按摩，调整血液循环，防止肌肉僵化。中医学认为，“人卧血归于肝”“人动则血运于诸经”，经过伸懒腰，血液循环加快，全身肌肉关节得到了活动，睡意皆无，头脑清楚。同时，激发了肝脏功能，符合春季的养肝之道。③老年人春季锻炼宜在傍晚。对于一些老年人，在进行晨练后，往往会头晕、心慌，或手脚发软、站立不稳，甚至突然摔倒。其原因是经过一夜睡眠，腹中已空，在尚未进食的情况下进行强锻炼导致能量供应不足，大脑缺氧。因此，老年人春季锻炼的最佳时间应在傍晚或晚上。下午身体生物节律处于下降阶段，适当运动可提高生物节律。同时，花木绿茵处积聚了大量的氧气，空气也比早晨清洁，锻炼效果胜过晨时。

春暖花开之际，散步是一种值得推广的养生保健方法。一天紧张繁忙工作之后，到街头巷尾走一走，可以很快消除疲劳。由于腹部肌肉收缩，呼吸均匀乃至加深，可通过血液循环，增加胃肠消化功能。众多“寿星”的长寿秘诀之一就是每日有一定的时间去散步，尤其是重视春季散步。因为春季气候宜人，万物生发，散步更有助于健康。散步要不拘形式，量力而行，切勿过度劳累。

另外，“万物生长靠太阳”。自然界和人体阳气的来源主要是光照提供的能量，可见，暖阳高照、披满霞光是获取自然之阳的首选之道。当朝阳初映、晨霞满天之时，当正午时分、红日当空之际，或当夕阳西下、晚霞满天之刻，别忘了吐故纳新，进行深呼吸锻炼。双手自然向天空伸展，周身放松，张口抬肩，让阳光洒满周身上下，这种“日光浴”可以有效“助阳”。

六、春寒侵袭早防病

由于立春之后将会有一段时间“倒春寒”的侵扰，容易引发感冒等呼吸系统疾病。此时要注意杀菌并防寒，在饮食上多吃洋葱、大蒜、芹菜等“味冲”食物，可有效预防伤寒感冒等春季多发疾病。中医认为，洋葱、大蒜、芹菜这些“味冲”食物，既可疏风散寒，又能杀菌防病。春季除了预防“倒春寒”引起的感冒等呼吸系统疾病外，还要注意“倒春寒”引起的心脑血管疾病，如高血压、脑卒中、冠心病、心绞痛、心肌梗死、过敏性疾病、抑郁症等。

1. 洋葱

洋葱为百合科植物洋葱的鳞茎。原产于中亚或西亚地区，现有很多不同的品种，在世界各地均有食用。在国外认为它营养价值较高，被誉为“菜中皇后”。洋葱亦具有极高的药用价值，其味辛可疏散风寒、解毒杀虫。

现代科学研究表明，洋葱中含有植物杀菌素例如大蒜素等，因而具有很强的杀菌能力，能够有效地抵御流感病毒，预防感冒。同时这种植物杀菌素从呼吸道、泌尿道、汗腺等排出时，能刺激这些部位的细胞分泌，所以洋葱又有祛痰、利尿、发汗等作用。另外，洋葱是目前所知唯一含前列腺素A的蔬菜，前列腺素A有降低血压及舒张血管的功能，还能促使血凝块溶解。对高血压的预防效用良好。

洋葱的食用亦有以下三点需要注意。①患有皮肤病，例如皮肤瘙痒的患者不宜食用洋葱。②眼睛患有疾病的人不能食用洋葱，易加重病情。③肠胃病患者忌食洋葱。

2. 大蒜

现代研究发现，大蒜中含有的大蒜素有较强的广谱抗菌作用，被誉为“天然广谱抗生素”，其对金黄色葡萄球菌、幽门螺旋杆菌等多种致病菌有不同程度的抑制、杀灭作用。其中紫皮蒜抗菌作用优于白皮蒜，鲜品大蒜作用强于干品。研究表明，大蒜还可降低胆固醇和甘油三酯，防治动脉粥样硬化，其降血脂功能可能与减少内源性胆固醇合成有关。另外，大蒜里的某些成分，具有类似于维生素E、维生素C的抗氧化及延缓衰老特性。

食用大蒜需注意不可生吃过多，否则会引起急性胃炎，并且会引发心脏病、肾炎等疾病。

大蒜豆腐鱼头汤

【主要原料】一个鲢鱼头（大约250克），大蒜头150克，豆腐200克，葱6克，盐、味精适量。

【制作方法】将豆腐、鱼头分别用油锅煎香，铲起。将豆腐、鱼头与大蒜一起放入锅内，加清水适量，武火煮开，文火煲半小时，加入盐、味精调味，出锅前放入洗净、切段的葱即可。

【功效主治】辟秽除邪、降逆止咳、健胃消食、助阳利水、解毒消肿。用于腹胀满，食欲不振，消化不良，大便稀，肢体乏力等。可预防感冒，流感，高脂血症等。

3. 芹菜

芹菜，具有解毒宣肺、润肺止咳、平肝清热、祛风利湿、除烦消肿、凉血止血、清肠利便、健脑镇静的功效。

现代研究表明，芹菜中含有20多种营养元素和许多药理活性成分，其中芹菜素具有抗肿瘤、抗炎、抗氧化、降血压、扩血管等作用。芹菜中钙、磷含量较高，可增强骨骼健康。芹菜所含纤维素可经消化后转为抗氧化剂，预防结肠癌。芹菜中含有的中和尿酸物质有助于防治痛风。芹菜中的钾可防治浮肿。

食用芹菜最好的方法是将芹菜榨汁服用，或将嫩芹菜捣汁加蜂蜜食用。

第二节 雨水时节养生

雨水，是一年二十四节气中第二个节气，在每年阳历2月19日前后。雨水时节冬季已过，春日来临，天气渐渐开始变暖，降雪减少，冰雪融化成水，因而降雨开始增多，万物复苏。正是此时降雨增多，故而命名这一节气为雨水。这时候降雨多，湿气重，所以湿邪常夹杂风邪侵入人体。古代传统将雨水也同样分为三候："一候獭祭鱼，二候鸿雁来，三候草木萌动。"即到了雨水节气，水獭开始捕鱼，像是将鱼放在岸上先祭奠后享用的样子；天气渐暖，飞去过冬的大雁开始归来，花草树木也随天气回暖、阳气升腾开始复苏抽芽。总之，自然万物开始呈现一片欣欣向荣的景象。

雨水时节重在护脾。民间有云：“立春天渐暖，雨水送肥忙。”说明一年之计在于春，立春之后是雨水节气。从中医角度看，雨水是湿气，与人体中的脾脏相通应，湿气为病最易伤脾。因此，在雨水节气中最需顾护的脏腑是脾脏。

湿与水同类，属于阴邪。对于“水”的印象，人们都可以在日常生活中直观体会到。水凉，所以属于阴邪；水向下流，所以“水”性趋下。但是，对于“湿”，这个可能很多人会觉得比较抽象。湿气其实与水同类，在夏季太阳光照较强，这时地表的水就会被热气蒸发，气化蒸腾于空中，这种弥漫在空中的水蒸气便是“湿”的一种。特别是在南方地区生活的人们对“湿”的感受最为明显。南方的夏日，不仅仅感觉到热，还感觉到似乎有水汽裹身，身上感觉十分黏腻，有时似有困重感，还会出现下肢水肿、足部湿疹等。这就体现出的“湿”的特性：湿与水同类，为阴邪，黏滞、重浊、趋下。

正是由于“湿”的这种特性，与脾脏的功能特性相通应，故湿邪进入人体最易伤及脾脏。这是因为“湿”与水同类，而脾脏的主要功能之一是运化水液。摄入人体内的水饮主要通过脾气的运化，转输到其他脏腑、四肢、皮毛等。若湿气太盛，脾的运化功能不及，脾就会发生功能障碍了，人体会出现口淡无味、腹胀、精神倦怠、少气懒言、大便黏腻，甚至肢体水肿等湿邪困遏脾的表现，中医称为“湿困脾”。

一、甘味粥品补脾气

雨水时节多用甘味食物及粥品，以补益脾气。雨水节气来临前后，寒湿之邪最易困着脾脏，妨碍食物的正常消化吸收。因此，雨水节气在饮食方面应注意补脾。甘味食物能补脾，所以应多吃山药、大枣、胡萝卜、芋头、红薯、南瓜、桂圆、栗子等甘味食物，少吃酸味食物，少食生冷油腻，以顾护脾之阳气。另外，还可以多喝米粥以补养脾气。粥被古人誉为“天下第一补人之物”。粥以大米或小米为主，适当加一些山药、莲子、薏苡仁等，不仅香甜可口，还有助于健脾去湿，帮助升清降浊，消化吸收。此外，饮食方面需注意晚餐要尽量少吃，因为如果晚餐过量，不但可能造成消化不良，还会影响睡眠，中医认为“胃不和则卧不安”。

（一）甘味补脾食物

1. 山药

自古以来，山药就被视为物美价廉的补虚佳品。它既属于日常食物又属于补虚药物，山药味甘滋补，质厚，既可补气，又可益阴。

现代科学研究表明，山药营养丰富，含有蛋白质、淀粉、黏液质等多种营养素。具有改善心血管功能、益智健脑、降血糖等多种功效。

山药味道清甜，食用方法多样，可煮粥，可清炒，可炖汤，均为美味佳肴。当然，山药还可以与不同食物配合，起到更好的保健作用。以下介绍两种山药保健药膳。

山药面

【主要原料】白面500克，鸡蛋2个，黄豆粉30克，山药250克，羊肉100克，姜、葱、盐适量。

【制作方法】在白面、山药粉、豆粉中放入鸡蛋清、适量的水和食盐，和面团，做成面条。再另煮羊肉做汤，取其汤煮面，放入姜、葱、盐适量。

【主治功效】补虚羸，益元气。用于体质虚弱、气血两亏、形体消瘦、乏力、少气懒言、动则喘息自汗、喜暖畏寒。

山药芡实莲子糕

【主要原料】山药、芡实、莲米（不含心）各30克，粳米粉、糯米粉各250克，白糖适量。

【制作方法】将山药、芡实、莲米磨成粉，与粳米粉、糯米粉混合，加入适量清水，揉成面团，做成糕状。将糕放入蒸笼中，用大火蒸25 ~ 30分钟。待其熟透时，撒上白糖即可。

【功效主治】补益脾胃，涩精止带。用于脾胃虚弱、倦怠乏力、慢性泄泻。

2. 大枣

大枣中富含多种营养成分，并且其中维生素C的含量在各类果品之中名列前茅，素有维生素王之美称。谚语有云："一日三颗枣，终身不显老。"大枣是在此季节的最佳补品之一，特别是对于老年人、儿童以及脾胃较弱的人群。

大枣中除维生素C外，还富含蛋白质、糖类、脂肪、胡萝卜素等多种营养成分，具有美容养颜、抗肿瘤、抗氧化、保肝护肝、降血压、提高免疫力、防治脑供血不足、防治骨质疏松、防治贫血等多种作用。

下面给大家推荐一种大枣保健药膳——甘麦大枣汤。

甘麦大枣汤

【主要原料】甘草9克，小麦18克，大枣5枚。

【制作方法】将大枣劈开，与甘草、小麦一同放入砂锅内，加入适量水，武火煮开，文火煎煮20分钟。

【功效主治】甘润滋养、和中缓急、养心安神。可用于营血亏虚、心烦失眠，以及脏躁，症见精神恍惚、常悲伤欲哭、言行失常、哈欠频作、心中烦乱、睡眠不安。此方亦可用于阴道痉挛患者的辅助食疗。

另外，大枣的食用亦有一些需要注意的地方。①干燥的大枣直接生吃时，应细嚼慢咽。因为枣皮较难消化，易滞留在肠道中不易排出。并且不宜空腹食用，因为大枣中含有的鞣酸能与胃酸结合造成胃结石。②不要去皮。枣皮中也含有丰富的营养成分，在炖汤或是煮粥时应连皮一起炖煮。③注意不要食用过量。一次食用量最好别超过20枚。食用过多大枣有损消化功能，易引起胃酸过多、腹胀、便秘等症状。④腐烂的大枣应整颗弃用。如果人们误食了烂枣会出现视力障碍、头晕等中毒反应，重者甚至可危及生命，所以要特别注意。⑤部分女性不适合食用大枣。月经期间有眼肿、脚肿或是腹胀现象的女性不宜食用大枣，否则水肿的情况会加重；体质燥热的女性在月经期不适合食用大枣，否则会引起月经量过多。⑥不宜与高蛋白食物同时食用。大枣中含有大量维生素C，而维生素C能够使大量的蛋白质凝结成块从而影响身体对蛋白质的消化和吸收。因此，食用大枣后，应1 ~ 2小时后再食用高蛋白食物。

3. 小米

现代科学研究表明，小米富含多种维生素、脂肪、氨基酸和碳水化合物，营养价值非常高，并且全面均衡。小米中维生素B_1的含量位居所有粮食之首。因其富含维生素B_1、维生素B_2等，它具有防止消化不良与口角生疮的功能。另外，小米中含有丰富的氨基酸，这具有抗菌和防止女性阴道炎的作用。小米色氨酸的含量为谷类的首位，由于色氨酸有调节身体睡眠的作用，因而睡前服用小米粥可帮助人们改善睡眠，安然入睡。

以下介绍一道以小米调理脾胃的药膳，脾胃虚弱的儿童、老年人等人群常食用之，具有良好疗效。

小米山药糊

【主要原料】小米500克，淮山药500克，白糖适量。

【制作方法】将小米与干淮山药分别炒黄，再一同研为细末。食用时取适量小米山药粉，加入白糖适量，搅拌均匀，用开水冲食。

【功效主治】健脾、补中、益气。用于脾胃气虚，出现消化不良、反胃打嗝、腹满食少、泄泻等症状。

4. 糯米

王士雄在《随息居饮食谱》记载："糯米甘温补肺气，充胃津，助痘浆，暖水脏。"可用于脾胃虚寒导致的食欲减少、反胃、泄泻以及气虚患者出现自汗、气短无力、妊娠腹坠胀等症。肺结核、神经衰弱以及病后、产后之人亦可食用之。

糯米的食用方法多样，是制造各种黏性小吃的主要原料，例如粽子、八宝粥、各式甜品等，糯米也可以用于酿造醪糟（甜米酒）。糯米与不同食材搭配，亦可以起到更好的养生作用。以下介绍两种糯米的保健药膳。

糯米山药糊

【主要原料】糯米500克，淮山药50克，胡椒粉少许，白糖或红糖适量。

【制作方法】将糯米用水浸一宿，沥干，再以小火慢慢炒熟；炒熟后的糯米与山药共研为细末。每天清晨取15 ～ 30克粉末，加适量白糖或红糖，胡椒粉少许，用沸水调食。

【功效主治】温中健脾胃、补中益气。用于脾胃虚弱、泄泻或久泻、便溏少食、腹胀满等症状。

糯米藕

【主要原料】糯米50克，老藕1个，陈皮数块，红糖浓汁适量，桂花少许。

【制作方法】先煮陈皮取汁去渣，再用陈皮汁浸泡糯米半日，将糯米与汁分离。把老藕一头切开，将糯米装入其中，封口固定。再用泡米的汁水将藕煮熟、蒸透，切成薄片，浇上红糖浓汁、撒桂花。

【功效主治】补肺益胃。可用于肺气阴两虚、脾气虚引起的咳嗽、气短、乏力倦怠、食少便溏等虚劳症状。

最后，关于糯米的食用有以下几点需要注意。①糯米性黏滞，其所含淀粉为支链淀粉，在肠胃中难以消化水解，因而多食可助湿生痰，损伤脾胃。故糯米不宜多食，尤其是老年人、小孩宜少用，不可过量。而患有胃炎、十二指肠炎等消化道炎症者应该慎用。②糖尿病、体重过重或患有肾脏病、高脂血症等其他慢性病的人要少吃。因为糯米口味无论甜咸，其糖类和钠的含量都很高。③糯米搭配食材有忌用。糯米与苹果不宜同食，否则易产生不易消化的物质，会引起恶心、呕吐、腹疼等；糯米与酒不宜同食，否则容易让人酒醉难醒。

5. 薏苡仁

由于薏苡仁含热量较高，并且有促进新陈代谢和减少胃肠负担的作用，不仅是老幼皆宜的保健食品，还可以作为病中或病后体弱患者的补益食品。薏苡仁不仅补虚调补脾胃，还能增强肾功能，具有利尿作用，对于浮肿患者也有一定疗效。

现代研究表明，薏苡仁营养极高，其营养价值较大米和小麦更高。另外，薏苡仁中部分成分尚有重要的药用价值。①薏仁油、薏仁酯等成分具有抑制癌细胞转移和增生、抑制肿瘤血管形成、诱导癌细胞凋亡、提高放射治疗时的敏感性等作用。广泛用于临床的抗肿瘤药物康莱特注射液，就是以薏仁油为其主要成分。②薏仁酯和薏仁多糖能增强人体免疫调节功能。③不饱和脂肪酸和多糖具有降糖降脂作用。④薏苡素和β-谷甾醇具有消炎、止血、镇痛的作用。

薏苡仁可当茶饮，将薏苡仁去掉果壳炒香即可当茶，经常饮用有助于滋养身体和美容。日常生活中较为常见的做法是煮粥。以下介绍一道具有健脾祛湿作用的粥品。

薏苡仁红豆粥

【主要原料】红豆100克，薏苡仁70克，冰糖适量，桂圆肉少许。

【制作方法】将薏苡仁与红豆分别浸泡4小时后，将浸泡好的红豆、薏苡仁和洗干净的桂圆肉倒入锅中，大火煮开，小火慢炖。待将熟放入冰糖即可。如有高压锅用其压30分钟亦可。

【功效主治】益气健脾胃、渗湿消水肿。可用于脾虚具有痰多、泄泻、白带、下肢浮肿等症状之人。

薏苡仁的食用也需要注意一点：孕妇慎用。因为其所含的薏苡仁油对女性子宫具有兴奋作用，容易引起意外。

6. 豇豆

豇豆性平，味甘、咸，具有理中健脾益气、补肾止消渴、养颜健身等功效。

《本草纲目》称其“理中益气，补肾健胃，和五脏，调营卫，生精髓，止消渴”，在雨水时节，豇豆亦不失为调养脾胃的佳品之一。

现代科学研究也证明了豇豆的许多食补功效。①豇豆中富含多种人体所需营养素。其中包括易于消化吸收的优质蛋白质、适度的碳水化合物以及多种维生素和微量元素等。②富含B族维生素。B族维生素能维持身体正常的消化液分泌及胃肠道的蠕动功能，并抑制胆碱酶活性，可以促进机体消化、增进食欲。③含有维生素C。维生素C具有促进抗体合成的作用，可以提高身体免疫力、抗病毒能力。④豇豆含有磷脂。磷脂具有促进胰岛素分泌、参与糖代谢的作用。因而豇豆是糖尿病患者的理想食品。

7. 胡萝卜

近些年关于胡萝卜有助于健康长寿的报道屡见不鲜，胡萝卜有消食除胀、祛痰、下气定喘、提高身体免疫力、抗癌等多种作用。

胡萝卜中的胡萝卜素是维生素A的主要来源。维生素A的缺乏会引起眼干燥症、夜盲症以及肌肉、内脏器官萎缩，生殖器退化等疾病。另外，近几年的研究发现，胡萝卜可以大大降低癌症的发病率，甚至对已转化的癌细胞，胡萝卜也具有阻止其发展或使其逆转的作用。研究认为，这主要得益于胡萝卜素在人体内能转化成维生素A。

除胡萝卜素外，胡萝卜中尚含有一种槲皮素。它能够改善微血管的循环功能，可以增加冠状动脉血流量，促进肾上腺素合成。因而胡萝卜具有降压、消炎的功效。

（二）养脾粥品

1. 红枣粥

【主要原料】红枣适量，粳米150克。

【制作方法】将红枣劈开，与洗好的粳米一同倒入锅中，小火慢炖。待熟即可。

【功效主治】补中益气、养血安神。可用于脾虚、消化不良、泄泻、久病体虚、贫血、失眠、神经衰弱。

2. 胡萝卜粥

【主要原料】胡萝卜3个，粳米50克。

【制作方法】将胡萝卜切成小块，与洗好的粳米一同倒入锅中，小火慢炖。待熟即可。

【功效主治】健脾和胃、宽中下气。可用于脾虚、消化不良、食欲不佳等。

3. 扁豆薏苡仁粥

【主要原料】新鲜扁豆10克，薏苡仁50克。

【制作方法】将洗好的扁豆与薏苡仁一同倒入锅中，小火慢炖。待熟，根据个人口味放入适量盐或红糖即可。

【功效主治】健脾和胃、祛湿利尿。可用于脾虚、消化不良、食欲不佳、体倦乏力、白带等。

4. 山药薏苡柿饼粥

【主要原料】生山药50克，生薏苡仁50克，柿饼25克。

【制作方法】先将山药捣碎，柿饼切成小块，放一边备用。待将薏苡仁煮至烂熟后，放入山药、柿饼，同煮成糊粥。

【功效主治】健脾养胃、补肺益气、渗湿。适宜于腹胀泄泻、食欲减退、阴虚内热、劳嗽干咳等脾肺气虚的病症。

5. 茯苓红枣粥

【主要原料】茯苓粉30克，粳米30克，红枣（去核）7个。

【制作方法】先将红枣劈开放一边备用。将粳米煮几沸后放入红枣，待将成粥时放入茯苓粉搅拌均匀。可根据口味加红糖少许。

【功效主治】健脾渗湿、和中止泻。可用于脾气虚而引起的大便溏软、面色黄白、乏力倦怠、饮食无味、食欲减退等症。

二、雨水增多慎避风寒湿

民间俗语有云："雨水节，雨水代替雪。"雨水时节虽阳气渐增，但雨水亦增多，且天气依然寒冷，助寒助湿的风逐渐增多。中医奠基之作《黄帝内经》曰："风为百病之长。"风邪常夹杂其他邪气侵入人体，风与寒合称风寒，风与热合称风热，风与湿合称为风湿。此时风常夹杂湿邪侵袭人体导致风湿痹证，出现关节肿胀、麻木，头身困重等症状。民间讲"春捂秋冻"，就是要求到了春季不要急于减少衣物，以防寒邪侵袭，同时春捂会增加人体阳气，有助于祛湿。雨水时节，雨多天寒，自然界仍然是阳气少阴气多，人体的新陈代谢变慢，抵抗力相对降低，易损伤阳气，引发新病或旧疾，所以这时候养生应注意避风、寒、湿邪，防止风、寒、湿邪的侵入。

那么怎样才能防止风寒湿邪侵入呢？

首先，要注意在生活起居上避免感受风、寒、湿邪。《黄帝内经》中有句话对人体养生十分有意义，即“虚邪贼风，避之有时”。雨水节气风盛雨多，这就要求人们人为地避免风、寒、雨。比如出汗以后要及时擦汗避风，注意不要敞怀受风；注意避雨，不要因为雨小或自认为淋雨时间短便不注意，懒得打雨伞；生活居住与游玩避免潮湿之地等。

其次，防寒重在捂下身。人体下身的血液循环较上肢差些，因而下身对风寒的抵御能力更弱，易遭受风寒侵袭。此时穿衣应适当穿厚一点，衣着宜下厚上薄，重点护住腿和脚，裤子鞋袜不能过于单薄。

在现代由于人们生活富足，更多地关注美丽，部分年轻女性在此时就穿起了漂亮的裙装。这是一种违反季节时令的做法，将会对人体健康带来十分不利的影响。由于女性的膝关节对冷空气很敏感，故女性膝关节容易受风寒侵袭，出现局部麻木、酸痛、肿胀等症状。这是由寒冷与潮湿而引起的风湿性关节炎。由于裙装保暖和防潮的性能较差，如果关节长期处于这种受风、寒、湿邪侵袭的状态，许多女性虽然在年轻时期没有感觉到什么症状，但在中年以后便会显露出膝关节炎的症状了。因此，穿裙宜慎重，根据气温与湿度变化调整。

另外，民间俗语有云：“寒从足生，冷从腿来。”因此，足部保暖也十分重要。厚袜子或是棉鞋是不可过早换掉的。近年来，年轻时尚潮流引导人们露脚踝。虽然美丽，但也要因时制宜。在雨水时节，露脚踝就不合时宜了，容易引寒邪自脚踝侵袭入人体。

最后，雨水时节老年人及儿童尤需注意保暖。儿童与老年人的免疫能力很差，增减衣服均要注意天气的变化，不可骤增骤减。除以上防护措施外，还需注意以下两点。第一，不宜过早摘掉帽子和围巾，尤其是头发稀疏者与有肩周炎、颈椎病的人。这可以避免感受风寒邪气，使头痛、感冒伤风、肩周炎及颈椎病复发或加重。第二，注意背部保暖防护。古代养生著作《寿亲养老新书》中记载：“春末不可令背寒，寒即伤肺，令鼻塞咳嗽。”风、寒邪气能通过背部的穴位侵入人体，降低身体对风寒侵袭的抵御能力，影响人体内脏功能的正常运行，引发呼吸道感染，甚至导致心脑血管等疾病。故在雨水的早春时节，不仅老年人，还包括儿童等免疫力较差的人群一定要做好背部保暖，防止寒气内袭，避免诱发各类疾病。比如在减上衣的同时，也要做好背部的保暖防护工作，可以先将棉袄换为棉背心。

三、艾灸穴位护脾阳

虽然立春过后，大地还暖，阳气回升，但是在早春的雨水时节，天地间寒气仍较重。故俗语有云："雨水非降雨，还是降雪期。"这提示人们，此时还是要注意防寒保暖。雨水时节，湿邪重，最易伤脾。因此，养生重在谨防寒湿伤脾、固护脾阳。除了饮食调养之外，艾灸、按摩也是较好的调理方式。按摩、艾灸人体体表相关特定穴位，可以调理脾胃，是一种"绿色"的健康疗法。

（一）艾灸神阙祛虚寒

在雨水时节适当艾灸可以祛除体内的虚寒之邪。艾灸神阙可以温阳、健脾和胃、理肠止泻，使得脾胃气机舒畅，气血调和，以达到养生保健的目的。

神阙，此穴正当脐孔，归属于任脉。

【定位】在脐中部，脐中央。

【取穴】仰卧位或坐位，前正中线上，肚脐处即是。

【功能】培元固本，回阳救脱，和胃理肠。

【主治】泄痢、绕脐腹痛、脱肛、肠炎、水肿臌胀，产后尿潴留、女子宫寒不孕。

艾灸方法为将艾条点燃，煽灭明火，在距离皮肤2～3厘米处熏神阙穴。灸15～30分钟。体质虚寒大便溏泄、畏寒之人，可在神阙处放一片生姜，隔姜灸。

注意事项如下。①经期、孕期妇女不宜艾灸神阙。②有些病证必须注意施灸时间。失眠患者要在临睡前施灸；饭前空腹时或饭后不要立即艾灸。③不要艾灸时间过长。④艾灸结束后忌吹风受寒。⑤艾灸过程中及艾灸后忌生冷饮食。（视频10）

（二）艾灸中脘调脾胃

中脘，该穴位于胸骨下端与肚脐连线的正中，内部又正相应于胃的中部，主治胃疾，因此名为中脘。归属于任脉。

春天穴位2
视频10～19

【定位】在上腹部，前正中线上，脐上4寸处。

【取穴】仰卧位或坐位，前正中线上，胸骨下端和肚脐连接线的中点即为此穴。

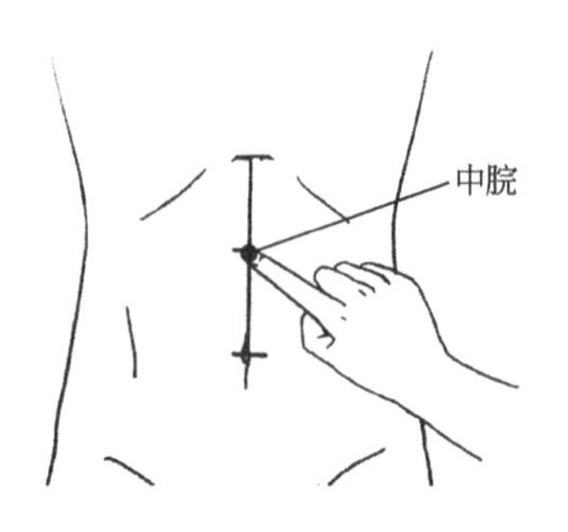

【功能】和胃健脾、降逆利水。

【主治】胃痛、呕逆、反胃、消化不良、腹痛、腹胀、肠鸣、泄泻、便血、便秘、胃炎、胃扩张、食物中毒；胁肋下痛、喘息不止；失眠、脏躁、癫痫；子宫脱垂、荨麻疹。

中脘穴是调理脾胃、治疗胃病的要穴。

艾灸方法同“艾灸神阙祛虚寒”。

注意事项如下。①饭前空腹时或饭后不要立即艾灸。②不要艾灸时间过长。③艾灸结束后忌吹风受寒。④艾灸过程中及艾灸后忌生冷饮食。（视频11）

（三）艾灸足三里理中焦

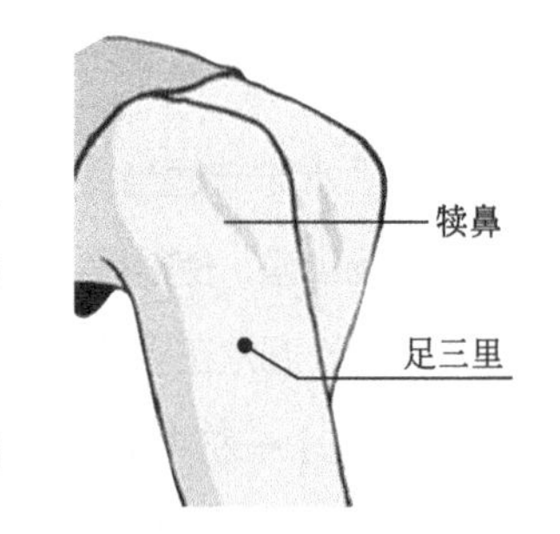

足三里穴归属于足阳明胃经，是治疗胃病的要穴之一，可调理脾胃阴阳寒热。另外，此穴具有强壮体魄作用，为保健养生之要穴。

【定位】在小腿外侧，犊鼻下3寸，犊鼻与解溪连线上。

【取穴】取坐位屈膝或仰卧位，取犊鼻穴（外膝眼），自犊鼻穴向下量四指（以中指中节横纹处的四指宽度为准），即为此穴。

【功能】燥化脾湿、生发胃气。

【主治】呕吐、呃逆、胃痛、腹胀、腹痛、肠鸣、泄泻、便秘；咳嗽气喘、心悸气短、乳痈；头晕、失眠、癫狂；虚劳羸瘦、水肿；膝痛、下肢痿痹、脚气。

艾灸方法及注意事项同中脘穴。（视频12）

（四）揉按心窝畅气机

心窝部，即心口部，也就是胸骨剑突（护心骨）下正中凹陷处，实际上就是胃的位置所在，这是一个部位而不是指具体某一点，是胃在体表的对应区，揉按此处令局部感到温暖、舒畅，可以调节中焦气机，使中焦气机舒畅。

【定位】胸骨剑突（护心骨）下正中凹陷处，实际上就是胃的位置所在。

【取穴】取坐位或仰卧位，找到中脘穴，即胸骨下端和肚脐连接线的中点，此处向上至胸骨下缘部位。

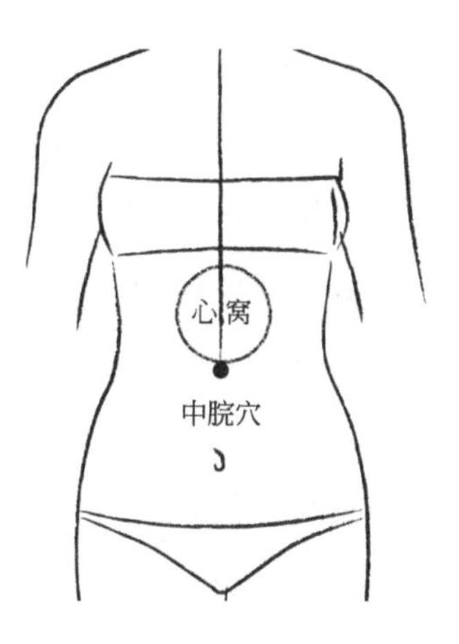

【功能】健脾和胃、调畅中焦气机。

【主治】呕吐、呃逆、胃痛、泄泻、便秘。

揉按方法为，在保暖的前提下，仰卧在床上，头部枕在矮枕上，全身放松，凝神并舌抵上腭，调匀呼吸，意守丹田。在胸前部用两手中三指，即食指、中指、无名指，按顺时针及逆时针方向各揉36圈。再从心窝处用手掌由上至下推按。

注意事项如下。①注意顺时针揉按圈数与逆时针相同。②注意不要由下向上推按。（视频13）

四、避免忧思防伤脾

避免忧思以防伤脾。雨水节气天气变化无常，容易使人精神抑郁。中医认为，郁怒伤肝，忧思伤脾。当人过度郁怒或忧虑，最终会影响脾胃消化、吸收功能。因此，应尽量调整心态，做到恬淡虚无、开朗豁达。遇到不顺心的事也不要怨天尤人，要及时从不良情绪中摆脱出来。肝喜调达而恶抑郁，只有保持心平气和的状态，才能使肝气平和，脾胃才得以健运。《少有经》上提到了“十二少”：“少思、少念、少欲、少事、少语、少笑、少愁、少乐、少喜、少怒、少好、少恶。”其中论述了施行此“十二少”是保持淡泊心志、健康长寿的秘诀。

雨水时节天气变幻无常，雨水较多，外出踏春赏游不方便，但是可以选择在室内养盆栽。选一盆自己喜爱的花卉盆栽，细心侍养。这不仅给人以美和艺术的感受，而且也能改善居住、工作环境，陶冶情操，使人平心静气。

现代科学研究证明，花卉是一种天然的“芳香制造机”，花的香气具有镇静安神、调和血脉的功效。这是由于在花香中所含有一种物质——芳香油。它既能够净化空气，又能杀菌灭毒。当芳香油经鼻腔被吸入人体时，会与嗅觉细胞接触，能够通过嗅觉神经传递神经冲动到大脑皮层，使人产生“沁人心脾”的快感。这会令人精神放松、气顺意畅、血脉调和。这就是为什么当人们心情烦闷时，自然地想去山上等植被多的地方走走散心了。回归自然，就如同饮了一剂纯天然精神营养剂，令人感到轻松、愉悦。愉悦轻松的心情有利于中枢神经系统的调节，进而可改善身体的各种功能。因此，以花为伴的人更能健康长寿。据研究观察，经常从事园艺工作的人较少得癌症，而且寿命较一般人更长。这是由于长期与花草树木相处的人吸进更多负氧离子，能够获得更充足的氧气，同时由于心情愉悦从而调节了身体神经系统功能，为防癌与保持自身健康提供了有利条件。

据研究表明，不同的花朵能产生不同的芳香油。可以根据各人需求与体质选择适宜的花卉盆栽。例如萝卜花、南瓜花、百合花的香味，能辅助治疗糖尿病；玫瑰花的香味具有镇定作用，可以稳定人的情绪，驱除忧郁、沮丧等负面情绪，还能增进记忆力，对神经衰弱的人群也有一定帮助；天竺花的香味具有镇静神经、促进睡眠、健脑等作用；桂花的香味具有一定的镇静作用，能够缓解头痛、疲劳、生理痛等，另外桂花香气还能振奋情绪，辅助治疗痴呆，辅助调节血压；豆蔻花的香味能治胃病；还有些植物，如文竹、仙人掌、秋海棠、天竺葵等能分泌出植物杀菌素，能杀死某些细菌。

侍弄花草也有需要注意的事项。①过敏体质的人应尽量避免去花草树木多的地方，不可使用这条养生方法。②室内养花卉盆栽应根据居室条件，不可培养太多，阳台上不可摆放过多，否则影响室内阳光供给。③某些花草分泌的香精油会引起某些人头痛，或令支气管哮喘的患者发病。遇到这些情况，应立刻将花卉移至户外或是更换花卉。④某些花，例如天竺葵、金盏花、报春花等不可用手去摸，因其可能会引发过敏性皮炎或湿疹。

五、梳头揉腹多运动

（一）梳头

梳头是一种增强抵抗能力的保健措施。经常梳头可以防止风邪侵入。风邪不入，则寒湿也难以侵入。有谚语云：“春三月，每朝梳头一二百下。”梳头就是在梳经络，经常梳头，能够起到按摩头皮的作用，对身体健康十分有益。具体而言，梳头具有以下几种功效。（视频14）

① 令耳聪目明，且能健脑、防止大脑老化。梳头可促进头皮血液循环，改善大脑皮质的兴奋与抑制过程，调节中枢神经系统，起到健脑、聪耳、明目的作用。

② 令头发坚固，减少白发或脱发。通过梳头可以增强头部血液循环，调节头部

毛发与大脑皮层气血循环和营养供应，有利于恢复毛发的正常代谢和生长，从而改善黑发早白或脱发情况。

③ 预防感冒。感冒的产生是因为风邪侵袭人体。多梳头可以按摩疏通头部膀胱经循行的部位与头后部的风池、风府二穴，可以抵御风邪、寒邪。从而预防感冒。

④ 辅助治疗失眠。梳头时，对头部的上星、神庭、百会等穴位具有反复刺激、疏通的作用，能够镇静安神，消除烦躁、抑郁等负面情绪，起到帮助睡眠的作用。

⑤ 可防治眩晕。通过刺激疏通头部百会、太阳、风池等穴位和特定刺激区——晕听区，可以起到软化血管、降低血压和改善眩晕的作用。

⑥ 有助于中风后遗症康复期调理。中风后遗症主要指脑出血或脑血栓引起的瘫痪、肢体麻木、记忆衰退、反应迟钝、失语、口眼㖞斜、大小便失禁等。长期梳头能通过刺激百会、上星、风池、神庭、通天等穴位起到缓解和治疗作用。

（二）揉腹

揉腹可以养护脾阳。雨水期间天气变化不定，雨水相对较多。由于湿气通于脾，所以要注意脾所主管的“腹部”的保暖。保暖有助于预防消化不良和寒性腹泻，防止寒、湿、邪伤害脾之阳气。揉腹这种睡前养生方法可以很好地顾护脾之阳气。具体方法是，仰卧床上，以肚脐为中心，用手掌劳宫穴对准肚脐，在肚皮上按顺时针方向旋转按摩200次，再逆时针按摩200次即可。这种方法不但有利于促进消化，排除脾胃湿毒，还有助于腹部的保暖，有利于提高睡眠质量。（视频15）

（三）多运动

雨水过后应少睡多运动。《黄帝内经》提出春三月应“夜卧早起”，即提倡人与自然相应，生活起居方面要跟着太阳走，晚睡早起。春天来了，白天渐长，黑夜渐短，阳气渐长，阳主动而阴主静，阳气生长了人就要顺应大自然的节律，减少睡眠时间，增加活动时间。这样才能天人相应，顺应自然，保护生机，使生命过程的节奏随着时间、空间和气候的改变而进行相应的调整，才能达到健运脾胃、调养后天、延年益寿的目的。

老年人体质偏弱，在雨水季节锻炼有四点注意事项。

①晨练时间不宜太早。雨水时节阳气初升、寒气仍重，早晚的气温都很低，空气中杂质含量也比较多，故不宜过早锻炼，以免引发伤风感冒、哮喘或慢性支气管炎。那么选择在早上锻炼的人群应在什么时间段外出锻炼呢？外出锻炼应在太阳升起后。太阳升起后，气温回升，空气中氧气浓度上升、二氧化碳浓度减少，此时锻炼可以预防各种疾病的发生。

②注意保暖。人在运动后身体发热、毛孔开泄、出汗量多。这时如果没有做好保暖措施，就很容易感受风寒而伤风感冒。尤其是体质相对较差的老年人，尤需注意锻炼过程中和运动后的保暖，防止感受风寒。

③不空腹晨练。老年人在早晨体温偏低，血流速度相对缓慢。在锻炼前宜适当摄入一些热量高的食物，如牛奶、麦片等。这不仅可以补充水分，还能增加热量，加速血液循环。但是也要注意一次摄入量不要太多，并且在进食后宜稍作休息，然后再锻炼。

④选择舒缓的运动方式。对老年人来说，运动量和运动幅度都不宜太大。因为在冬季很多老年人的活动量相对于平时大大减少。所以，刚进入春季以恢复性锻炼为主，不宜骤然做剧烈运动。一些拉筋、踢腿等舒展躯体、关节的运动是比较适宜的。

六、疏肝健脾防腹泻

中医理论认为脾胃为后天之本，气血生化之源。脾胃运化功能正常才能化源充足，才能保证人体气血充足、脏腑功能强盛、体魄康健。因此，脾胃的强弱是决定人之寿夭的重要因素。明代著名中医张景岳认为："胃气为养生之主，胃强则强，胃弱则弱，有胃则生，无胃则死，是以养生家必当以脾胃为先。"

而在此雨水时节，最易伤及脾胃。因为中医五行理论中，木能克土。在五脏的五行配属中，肝属于木，脾属于土。肝（木）会制约脾（土）。而在春季正是肝气主令，此时，人体肝气旺盛，肝木容易克伐脾土。会出现口淡无味、腹胀、腹泻、精神倦怠、少气懒言等一系列脾虚症状。

所以，此时预防疾病重在防腹泻。具体如何防雨水时节腹泻呢？可以从饮食起居多方面调节，令肝气条达，不过旺伤脾；脾胃健运，消化正常。在饮食调养方面要少吃多餐、定时定量、荤素搭配、营养丰富、低脂低糖，多用易消化的饮食，多食用甘味食物，忌油大煎炸食品、酸醋辛辣食物、生冷不易消化食物、过浓或过咸等口味较重食物，忌烟酒。另外，在起居方面，要注意做好保暖措施，外出工作旅游要避免过于劳累，避免思虑过多。还有部分略微有身体不适的患者要及时接受治疗，做到早防早治。

以下介绍几种疏肝、健脾药膳，可以根据自身情况选用。

1. 菊花粥

【主要原料】菊花15克，粳米100克。

【制作方法】分别将菊花洗净，粳米淘洗干净。菊花与粳米一同放锅中，加适量清水后，大火煮沸，小火熬至成粥即可。

【功效主治】疏散风热、清肝火、降血压。可用于肝火亢盛导致的头晕、头痛、目赤、情绪急躁、疔疮肿毒、原发性高血压等。

2. 金橘山药小米粥

【主要原料】金橘20克，鲜山药90克，小米50克，白糖适量。

【制作方法】将金橘洗净切片，山药洗净、去皮、切片。将金橘片、山药片及淘洗干净的小米一同放锅中，加适量水后，大火煮沸，小火慢熬成稠粥。再加入适量白糖即成（视频52）。

【功效主治】疏肝健脾、理气化痰。可用于肝郁脾虚导致的胸闷郁结、不思饮食、腹胀、腹泻、痰多呕逆、原发性高血压等。

视频52

3. 黄芪陈皮粳米粥

【主要原料】生黄芪30克，粳米100克，陈皮3克，红糖适量。

【制作方法】将生黄芪文火煎煮取汁，再将粳米、适量红糖倒入黄芪汁中小火煮，待粥将成时加陈皮丝，稍煮即成。

【功效主治】健脾益气、理气祛湿。可用于脾虚导致的慢性腹泻、体虚自汗、神疲乏力、气血不足、老年性浮肿、慢性肝炎、慢性肾炎等。

4. 生姜红茶饮

【主要原料】鲜姜30克，红茶20克。

【制作方法】红茶用200克水小火煎煮，30分钟后过滤取茶汁。再用200克水煎煮红茶一次，取茶汁。将两次茶汁合并。将新鲜生姜捣碎，用纱布绞取汁，并加到茶汁中。可据口味加白糖适量，搅匀温服。

【功效主治】温中散寒、回阳通脉、燥湿消痰。可用于脾胃虚寒导致的大便溏泄、腹痛、肠炎、细菌性痢疾、神疲乏力、气血不足等。

第三节 惊蛰时节养生

每年惊蛰来临，就会有春雷炸响，此时恰为“九九”尾声，伴随着天气变暖，冻土变松，蛰虫由眠而动，春暖花开。有民谚曰惊蛰三候：“一候桃始华，二候鸧鹒鸣，三候鹰化为鸠。”这是对惊蛰时节大自然桃红李白、莺鸣燕飞的真实写照。“桃始华”是说桃花盛开，大自然一派美好；“鸧鹒鸣”指黄鹂鸟在鸣叫，雀跃在开满小花的树枝上；“鹰化为鸠”谓翱翔在天空的雄鹰消失，取而代之的是斑鸠的出现。

惊蛰养生重在养肝护眼调神。此时阳气上升，万物萌生，恰是春耕大好时节，同时也是细菌、病毒等微生物繁殖猖獗的时候。在人体中与之相应的肝气开始生发，新陈代谢旺盛。人的精神气血津液也与春季阳气一样开始向上、向外升腾，表现出欣欣向荣的景象。此时多发肝失疏泄引起的精神病、眼病、感冒，也容易旧伤复发，因此，养生的基本原则是养肝、护眼、调神，防细菌病毒感染和旧病复发。

一、饮食尤重养肝护眼

惊蛰时节肝气生发正当时，肝气生发的作用是让人体中气血津液输送布散到周身，周身上下气机通畅，人体生理功能才能维持正常。而肝具有调节情志的作用，与目有密切关系。惊蛰气候多变时，容易扰乱人体肝脏功能，使肝失疏泄，肝中气血濡养眼目和供养大脑功能失常，因此，惊蛰容易出现迎风流泪、眼目干涩，或抑郁或躁狂等精神病发作。这是肝失疏泄对神经系统、内分泌系统都有一定影响造成的。

此时养肝、护眼要从饮食性味上调理。饮食宜选辛味、甘味、性温、清淡的食物，忌酸涩、忌油腻生冷之品。因为辛甘之品可以助肝阳升发，而性温之食品利于护阳，但也不宜食用热性太过或辛辣刺激之品，如人参、鹿茸等。热性太过或辛辣食物，将会令肝气过旺而失其条达之性，引起肝功能受损，导致周身气血运行紊乱，耗伤阴血，眼目与大脑失其濡养，产生目疾或情志疾病。另一方面，忌酸涩饮食，是因为酸味入肝，为肝的本味，在春季肝气欲向上升发，而酸涩食物会收敛肝气，过食酸涩之品令肝气升发失常，则肝气郁而化火。肝火过旺，一方面会耗伤阴血，影响眼目与大脑，形成内分泌与神经系统紊乱；另一方面，则会克伐脾土，势必伤及脾脏，妨碍脾胃对食物的消化和吸收。

养肝明目有妙招。许多日常饮食就具备良好的养生调理功效。

1. 枸杞子

目前常用的枸杞子多为宁夏枸杞植株的果实“枸杞子”。

枸杞子的营养十分丰富，枸杞子中的一些成分还可以在人体内发挥增强免疫力、保护肝脏等药理作用。①枸杞多糖。枸杞多糖是枸杞子中最主要的活性成分，现有的很多研究已经表明枸杞多糖具有增强免疫力、清除自由基、抗疲劳、抗衰老、保护肝脏、保护生殖功能及抗肿瘤、抗辐射等作用。②甜菜碱。在身体内起到促进脂质代谢、抗脂肪肝的作用。③枸杞色素。枸杞色素是枸杞子中的重要生理活性成分，研究表明枸杞色素具有增强人体免疫力、预防动脉粥样硬化、预防和抑制肿瘤等作用。

枸杞子与不同药材或食材搭配，可以形成不同偏向的功效。例如它与熟地黄、党参、茯苓、鹿茸配制成药酒，可以补肾益精、柔肝明目；与乌梅共同研末，加开水冲泡后，代茶饮，能消暑解渴。下面介绍一道含枸杞子的美味菜肴。

香菇山药枸杞蒸鸡

【主要原料】净母鸡1只（净重约1500克），新鲜山药40克，枸杞子30克，干香菇25克，笋片25克，火腿片25克，料酒50克，清汤1000克，味精、精盐适量。

【制作方法】香菇泡发备用。山药洗净、去皮，切成长段，枸杞子洗净备用。净鸡去爪、并剖开背脊抽去头、颈骨，留皮，下开水的锅内稍汆一下后取出，洗净血秽。将鸡腹向下放在汤碗内（此处如果条件限制，将鸡切块亦可），加入料酒、味精、精盐、清汤、山药、枸杞子，在鸡上铺上香菇、笋片、火腿片，放蒸锅内蒸2小时左右，待鸡熟烂时取出即成。

【功效主治】健脾胃、补肝肾、益精血。可用于眼花、耳鸣、头晕、乏力、腰膝酸软等肝肾虚损者。慢性肝炎、早期肝硬化、贫血患者。

枸杞苗，又名为枸杞头。其味道虽略带些苦，但清爽利口，能清火明目，作用与枸杞子有相似之处。对不同情况也有一些小方可用。眼睛涩痛有目翳患者，可用枸杞苗100克、车前叶100克，煎汤食用；患有急性眼结膜炎者，可以用枸杞苗50克、鸡蛋1个，据个人口味稍加调味品煮汤食用，每日服用1次；肝肾阴阳两虚、腰膝酸痛、阳气衰弱者，可用枸杞苗500克、羊肾1对、粳米100克，稍加葱等调味品煮粥食用。

2. 菊花

根据其作用偏向不同，可以分为白菊、黄菊、野菊。白菊与黄菊均具有疏散风热、平肝明目、清热解毒的功效。但是白菊花味甘，长于平肝明目，清热之力稍弱；黄菊花味苦，其泄热之力较强，常用于疏散风热；野菊花味最苦，清热解毒的力量较强。

现代科学研究表明，菊花具有抗病原体与增强毛细血管抵抗力的作用。实验证明了菊花在体外对革兰阳性菌、某些常见皮肤致病性真菌、病毒、螺旋体具有一定抑制作用。菊花提取物在机体内能通过抑制毛细血管的通透性而产生抗炎作用。在临床上常用其治疗冠心病、高血压。临床试验显示含有菊花的方药冲泡剂当茶饮可以改善心悸、降低血压。

日常生活中菊花的应用并不少见，如运用菊花枕头以明目；泡菊花茶以平肝明目。在食材搭配应用上，菊花与枸杞子的配合可以滋肝阴、平肝火、养肝明目。

枸杞菊花茶

【主要原料】枸杞子10克、菊花10克。

【制作方法】枸杞子、菊花一同放入容器内，用开水冲泡饮用。

【功效主治】养肝明目。可用于肝火旺盛或过度用眼或血虚肝热形成的头痛眩晕、眼睛干涩、眼目昏花、目赤肿痛。

3. 猪肝

《中药大辞典》《中华本草》认为猪肝具有补肝明目、补养气血等营养保健作用，可用于治疗血虚萎黄、夜盲症等。因此，猪肝是最理想的补血、养肝明目的佳品之一。

现代科学研究表明，猪肝内的营养元素丰富，且具有补血、增强免疫力、保护肝脏等多种作用。①猪肝含有丰富的铁、磷。它们是造血不可或缺的原料。因此贫血患者可以食用。②猪肝中富含蛋白质、卵磷脂和微量元素。这些有利于儿童的智力发育和身体发育。③猪肝中含有丰富的维生素A，维生素A具有维持正常生长和生殖功能，防止眼睛干涩、疲劳以保护眼睛，维持正常视力，维持健康的肤色等多种作用。④猪肝内还含有维生素B_2，有助于促进身体对一些有毒成分的去除。⑤猪肝具有维生素C、硒。而一般肉类食品并不含有维生素C和微量元素硒。它们具有增强人体免疫力、抗氧化、防衰老、抑制肿瘤细胞的产生、治疗急性传染性肝炎的重要作用。

猪肝的药膳多种多样，如猪肝粥、猪肝豌豆苗汤等。以下具体介绍两道药膳。

枸杞猪肝明目汤

【主要原料】猪肝100 ~ 200克，枸杞子30克，精盐适量。

【制作方法】将猪肝切去筋膜洗净、切片备用。将生姜洗净、去皮，切2片。将洗净的枸杞子与生姜中加适量清水，用大火煲30分钟左右。再改用中火煲大约45分钟。最后再放入猪肝。待猪肝熟透后，加盐调味即可。

【功效主治】补肝、明目、养血。可用于血虚萎黄、眼目昏花、视物模糊、夜盲、眼目干涩、目赤肿痛。

番茄蘑菇猪肝汤

【主要原料】猪肝200克，虾仁20克，蘑菇30克，鸡蛋1个，番茄120克，料酒、葱、生姜、胡椒粉、精盐适量。

【制作方法】将猪肝切去筋膜洗净，取小部分切片备用，剩余切丁后加上料酒、姜、鸡蛋、盐、胡椒粉，搅打成浆状，再用大火蒸10 ~ 15分钟成膏状。在清水中加猪肝片、虾仁、料酒，沸煮5分钟后倒入肝膏、蘑菇块、番茄丁，再煮沸调味即可。

【功效主治】养肝明目、滋阴补血、补益脾胃。可用于面色萎黄、头晕乏力、眼目昏花、视物模糊、夜盲、眼目干涩、用眼疲劳。

猪肝食用注意事项如下。

① 猪肝食前要去毒。猪肝不仅是储存养料的器官，同时也是猪体内的解毒器官，倘若猪肝内的各类毒性物质未能在宰杀前及时排净，或是猪肝解毒功能下降，

那么有毒物质就会残留在猪肝中。进入人体可能诱发癌症、白血病、肝寄生虫等疾病。如何给猪肝去毒呢？新鲜买回的猪肝可以用自来水冲洗一下后，切成4 ~ 6块，放置于汤碗或盆内浸泡1 ~ 2个小时以消除残血。轻轻抓洗一下，最后再将用自来水冲洗干净即可。

② 高血压、冠心病患者应少食猪肝。这是因为猪肝内胆固醇含量较高。高血压和冠心病患者如果一次食用得过多，则会引起胆固醇摄入量过多，加重心血管疾病。

③ 注意避免和维生素C同食。维生素C遇到某些微量元素时十分容易被氧化破坏。而猪肝中铜元素的含量比较高，如果与维生素C同食，它可与维生素C结合，令维生素C失去原来的功能。

④ 避免同时服用酶制剂类药。猪肝中含有的铜可以与酶制剂作用，形成沉淀物，从而影响药效。常见的酶制剂有胰酶、淀粉酶、胃蛋白酶、多酶片等。

4. 决明子

决明子是豆科植物决明或者小决明的干燥成熟种子，决明子的名字取自于它所具有的明目之功效，故又称为“还瞳子”。

临床试验证明，将决明子泡茶饮用可以保肝、抑制细菌与真菌、泻下、防止视力模糊、降血压、降血脂、减少胆固醇、防治冠心病等。在近年来，也有部分人群运用它润肠通便的功效以减肥。但是决明子也有其适用体质，不可盲目运用，长期过度使用会损伤正气。

用决明子做枕头，睡觉时枕于脑下，具有明目之功效。在惊蛰时节，为更好地护肝明目，决明子粥也是一项不错的选择。

决明子粳米粥

【主要原料】炒决明子15克，粳米100克，冰糖适量（如肝火较旺可加白菊花10克）。

【制作方法】先将决明子在锅内炒至微有香气，倒出置于盘内，待其冷后煎煮取汁（如加白菊花，可在此时放入，同煎取汁）。去渣取汁后，用此汁水熬煮洗净的粳米。待粥将熟时，加入适量冰糖调味，再煮一二沸即成。

【功效主治】平肝明目、润肠通便。适宜于目赤肿痛、怕光多泪、目暗不明、青盲、头痛头晕、肝炎、高血压、高脂血症、习惯性便秘等。

决明子食用需注意：不可长久过度服用，以免损伤正气；其性微寒，脾胃虚寒、气虚，容易拉肚子、大便溏泄、胃痛的人，不宜服用。

二、气候多变起居调摄多注意

惊蛰时节，雨水增多，气候变化大，容易出现骤寒骤热的情况。这是因为此时天地间暖气回升，而冬季冷空气尚未消退，冷暖空气同时存在流动。冷暖空气在争斗中频繁交替，有时冷空气会尽显余威，甚至还会长驱直入；有时暖空气与时俱进，势力更强。二者不断交替往复，因而显现出冷暖交替、风晴雨雪的气候特点。此时南北方天气也不尽相同，在南方阴雨天气开始增多；在北方则出现干燥多风气候，甚至有时伴有沙尘天气出现。谚语有云：“惊蛰刮北风，从头另过冬。”“冬虽过，倒春寒，万物复苏很艰难。”可见此时乍暖还寒，气温忽高忽低，北方还有大风刮过。如果遇到较强的冷空气，还需要做好应对措施。

在惊蛰时期起居方面最需注意的措施有：谨防大风，及时防尘沙与慎防“倒春寒”。

（一）谨防大风

中医理论认为六淫邪气（风、寒、暑、湿、燥、火）为人体重要致病因素。因此，人们外出时应不要怕麻烦，要备足衣物，勤穿勤脱。某些具有防风特性的外套在此时就显得甚为适宜了。

（二）及时防沙尘

惊蛰时节在北方由于风大，亦是沙尘暴多发时节。沙尘会引发多种疾病，例如咳嗽、哮喘、呼吸困难、过敏体质人群旧病复发等。一方面，沙尘可以对人体健康造成直接危害。沙尘中含有石英、盐分及微量元素，进入眼睛，可能引起角膜炎、结膜炎；进入呼吸道容易引起鼻炎、喉炎、肺炎，严重时还可以引起起硅沉着病；风沙长期作用于人的皮肤和四肢时，还会损害人的皮肤。另一方面，沙尘是疾病的重要媒介。如果防护不当，沙尘可以携带细菌侵入人体呼吸道，引发呼吸道疾病，甚至进入人体血液循环，导致其他疾病。长此以往，对身体健康具有十分大的危害。

为避免沙尘对人体的影响，人们应当及时采取必要的防护措施，以维护自身健康。①做好防护工作。在沙尘天气应尽量减少外出，待在室内并及时关闭门窗。必须外出暴露于沙尘时，可以使用防尘、滤尘功效的口罩。应勤洗手、脸。②多补充水分。沙尘天气干燥，扬尘较多，皮肤表层的水分极易丢失，易引起唇裂、咽喉干痒疼痛等症状。沙尘还容易导致过敏体质的人产生各种过敏性皮炎及皮疹。因此，要多清洁、多饮水。这样可以补充丢失水分，加快体内各种代谢废物的排出。③发生疾病及早诊治。如果出现慢性咳嗽、咳痰、气短、发作性喘憋等症状，不论自我感觉严重与否都应尽快去医院诊治。

（三）慎防“倒春寒”

惊蛰时节，由于冷热空气交替，是“倒春寒”较为多发的时节。由于天气忽热忽冷，气温差异也很大，天暖时可穿夹衣、薄背心，甚至是单衣衬衫，天寒时却依然要换回毛衣、棉袄。民间亦有俗语描述此时的穿衣状况，即“春二三月乱穿衣”。这种忽热忽冷的状态却也令人们较易疏忽防寒工作，许多人脱去毛衣、棉袄等保暖衣服就不愿意再穿回去了。殊不知此时正是乱穿衣时节，人体适应由冬转春的过程并不是简单的直线式减衣过程。古语有云：“吃了端午粽，还要冻三冻。”这就是提醒人们当心春季中的小“冬季”。在气温有起有落的时节，人们也要相应做好调整工作。

“倒春寒”寒邪亦伤人，要注意防寒保暖。在此时脑血管病如高血压、脑出血、脑血栓等的发病率和死亡率皆比较高。因为“倒春寒”时气温偏低，体内肾上腺素等激素分泌增加，会导致血管收缩、血压上升，从而易引起脑血管意外。此外，这类乍暖还寒的气候会影响人体呼吸道的防御功能，降低全身的抗病能力，病菌、病毒等致病微生物则会容易乘虚而入，引发流行性感冒、流行性腮腺炎等。

对中老年人来说，除了随身备衣、及时增减外，最好常处于室温保持在16摄氏度以上的室内；睡眠时选择盖稍厚一点的被子，但也不能太厚，以不出汗为原则；出汗后衣服不能脱得太快，不能吹风，应尽早回室内。这对预防“倒春寒”也十分有益处。

三、敲肝胆经揉眼周调肝明目

依据中医理论来说，经常敲打经络、按摩穴位，对身体十分有益。因为许多身体不适是经络不通导致的，经常敲打经络、揉按穴位可以起到疏经通络的效果。同时经络与人体内在脏腑器官相应，通过刺激经络穴位可以调理内在脏腑功能。因

此，在惊蛰时节要养肝明目就可以从经络、按摩入手。（视频16）

（一）常敲肝经

【穴位图】见前文第一节立春时节养生。

【方法】将一条腿搬起，确保大腿内侧朝上即可，沿着大腿内侧中线，自下而上敲击，顺着经络循行位置直至两胁肋。由于在下肢肝经循行于大腿的内侧，操作时可以采取两种姿势。一是采用平坐位，将一条腿平放在另一条腿上，从脚部一直敲打到大腿根部；或者是采用仰卧位，可以请人帮忙敲打，一条腿伸直，另一条腿向内弯曲。每侧每天敲打3 ~ 5分钟。

【注意事项】注意力度。不用很用力地敲打，将手举起来，随势下降敲打就可以了。刚开始敲的部位可能出现酸痛感，这是正常的，因为这是疏通不通之经络而引起的。

（二）常敲胆经

【穴位图】见前文第一节立春时节养生。

【方法】身体平坐于床上或者椅子上，这样可以保持身体处于一定高度，便于操作。从胁肋部向下开始敲打，至臀腿部位时，可以将一条腿放在另一条腿上面，大腿外侧朝上，从臀部开始敲，沿大腿外侧一直向下。另一侧同样以此方法敲打。每侧每天敲2分钟左右。（视频17）

【注意事项】①注意力度。不用很用力地敲打，将手举起来，随势下降敲打就可以了。②老年人不宜敲打胆经过多。避免代谢太快人体的适应调节不及。③怀孕的人不能敲，孕妇可能会有痛感，会对宝宝有影响。④女性月经期不敲。避免影响月经。

（三）常揉眼周穴

1. 睛明

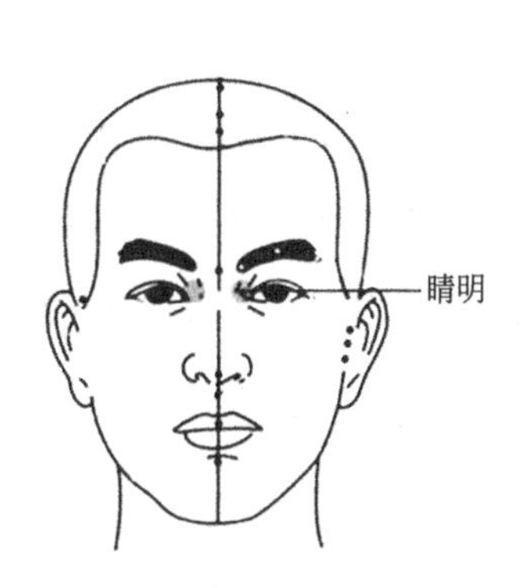

睛明，手足太阳、足阳明、阴跷、阳跷五脉交会穴。睛指眼睛，明有光明之意。属于足太阳膀胱经。（视频18）

【定位】目内眦角稍上方凹陷处。

【取穴】仰卧位或正坐位，位于眼部内侧，目内眦角稍上方凹陷处。

【功能】泄热明目、祛风通络。

【主治】目赤肿痛、目眩、近视等目疾；心动过速；急性腰扭伤。

2. 四白

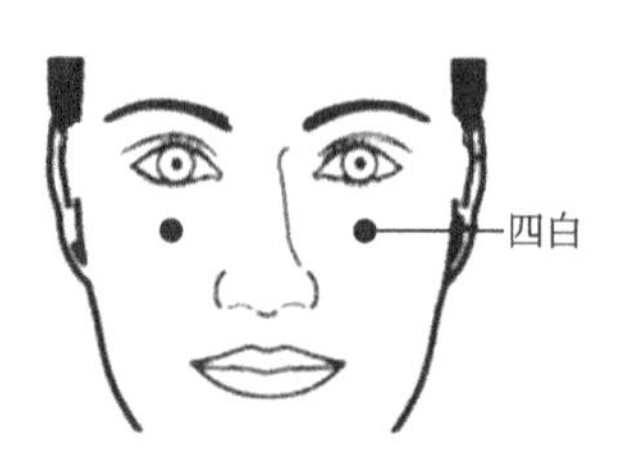

四白穴是人体的一个重要穴位。四，指四面八方，也指穴位所在的周围空间。白，白色，肺之色也。胃经经水，在本穴快速气化，形成白雾之状充斥四周，故名为四白。属足阳明胃经。（视频19）

【定位】位于人体面部，瞳孔直下，当眶下孔凹陷处。

【取穴】采用正坐位或仰靠、仰卧姿势，位于人体面部，保持双眼平视，瞳孔正中央下约二厘米处（或者令目正视，瞳孔直下，当眶下孔凹陷处）。

【功能】散发脾热，向天部提供水湿。

【主治】目翳、目赤痛痒、眼睑瞤动、口眼㖞斜、头痛眩晕。

3. 攒竹

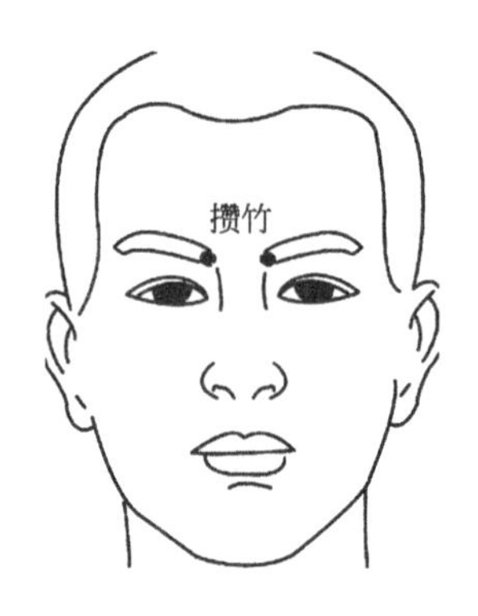

攒竹穴，别名眉头、眉本、光明、始光、夜光。攒，聚集也；竹，山林之竹也。攒竹指睛明穴上传而来的水湿之气由此吸热上行，与睛明穴相比，由本穴上行的水湿之气量较小，就如同捆扎聚集的竹竿小头一般，故名为攒竹。属于足太阳膀胱经。

【定位】在面部，眉头凹陷中，眶上切际处。

【取穴】采用正坐位或仰卧位，当人体的面部，眉毛内侧边缘的凹陷处（或当眉头凹陷中，眶上切迹处）取穴即是。

【功能】吸热生气。

【主治】目视不明、目赤肿痛、眼睑瞤动、眼睑下垂等目疾；头痛、眉棱骨痛；急性腰扭伤。（视频20）

春天穴位3
视频20～29

4. 丝竹空

丝竹空穴，丝竹，古指弦乐器，八音之一，空，空虚也。本穴是三焦经的终点之穴，由于传至本穴的气血极为虚少，穴内气血处于空虚状态，穴外天部的寒湿水汽因而汇入穴内，就如同天空中的声音飘然而至，故名丝竹空。属于手少阳三焦经。（视频21）

丝竹空

【定位】在眉梢凹陷处。

【取穴】采用侧坐位，在面部，瞳子直上，再向右眉梢凹陷中，按压有酸胀感。

【功能】降浊除湿。

【主治】目赤肿痛、眼睑瞤动；头痛、齿痛；癫狂痫。

5. 太阳

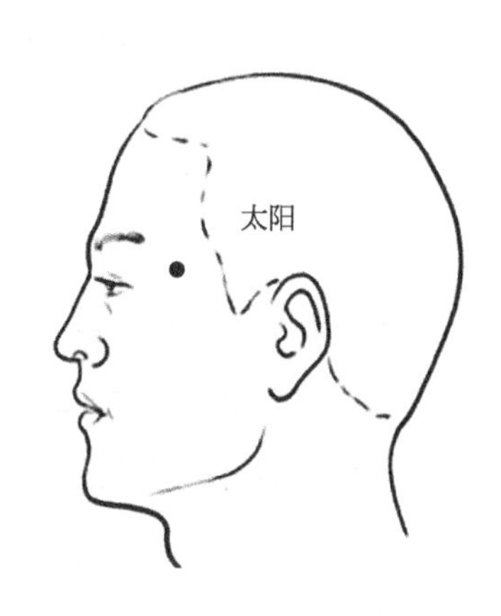

太阳穴是人体头部的重要穴位。太阳穴在中医经络理论中被属“经外奇穴”。它能反映人体脑部状态，人们在长时间连续用脑后，往往会感到太阳穴处出现重压或胀痛的感觉，这就是大脑疲劳所出现的信号。在《达摩秘方》一书中还将按揉此穴列为“回春法”，即认为常揉按此穴可保持大脑的青春常在，返老还童。现代证明，太阳穴经击打后，会使人短暂晕倒或者造成脑震荡使人丧失意识。因此，太阳穴要注意避免过于用力接触或击打。（视频22）

【定位】位于颞部，眉梢与目外眦之间，再向后约一横指的凹陷处。

【取穴】采用正坐位或仰卧位或仰靠的姿势，位于头部侧面，眉梢和外眼角中间向后一横指凹陷处。

【功能】清肝明目、通络止痛。

【主治】眼睛疲劳、眼目干涩、头痛、偏头痛、牙痛。

6. 鱼腰

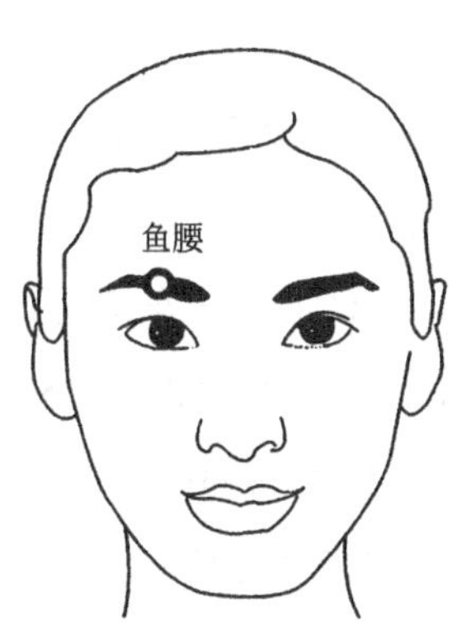

鱼腰穴，因眼眉形状如鱼，而鱼腰穴位于鱼的中央部分，故本穴名为“鱼腰穴”。鱼腰穴具有消除眼部水肿、黑眼圈，改善疲劳、头痛等作用。属于经外

奇穴。（视频23）

【定位】位于额部，瞳孔直上，眉毛中。

【取穴】采用正坐位或仰卧位，穴在瞳孔直上，眉毛中点处。

【功能】镇惊安神、疏风通络。

【主治】目赤肿痛、近视、急性结膜炎、眼睑下垂；现在也用其治疗面瘫、三叉神经痛。

另外，按揉鱼腰穴还可以用于快速止呃逆。当连续打嗝时，可以采用仰卧位，请人帮忙轻揉眉中的鱼腰穴数分钟，多可停止打嗝。

四、活动饮茶调情志

惊蛰时节气候变化无常，人体生理活动会随着时节气候变化而发生变化，心理活动亦随之而动。但是，很多人却难以适应这种快速变化，而且部分人群对气候变化十分敏感，容易出现显著的情绪波动。肝主疏泄，调节人体的情绪活动。其气主升发，喜调达而恶抑郁，肝气疏泄正常，则可以舒畅情志；肝失疏泄，则会引发情志疾病，导致抑郁或躁狂等精神病发作。

情绪的波动对人体的生理活动也会有影响，不良的情绪波动对生命健康具有极大的危害性。俄国生理学家巴甫洛夫就曾说过一句话："一切顽固、沉重的忧郁和焦虑足以给各种疾病大开方便之门。"一般正常的人如果处于平和、愉悦状态，则生物钟正常运转，脉搏次数、血压均稳定。如果终日心情压抑或是急躁易怒，将会导致脏腑功能失调，引发疾病。

由此可见，保持乐观愉悦、平和舒淡的情绪状态十分重要。要学会自我调节精神情绪。喜怒哀乐，人皆有之，但要自我掌控情绪，而不能被情绪掌控。"忍一分，天高云淡；退一步，海阔天空。"不要终日计较于得失、一时的受挫或功名利禄。

疏肝调情志亦有小妙法。

① 起居规律。夜卧早起的规律生活。晚11点前睡，早6点起。尤其早上要早起，此时正是阳气升发之时，人体要"与时俱进"，与自然界同步，在此时起床活动可以升发自身阳气。否则，容易引发情绪抑郁。

② 多彩活动舒心情。歌舞、听音乐、踏青、多交流等都是比较好的放松心情的活动。可以根据自己爱好安排适合自身的活动。当然听音乐要注意避免忧伤、压抑类的歌曲。

③ 常饮解郁花茶。

解郁花茶

【主要原料】月季花5克、玫瑰花5克、百合花5克、合欢花5克。

【制作方法】将月季花、玫瑰花、百合花、合欢花用开水冲泡即可。可根据口味加入适量冰糖调味。

【功效主治】理气、解郁、安神，活血调经。适宜于肝气郁结出现目赤肿痛、怕光多泪、目暗不明、青盲、头痛头晕、肝炎、高血压、高脂血症、习惯性便秘等。

五、运动锻炼强体魄

惊蛰节气蛰虫萌动，万物复苏，人们也要应时而动，以增强体魄。但是惊蛰节气正处在乍暖还寒之际，因此，惊蛰节气运动需注意以下几项。

① 注意防风。古语有“冷惊蛰，暖春分”之说，指惊蛰节气天气冷暖不定。惊蛰的风也有预测后期天气的作用，如“惊蛰刮北风，从头另过冬，惊蛰吹南风，秧苗迟下种”。风为这一节气的主气，此时的风邪最为猖狂，它会带动各种疾病到处肆虐。稍不注意，病菌就会侵犯人体。因此惊蛰节气的锻炼应当避风如避剑，避风邪、保暖应是这一节气人们应该做的。

② 选择适宜路线，适量运动。这个时节的运动锻炼要适量，如爬山的话，要多走山脊的路线，因为这条路线有阳光的照耀，温度较暖，还有树林面积大、负氧离子多的线路也对人体有益。体育锻炼时不宜过激活动，要着重调养肝肾。

③ 热身。惊蛰乍暖还寒，在温度低的时候，身体各个器官如内脏、肌肉等的功能均处于较低水平，骨骼和韧带更是僵硬得很。若是贸然弯低身体、高踢脚尖，甚至是扭腰、跳绳等，都容易造成肌肉或是韧带损伤。尤其是从事剧烈运动前，“热身运动”更是必不可少。

④ 锻炼的时间。锻炼要选择合适的时间，不宜在饭后立即出行；坚持每周锻炼3次，每次30至60分钟。

六、普通感冒、流感提早防

惊蛰时节，气候温暖，草木萌生，蛰虫苏醒，细菌病毒开始繁衍，此时源于病毒的普通感冒和流行性感冒高发，症状以上呼吸道感染为主，同时伴有脚软无力、发热、鼻塞流涕等，有些体质较弱的患者还可因感冒或上呼吸道感染引发下呼吸道感染（如气管炎、肺炎），严重的甚至还可以引发肾炎、心肌炎等病。因此，惊蛰时节要积极预防感冒。预防应从培补正气和去除邪气两个角度进行。

① 培补正气小妙法。中医认为“正气存内，邪不可干，邪之所凑，其气必虚”，因此，培补正气，扎好自己的“篱笆墙”是抵御外邪入侵的根本。由于惊蛰时节是肝气主令，调理好肝脏是当务之急。调肝分为养肝（养肝血、补肝气、养肝阴、补肝阳）、疏肝及清肝的不同。养肝常用当归15克（包）、白芍15克（包）、粳米100克煮粥以养肝血；用黄芪15克（包）、山药15克（包）、粳米100克煮粥以补肝气；用枸杞子15克（包）、女贞子15克（包）、粳米100克煮粥以养肝阴；用肉桂10克（包）、吴茱萸5克（包）、粳米100克煮粥以养肝阳。疏肝常用佛手15克、陈皮15克、粳米100克煮粥以疏肝理气。清肝常用菊花15克、决明子10克（包）、粳米100克煮粥以清肝热。

② 去除邪气小妙法。中医认为外感邪气是疾病发生的外部条件，因此，惊蛰时节要注意慎避春温之邪，避免细菌病毒的侵害。常用清热解毒、杀菌的药物和食物有板蓝根、薄荷、莼菜、蒲公英、败酱草、马齿苋等，可以用这些具有解毒功效的食物与粳米同煮做蔬菜粥食用。

此外，感冒者可每日早晚两次用盐水漱口。同时，适量增减衣物，体弱者少去公共场所，中午时可多晒太阳，夜间娱乐要适度。保持室内通风，可经常用食醋加热或艾叶燃烧进行居室消毒。

第四节
春分时节养生

每年春分时太阳黄经为0度，太阳的位置在赤道上方。“分”字是指昼夜、寒暑平分的界限：“春分者，阴阳相半也。故昼夜均而寒暑平。”春分一到，降雨明显增多，我国各地平均气温已稳定在10摄氏度左右，这是气候学上所定义的春季温度。前人把春分三候描述成："一候玄鸟至，二候雷乃发声，三候始电。"春分后在南方过冬的候鸟开始飞回北方，尽管惊蛰开始打雷，但真正伴随雷声下雨多起来是在春分后，而且春分三候电闪雷鸣，天地之气交感，冬小麦开始进入旺盛生长期，早稻播种也在此时开始进行。

春分养生重在辨体质平衡阴阳，预防旧病复发。春分时节阴阳平分，人体阴阳应亦随之平衡，人体脏腑之阴阳与自然阴阳也应协调平衡，这样才能使人体之阳正常升发，为夏季阳气长养做准备以惠及健康。但是，如果此时人体没办法及时顺应自然做出适应性变化，则容易引起阴阳失调、痼疾重发。因此，此时养生的基本原则是注重补虚泻实，预防旧病复发，分辨不同体质，调节阴阳平衡。

一、五行药膳调阴阳

一年四季阴阳消长是绝对的，而阴阳平衡是相对的。春分节气平分了昼夜、寒暑，是自然界阴阳暂时平衡的节气，此时，人们在保健养生时应注意保持人体的阴阳平衡状态。这一法则无论在精神、饮食、起居等方面的调摄上，还是在自我保健和药物的使用上都至关重要。人体阴阳平衡的维持取决于脏腑功能协调以及脏腑与自然环境阴阳协调。建议朋友们按照"木、火、土、金、水"五行体质理论和五行相生理论"木生火，火生土，土生金，金生水，水生木"的原理，找准自己属于哪种体质，选择合适的养生方法，分别进行调养，从而维持五脏自身与五脏之间的协调平衡，进而维持人体脏腑与自然之间的协调平衡。

（一）木形人

1. 体质特点

木形人皮肤苍色，头小面长，身体小弱，手足灵活，对应之脏为肝。

2. 养生要点

疏肝健脾。可出外郊游，多打太极拳，多拍打肝胆经，保持心情舒畅，有助于身体的阴阳平衡。木形人对应之脏为肝，如果身体阴阳失衡容易引起肝气郁滞、肾阴亏损。肝气郁滞容易损伤脾，同时肾阴不足容易导致肝阴虚，因此，春分时节可多食健脾舒肝、补益肝肾之品，如姜、葱、陈皮、青皮、竹笋、山药、土豆、猪肉、鱼肉、蛋等。

（1）青皮

青皮，别名四花青皮、个青皮、青皮子、青橘皮、青柑皮，在果皮从上至下纵剖成四瓣至基底部，除尽瓤瓣并晒干的青皮，即习称为“四花青皮”。青皮是芸香科植物朱橘或福橘等多种橘类的幼果或未成热的果实的干燥果皮。青皮具有疏肝理气的作用，可以用于治疗肝气郁滞引起的胸胁胀痛、乳癖等病症。

现代医学研究也证明了青皮具有平喘、祛痰、理气等作用。

在这里介绍一道疏肝健脾的养生茶饮。

青皮麦芽饮

【主要原料】生麦芽30克，青皮10克。

【制作方法】将生麦芽与青皮淘洗干净，在锅中大火煮沸，中火煮30分钟，再去渣饮汁。

【功效主治】疏肝止痛、健脾开胃。适宜于因肝气郁结、横逆犯胃或肝郁克土而引起的两胁疼痛作胀、纳食不佳、呕逆、饮食积滞不消等。

（2）鱼肉

依据中医理论，认为鱼肉多味甘，性平或温，具有补益脾胃、气血的功效。而不同的鱼类其作用偏向不同，在食用时也可根据自身身体状况来选择。例如鲤鱼有健脾开胃、止咳平喘、安胎通乳、利尿消肿等功效，可与冬瓜、葱白煮汤食用，治疗肾炎水肿，可以留鳞去肠杂煨熟，分食之治疗黄疸；鲢鱼具有温中益气、暖胃、滋润肌肤等功效；青鱼具有补气养胃、化湿利水、祛风除烦等功效；黑鱼具有补脾利水、补肝益肾、祛瘀生新、清热祛风等功效，产妇食用清蒸黑鱼可催乳补血；墨鱼具有滋肝肾、补气血、明目、清胃去热、养血安胎、通经利产、止血、催乳等功效；草鱼具有暖胃、平肝祛风等功效，是温中补虚之养生佳品；带鱼具有补虚暖胃、祛风泽肤、杀虫、补五脏等功效；鳗鱼具有益气养血、柔筋利骨等功效。

由于鱼类种类繁多、鱼肉的作用偏向有所差别，在春分时节木形人可以选用以健脾益气、补益肝肾功效更为显著的鱼类。例如鲫鱼、鲤鱼、鲶鱼等。

在这里有一款运用鲫鱼的适合木形人春分养生的药膳介绍——青皮山药鲫鱼汤。

青皮山药鲫鱼汤

【主要原料】鲫鱼1000克，青皮5克，山药200克，盐、生姜、胡椒、料酒适量。

【制作方法】将鲫鱼除去内脏及鳞鳃，洗净；生姜洗净切片，青皮切丝，山药切片，将生姜、青皮丝、山药、胡椒一并填入鲫鱼肚内放入砂锅，加适量清水，煨煮1小时，调入盐、料酒即可食用。

【功效主治】健脾理气、疏肝补肾。可用于肝气郁滞、脾胃虚弱、肝肾亏虚、纳少无力、胃痛呕吐、两胁胀痛、体乏神倦、慢性腹泻、痢疾、便血、淋病、痈肿、水肿、溃疡。

一般人群均可食用鱼类，但是如大多食物一样，也会有它的食用宜忌与注意事项。鱼类食用需要注意以下几点。①婴儿食用宜慎重。鱼是引起过敏哮喘的因素之一。因此，建议在孩子满一周岁后再吃鱼，因为此时孩子的免疫系统和消化系统发展得更好，能够更容易接受消化鱼肉。有过敏史家庭的孩子，建议至少等到孩子3岁后再吃鱼。②部分肝肾疾病患者应少吃鱼。因为鱼肉富含钾元素，会加重肾脏负担；处于肝脏疾病的急性期的患者，应减少富含蛋白质的鱼肉食用量至20克之内。③痛风患者不能吃鱼肉。因鱼肉中含有嘌呤类物质，将会使病状加重。④出血性疾病患者应少吃或不吃鱼。因为鱼肉具有防止胆固醇黏附于血管壁、抑制血小板凝集的作用。⑤结核患者在抗痨过程中忌吃鱼。鱼肉与抗痨药物合用会发生过敏反应，甚至会发生高血压和脑出血等。

（二）火形人

1. 体质特点

火形人皮肤赤色，脊背肌肉宽厚，步履稳重，性情急，对应之脏为心。

2. 养生要点

益肾养肝清心火。春分阳气渐壮，火形人容易心情烦躁，易诱发心脑血管疾病，所以养生上要保持乐观随和、开阔舒朗的心态，切忌过度喜乐。因为心阴依赖于肝肾之阴的滋养，才能心火不亢，所以春分时节可多吃益肾、养肝、清心的食物或药食两用之品，如白芍、莲子（带心）、山药、花生、栗子、杜仲等。

在此介绍一道运用莲子的适宜于火形人的养生药膳。

（1）莲子粉粥

【主要原料】干莲子肉（去皮带心）50克，桂圆肉30克，冰糖适量。

【制作方法】将干莲子磨成粉，先用凉开水调成糊状，再放入沸水中，搅拌均匀同时放入桂圆肉，煮成粥，加入适量冰糖。

【功效主治】补益心肾、安神固精。可用于因心肾不交、水火失济而引起的心悸、失眠、女子多梦、男子遗精等症。

莲子，尤其是带心的莲子食用需注意体质，部分人群并不适于食用带心的莲子。①体寒或者脾胃功能虚弱者慎食。②婴幼儿食用需适量。虽然莲子中的钙、磷和钾有助于孩子的骨骼发育和牙齿的健康生长。但是莲子心味苦性寒，莲子肉味涩，都使脾胃的消化负担增大。

（2）板栗

现代研究发现，板栗中的丰富营养物质对人体健康与疾病预防都十分有益处。①板栗中富含不饱和脂肪酸、钙、铁以及B族维生素。这些营养物质能够发挥预防心脑血管疾病的功效，对冠心病、动脉硬化、高血压等均具有很好的预防作用。②板栗中维生素C含量很高。维生素C在人体中发挥着很有重要的作用，它除了可以预防败血症之外，还能促进身体对钙的吸收，这有助于预防骨质疏松。所以可以多吃板栗预防骨质疏松。③板栗含有较高的热量与糖分，可以快速补充体力。④板栗中富含维生素B_2。维生素B_2对口腔溃疡的愈合有很大的帮助。火形人容易心火亢盛，引发口腔生疮、口腔溃疡等上火症状。不妨吃些栗子，预防或帮助愈合口疮。

以下推荐一道火形人可用的板栗相关的养生食谱。

养阴柔肝清火粥

【主要原料】白芍10克、板栗15克、莲子（带心）15克、山药20克、粳米60克、麦芽糖适量。

【制作方法】先将白芍加水适量，小火煎汁。一小时后，滤渣取汁，向汁中添加洗净的板栗、莲子（带心）、山药（去皮）、粳米，再加入适量水，熬成稀粥。食用时根据个人口味加入麦芽糖适量。

【功效主治】益肾、滋阴、柔肝、清心火。可用于肝肾阴虚、心火亢盛而引起的心悸、失眠、多梦、腰膝酸软、男子遗精等症。

（三）土形人

1. 体质特点

土形人皮肤黄色，面圆头大，肌肉丰满，全身上下都很匀称，步履稳重，对应之脏为脾。

2. 养生要点

健脾养胃、疏肝补肾。春分节气，土形人容易因脾胃阳气不足而外感湿邪，出现腹胀、恶心、腹泻等不适症状，应注意穿衣，避免寒温不调。因“土壅木郁”容易导致肝气不舒，脾胃为后天之本，主运化水湿，后天不能养先天容易出现肾阳不足，水湿泛滥，所以应多进食疏肝健脾、益肾祛湿功效的食物或药食两用之品，如芡实、砂仁、玫瑰花、山药、麦芽、益智仁、黑豆等。

（1）芡实

芡实，又名鸡头米、鸡头，是睡莲科植物芡的干燥成熟种仁，成熟于每年秋末冬初。芡实含淀粉，供食用、酿酒、制副食品用及药用。其功能为补脾益肾、涩精，自古以来就是珍贵的天然补品和常用的中药材，素有“水中人参”和“水中桂圆”的美誉。著名的宋代大文豪苏东坡在其晚年的书中自述，他到晚年仍然身体健壮、才思敏捷，就得益于芡实。

现代医学研究表明，芡实营养丰富，同时，芡实可以加强小肠吸收功能，能提高尿木糖的排泄率，令血清胡萝卜素浓度增加。实验研究证明，血清胡萝卜素水平的提高，可以抑制肺癌、胃癌的发病概率，大大减少癌症发生率。

芡实常用于泡茶、煮汤、熬粥、蒸饭。芡实煮粥时可以与茯苓相配，增强健脾祛湿的功效，适用于脾虚湿重的人群。

芡实茯苓粳米粥

【主要原料】芡实15克，茯苓10克，粳米适量。

【制作方法】先将粳米洗净备用。再将芡实、茯苓捣碎，再加水适量，将其煎至软烂。此时加入淘净的粳米，继续煮烂成粥即可。

【功效主治】补脾、祛湿、益气。可用于脾虚泄泻、小便不利、尿液混浊、白带、阳痿、早泄。

（2）砂仁

砂仁，别名缩砂仁、缩砂蜜，是姜科植物阳春砂、海南砂或绿壳砂的干燥成熟果实。砂仁味辛，性温，可入脾、肾经，具有温脾化湿的功效，常用于脾胃虚寒、湿重的患者。

目前研究发现砂仁药理作用大多集中于挥发油部分，具有保护胃肠、抗炎、镇痛、止泻、降血糖等功能。

下面介绍一道适用于土形人的关于砂仁的药膳。

砂仁玫瑰黑豆山药粥

【主要原料】玫瑰10克、砂仁10克、黑豆10克、山药30克、粳米100克。

【制作方法】将砂仁洗净，先煎煮取汁。用此汁，加水适量，小火熬煮洗净的粳米、黑豆、山药。待将其煮至软烂成粥5分钟前放入玫瑰即可。

【功效主治】疏肝醒脾、补肾祛湿。可用于脾虚泄泻、神疲乏力、小便不利、尿液混浊、白带、腰膝酸软、阳痿、早泄。

（四）金形人

1. 体质特点

金形人体形瘦小，但肩背较宽，方形脸，鼻直口阔，对应之脏为肺。

2. 养生要点

健脾益肺，益肾养肝。金形人易感受外邪出现哮喘、过敏、咳嗽等肺系疾病，因此要重视养肺护肺。因为土生金、金克木，而水生木，所以宜多进食具有健脾益肺、益肾养肝之品，如百合、玉竹、山药、沙参、白果等。

（1）百合

百合，又名山百合、药百合、野百合、喇叭筒、家百合，是百合科植物百合或细叶百合的干燥肉质鳞叶。

药理研究表明，百合含多种生物碱，可升高白细胞，对化疗、放射性治疗后细胞减少症有治疗作用，能提高身体的体液免疫能力，对多种癌症具有防治作用。

关于百合，有一道健脾益肺的粥——百合山药粥。

百合山药粥

【主要原料】百合20克、干山药20克、粳米100克。

【制作方法】将百合、干山药洗干净，用清水浸泡百合6个小时，浸泡山药一夜。然后将大米和百合、山药一同放入锅中，加入适量的清水，先用大火煮沸，再用小火熬半个多小时，即可。

【功效主治】健脾益肺。可用于脾肺气虚、气短咳嗽、神疲乏力。

此外，运用百合需注意，外感风寒患者忌用。

（2）玉竹

玉竹，又名玉参、尾参，是百合科植物玉竹的干燥根茎。金形人可以适当食用玉竹以养肺。

现代医学研究证实，玉竹有滋养镇静神经、强心、降血糖、润泽皮肤、短暂降血压、增强免疫功能等作用，适用于心悸、心绞痛、高血压、皮肤慢性炎症等疾病以及治疗跌伤、扭伤。玉竹作为一种免疫增强剂，主要通过增强体液免疫及吞噬功能发挥其功效。

玉竹可以泡水喝，可以熬粥，也可以熬汤，在广东人的老火靓汤中，玉竹就是必不可少的材料。在这里主要介绍一道健脾益肺药膳粥——健脾八宝粥。

健脾八宝粥

【主要原料】乌梅3克，鲜山药60克，玉竹、百合、芡实、白扁豆、茯苓各20克，粳米100克。

【制作方法】乌梅切丝备用，鲜山药洗净切片，玉竹、百合、芡实、白扁豆、茯苓洗净与鲜山药一同放入锅内，加入适量水煮粥，加入白糖适量，撒入乌梅即成。

【功效主治】健脾益肺、益肾养肝。可用于脾肺气虚、肺胃阴伤、气短咳嗽、神疲乏力、咽干口渴、燥热咳嗽。

（五）水形人

1. 体质特点

水形人偏胖、偏矮，腰臀稍大，发密而黑，怕寒喜暖，对应之脏为肾。

2. 养生要点

健脾益肾、温中祛湿。由于春分降水较多，水形人容易出现湿困中下焦的表现，如恶心、口苦、胃脘胀闷、腰部沉重、寒冷等症状。由于肾阳虚，不暖脾阳容易水湿泛滥，宜多进食能健脾益肾、温中祛湿之品，如白术、干姜、砂仁、茯苓等。

（1）白术

白术，为菊科植物白术的干燥根茎。《医学启源》中称其“除湿益燥、和中益气、温中、去脾胃中湿、除胃热、强脾胃、进饮食、和胃”。

以下介绍一道药膳，可以温脾益气、祛湿、助消化。

益脾饼

【主要原料】白术120克，鸡内金60克，干姜60克，熟枣肉250克。

【制作方法】将生白术、生鸡内金洗净后，分别轧细、焙熟。再将干姜研为细末。将以上白术、鸡内金、干姜与枣肉同捣如泥。做成小饼，在炭火上炙干即成。

【功效主治】温中补脾、祛湿、助胃消化。可用于脾胃湿寒、中阳不振而产生的食少、呕逆、久泻不止、完谷不化、水肿、自汗等。

（2）干姜

干姜，燥湿温中、行郁降浊、下冲逆、平咳嗽、提脱陷、止滑泄。

现代药理研究发现干姜具有镇痛消炎、抗变态反应、调节血液循环等作用。研究显示干姜中含有芳香性挥发油，能轻度刺激消化道，令肠张力、节律以及蠕动增强，从而促进胃肠道的消化功能。并且干姜对胃溃疡有明显抑制作用。

干姜可与茯苓、白术等同用，具有温中、健脾、祛湿的功效。下面介绍一道适合水形人的运用干姜的药膳。

猪肚苓术干姜汤

【主要原料】猪肚一副，白术、煨姜、茯苓各20克，胡椒9克，精盐适量。

【制作方法】将猪肚洗净，去油脂，放入沸水中焯后晾干备用。将白术、煨姜、胡椒、茯苓放入猪肚内，缝合猪肚，猪肚外以针刺小孔，放入清水，大火煮沸，小火煮2小时，放入精盐调味即可。

【功效主治】温中散寒、补脾益肾。可用于素体脾、胃、肾虚寒而产生的食少、呕逆、久泻不止、完谷不化、腰膝冷疼、水肿等。

二、起居有常需注意

春分时节阴阳平分，人体阴阳应亦随之平衡，因此，人们不仅应从饮食的角度调整阴阳平衡以养生，还应重视对睡眠起居的调整。

春季应“夜卧早起”，即晚睡早起。这是因为，中医认为人体行为活动应顺应时节气候变化。过了春分日后，白天时间渐渐较夜晚时间长。而人们也应该顺应这种昼夜的变化规律，适度减少睡眠时间，增加外出活动。

这可以令人体阳气与气候同步生发。因为睡眠决定了人体的阳气是处于生发状态，还是闭藏的状态。当人们入睡后，阳气就潜藏行于内，行于脏；当人们清醒时，阳气就向外升发布散，行于表，行于外。因此，在春季要随时令调整睡眠时间与入睡时间。

当然“夜卧早起”也要适度，人体是要保持与天地气候的同步变化，亦如古人“日出而作，日落而息”，而不能以自身的理解来僵化“夜卧早起”。因此，早起也不要过早，起床时间不要在5点前；晚睡不要过晚，入睡时间不要在晚上11点后。否则，也会对人体的健康不利。

三、点穴按摩舒经络

春分来临之际，肝脏气血随着自然界阳气而升发，在人体向体表和头面输布。此时进行按摩保健、调畅经络，有利于阳气的升发输布。素有经络或脏腑气血不通的人群，此时因势利导疏通经络有事半功倍之效。

局部按摩保健穴位

1. 章门

章门穴定位、取穴、主治见于前文。（视频8）

2. 期门

期门穴定位、取穴、主治见于前文。（视频9）

3. 水分

水分穴，又名中守穴、分水穴。任脉的冷降水液在此穴处分流，故名为水分。

属于任脉。（视频24）

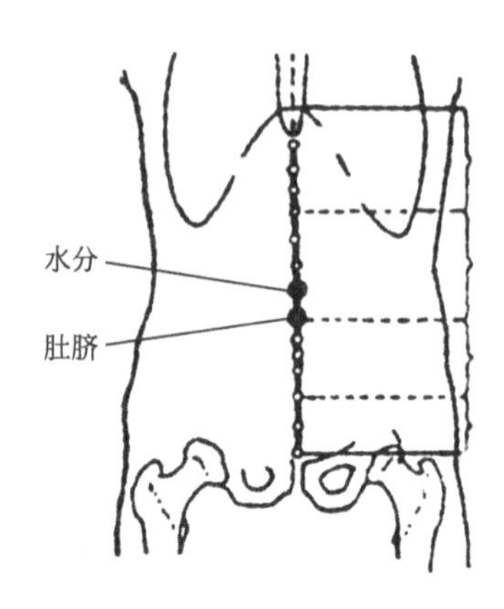

【定位】位于上腹部，前正中线上，在脐中上1寸处。

【取穴】采用仰卧位或正坐位，在前正中线上，肚脐上一指宽处（拇指的宽度一指）。

【功能】通调水道、理气止痛。

【主治】小便不通、腹泻、腹痛、水肿、反胃、吐食。

四、五形人情志各有宜忌

由于五形人各有一脏偏盛主导身体，因此五形人易产生的情绪不同，而所需注意避免的也有所不同。木形人对应之脏为肝，肝在志为怒，在春分时节容易引发肝气郁滞而“怒”的情志。因此，木形人的情绪要保持乐观开朗，避免过度恼怒。火形人对应之脏为心，心在志为喜，在春分时节容易心火亢盛而心情烦躁、诱发心脑血管疾病。因此火形人养生要平心定志，保持乐观随和、随遇而安的心态，切忌过度喜乐，以免心火上炎。土形人对应之脏为脾，脾在志为思，过度思虑伤脾，在春分时节容易引发脾胃气虚而出现消化道疾病。因此土形人要开阔心胸，避免过度思虑。金形人对应之脏为肺，在春分时节容易伤及肺，出现肺系疾病。肺在志为悲，过度悲伤将会影响肺的宣发功能，影响肺抵抗外邪、宣发津液等功能。因此金形人要注意保持宁静的心态，安养神气，避免过度悲伤。水形人对应之脏为肾，在春分时节容易引发肾阳虚而出现疾病。肾在志为恐，惊、恐将会伤及肾脏，影响肾的生理功能。因此水形人宜安定心神，切忌恐惊伤肾。

五、运动锻炼贵在和

春分时节气候阴阳平衡，人体亦应随之保持自身阴阳平衡。这种平衡的把握在于饮食、起居、运动等各个方面。

1. 室内室外要调和

春季气候变化还是较为无常的，运动锻炼要注意天气，观察是否适宜户外锻炼，再选择户外或室内锻炼。并且要随时注意防寒保暖，锻炼后就应立即用柔软的干毛巾擦干身上的汗水，有需要的话要穿上外套防寒。

2. 锻炼方式要适和

在选择春季锻炼方式时，应循序渐进地选择，运动强度、动作难度、运动量均要由低到高、由易到难、由小到大。可以先从准备活动开始，例如伸腰、拉筋，让肌肉和韧带充分放松，再进行别的锻炼。锻炼之后，要注意按摩肌肉或做做放松活动，以调整血液循环，防止肌肉僵化。

3. 运动量要中和

此时身体各系统的功能尚处在一个较低的水平，而且每个人身体素质不同，所以要对自身的锻炼量进行调整。不能与人攀比或固化运动时间。此时进行锻炼以恢复人体的生理功能为目的，要以自身体会为重，感觉微微有汗、鼻子通气、身体放松即可。不宜大汗淋漓、身体疲惫。

六、补虚泻实预防旧病复发

预防旧病复发，注重补虚泻实。眩晕、失眠、抑郁、月经紊乱等，中医称之为经络运行不畅所致。预防方法是适度地运动锻炼，以活气血、通经络。同时要辨别病因是“气虚而瘀”还是“气滞而瘀”。除了要注意身体局部的保暖，口服一些通经络的药物，如舒筋活络丸等外，还要依据气虚与气滞的不同分别调整。

（一）气虚而瘀

对于肝气不足，疏泄不及造成气虚血瘀津停者，则要“补虚兼泻实”，如服用黄芪红花茯苓饮。

黄芪红花茯苓饮

【主要原料】黄芪5克、红花5克、茯苓5克。

【制作方法】将黄芪、红花、茯苓洗净后，用沸水冲泡即可。

【功效主治】益气祛湿、行气活血。可用于气虚而瘀而出现身倦乏力、气少懒言、身体疼痛（常见于胸胁）、舌淡暗或有紫斑。

（二）气滞血瘀

对于肝气郁滞、气滞血瘀津停者，则要服用柴胡陈皮玫瑰饮。

柴胡陈皮玫瑰饮

【主要原料】柴胡5克、陈皮5克、玫瑰5克。

【制作方法】将柴胡、陈皮、玫瑰洗净后，用沸水冲泡即可。

【功效主治】理气祛湿、行气活血。可用于气滞而瘀出现胸胁胀闷不舒或头晕、乳房胀痛、经期小腹胀痛、拒按、舌质暗，或有瘀点瘀斑、舌下静脉迂曲。

第五节 清明时节养生

古人将清明节气分为三候："一候桐始华，二候田鼠化为鹌，三候虹始见。"一候桐始华，说明清明来到，白桐花开，清芬怡人。二候田鼠因烈阳之气渐盛而躲回洞穴，喜爱阳气的鹌鹑类小鸟则开始出来活动。田鼠为至阴之物，鸟为至阳之物，此言阴气潜藏而阳气渐盛。可见，清明时节草长莺飞之景象，是顺应了大自然的变化。三候天上的彩虹出现，是因为雨过天晴，空中粉尘很少之故。此时多发过敏性疾病、关节炎、哮喘、精神障碍，因此，养生的基本原则是预防过敏性疾病，并防止高血压的发作。

一、清明饮食忌发物

清明多变，阳气初生，又多降雨，人不应之，则易产生疲倦嗜睡的感觉，亦即"春困"，而春季气候多变，又容易使人着凉感冒，引发支气管炎、扁桃体炎、肺炎等疾病。如百日咳、水痘、麻疹、白喉、猩红热、流脑等呼吸道传染疾病在此时高发。尤其是在清明以后，多种慢性疾病如过敏、关节炎、精神病、哮喘等也容易复发。因此，在清明时节要忌食易发病食物，尤其是有慢性病的人，此时要少吃笋、鸡等发物。

（一）忌食发物

1. 笋

此时节正是冬笋、春笋等相继大量上市的时节。笋味道鲜美，人多喜食。但是它性寒，肺脾气虚的人此时应少吃。有痼疾，即患有慢性病的人群，其气多虚，若食笋则更耗其气，本气虚而耗气则更虚，易于发病。尤其是在清明时节，气候变化无常，若食笋消耗体内之气，则容易导致免疫力下降，引发疾病。临床上多见由于食笋而引起咳嗽，甚至导致咯血、哮喘等病的复发。

2. 鸡

鸡是日常荤食，也是常用补身食品。但是鸡能动风助肝火，在清明时节宜慎用。春季正值阳气上升时节，对于肝阳旺盛的人群，此时食鸡就易动风助肝火，引起肝木偏亢，容易导致迁延性、慢性肝炎及高血压等病的复发。

3. 海鲜

虾、蟹、贝等海鲜食品也应忌用。这些食物具有腥膻的味道，可以升发人体肝气，引动内风，助生丹毒，容易引发手足心热、头晕目眩、皮肤疮疡溃破等，严重的情况下甚至还会引动体内肝风，产生中风、惊厥等重症。

（二）宜食柔肝养肺食物

由于此时容易引发肝阳过亢、肝病及肺导致肺系疾病，因此，可以食用一些柔肝养肺食物。这样可以帮助人体肝气升发处于适度的状态，也能养肺脏以抗外邪。

1. 荠菜

现代药理实验证明，荠菜具有多种药理功效，如良好的降血压、止血、预防麻疹、明目、降血脂、降血糖、抗菌、抗病毒、防冻伤、防癌、防心血管疾病等作用。

荠菜粳米粥

【主要原料】荠菜200克，白粳米50克。

【制作方法】将荠菜切成小碎片，同粳米一同放入锅中，加入适量水，大火煮开，小火煮粥。

【功效主治】平肝、通肺、下气消痰。可用于肝火上炎、寒饮阻遏肺胃而引起的头晕目眩、咳逆上气、胸膈满闷、痰涎壅盛等。

关于荠菜的食用也有要注意的。①荠菜不宜久烧久煮。烧煮时间过长会破坏荠菜的营养成分，这会影响荠菜的疗养功效。②便溏者慎食。荠菜可以下气、宽肠通便，所以脾虚、便溏者慎食用。③体质虚寒者忌食。荠菜性凉，体质偏寒的人群不宜食用。

2. 菠菜

阿拉伯人把富含维生素的菠菜称为“蔬中之王”。中医认为，菠菜尤其适宜老年人或久病体虚便秘者或肝阳不敛者食用。

菠菜具有“营养模范生”之美称，菠菜中维生素含量尤其高，现代医学认为菠菜具有很好的通肠、补血、止血、凝血、促进生长发育、增强免疫力、促进机体新陈代谢、延缓衰老、洁皮肤、补血、凝血等功能，能用于鼻出血、肠出血的辅助治疗。

姜丝凉拌菠菜

【主要原料】菠菜250克，生姜25克，精盐2克，香油5克，酱油5克，花椒油2克，味精、醋适量。

【制作方法】将菠菜洗净，并切成7厘米的长段备用。将生姜去皮，切为细丝。在锅内加适量清水，大火烧沸，将菠菜段加入其中略焯，再捞出沥净水，可以轻轻挤一下，装在盘内散开晾凉。最后将生姜丝及调料一同加入凉菠菜中，拌匀入味即成。（视频58）

视频58

【功效主治】滋阴平肝、养血通便。可用于头痛目眩、风火赤眼、衄血、便血、老年性便秘、习惯性便秘、高血压。

3. 淡菜

淡菜，又名厚壳贻贝、翡翠贻贝等，是贻贝的肉。《随息居饮食谱》中称它补肾，益血填精，治遗、带、崩、淋、阳痿阴冷、消渴、瘿瘤。

现代研究表明，淡菜营养十分丰富，被誉为“海中鸡蛋”。值得一提的是，淡菜中人体必需氨基酸含量大大高于鸡蛋及鸡、鸭、鱼、虾等肉类中的含量，所含有的脂肪中还有人体所必需的脂肪酸，它不饱和脂肪酸的含量相对较高，而饱和脂肪酸的含量，较猪肉、牛肉、羊肉和牛奶等食品低。其药理作用表现在对心律失常及对血压泌尿的调节作用，收缩平滑肌、延缓衰老、抗动脉粥样硬化、抗凝、改善微循环、溶菌作用等。

下面介绍一款药膳调理汤。

淡菜补肾平肝汤

【主要原料】淡菜、荠菜各30克。

【制作方法】将淡菜、荠菜洗净，放入锅中，在锅内加适量清水，大火烧沸，中火煮汤，待熟即成。（视频59）

视频59

【功效主治】补肝肾、益精血、平肝。可用于高血压、眩晕、耳鸣、盗汗、虚劳羸瘦、带下、腰痛、动脉硬化。

二、起居谨记避湿气

“清明时节雨纷纷。”在每年清明节前后雨水都较多，潮湿的天气是不可避免的。不仅过于干燥的空气会对人体有害，而过于潮湿的空气也会让人体内部脏腑、外部皮肉关节都出现不适反应。因此，在清明时节由于湿气非常重，需要谨慎提防湿气致病。

那么，为了提防湿气致病，有哪些注意事项与防护措施呢?

① 要注意腹部保暖，也要少吃生冷寒凉的食物，以免伤及脾胃。可以适当温补，多吃健脾胃、祛湿气的食物，这样可以让湿气随大小便向外排出。

② 阴雨天或空气湿度大时，在不影响通风的情况下，尽量不要常开窗。可以运用空调、抽湿设备等进行抽风和抽湿。

③ 不要长久居住在潮湿之地，例如部分楼房的一楼，常年缺少光照，寒湿之气均重。也尽量不要到外面潮湿的地方劳作。如果不可避免在潮湿之地劳作了，回去后要及时食用花椒等温散食品，以排出湿气。

④ 即使衣服难干也不要勉强自身穿不干的衣服。尤其是在南方阴雨天，衣服虽然已经阴干了，但仍然很潮。这类衣服不要立即穿上身，可以用空调、吹风机、烘干机等设备处理一下。

⑤ 阳光正好时，要多出外晒晒太阳，并保持适当的运动。

三、点按穴位疏肝健脾

在清明时节，由于容易引发肝阳上亢、肝气不舒、脾虚湿困等疾病，因此，在养生保健时可以注意揉按疏肝、健脾祛湿的穴位，以预防疾病，帮助人体阳气正常升发。

（一）疏肝柔肝穴位

1. 太冲

太冲穴定位、取穴、主治见于前文（视频7）。

2. 魂门

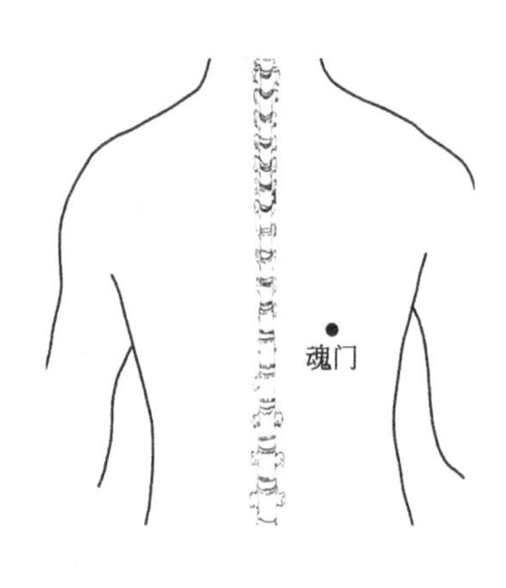

魂门穴（视频25），魂，是肝之神，阳热风气也；门，指出入的门户也。肝脏的阳热风气由此穴外输膀胱经，故此穴名为魂门穴。属于足太阳膀胱经。

【定位】位于人体的背部，第9胸椎棘突下，旁开3寸。

【取穴】采取俯卧位或俯伏坐位，先找到背部取穴标志，两肩胛骨下缘连线中点——第7胸椎，再向下数至第9胸椎，根据骨度分寸法，脊柱向外四指（除大拇指外的四指）的宽度即为3寸，此处即是魂门穴。

【功能】疏肝理气、降逆和胃。

【主治】胸胁胀痛、背痛、呕吐、泄泻。

（二）健脾祛湿穴位

1. 承山

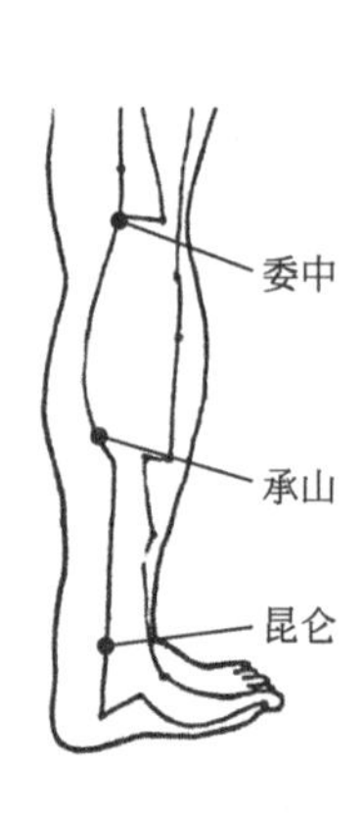

承山穴（视频26），又名鱼肠、肠山、鱼腹山等。承，承受、承托；山，土石之大堆。随膀胱经经水下行的脾土微粒在此穴固化，故名承山穴。属于足太阳膀胱经。

【定位】位于人体的小腿后面正中，委中与昆仑穴之间。

【取穴】采取俯卧位，当伸直小腿或者足跟上提时，在腓肠肌肌腹下出现的尖角凹陷处即是。

【功能】运化水湿、固化脾土。

【主治】困乏、大便黏腻不爽、便秘、脱肛、痔疮、腰背痛、小腿肚抽筋（腓肠肌痉挛）、脚部劳累、膝盖劳累。

2. 大椎

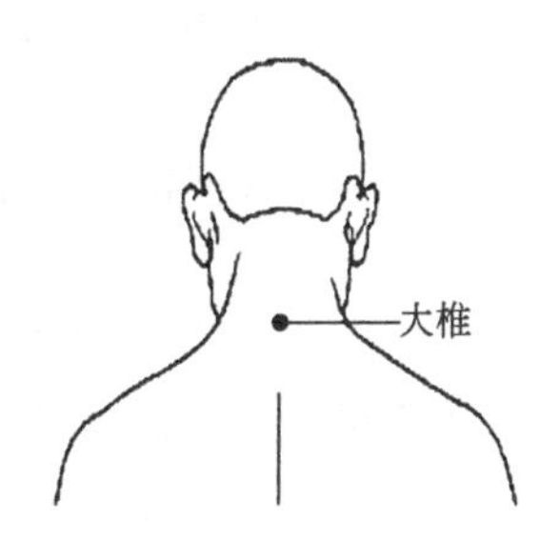

大椎，又名百劳穴（视频27）。大，指多；椎，锤击之器的意思。手足三阳的阳热之气由此穴汇入督脉、与督脉的阳气上行头颈。因此，该穴内的阳气充足满盛犹如椎般坚实，故名大椎。

【定位】位于第7颈椎棘突下凹陷中。

【取穴】正坐低头，该穴位于颈部下端第7颈椎棘突下凹陷处。（如果突起骨不太明显，活动一下颈部，不动的骨节为第1胸椎，大约与肩平齐，其上则为第7颈椎。）

【功能】益气壮阳、祛风寒湿。

【主治】外感风、湿，热病，黄疸，风疹，疟疾，咳嗽，喘逆，中暑，霍乱，呕吐，骨蒸潮热，角弓反张，小儿惊风，癫狂痫证，项强，肩背痛，腰脊强，五劳虚损，乏力。

四、平心静气忌郁怒

怒伤肝，郁怒的情绪会影响肝气升发。所以在清明时节，要学会平心静气，少郁闷、少发怒，以免影响肝的生理功能、引发高血压等疾病复发。

如何平心静气、少郁怒？首先要胸怀大度，学会让步。学会从自我发现问题，不要把责任全往别人身上推。也要学会遇事宽容，对于琐事，不要花大量时间去争论和纠缠，更没有必要事事争强好胜。要让自己保持在良好的修养和宽大的胸怀的状态中。其次，也要认识到自己的优点。能够同时看到自己的优点和缺点，才能以一种平和的心态去对待工作和生活。

《黄帝内经》中有记载："嗜欲无穷，而忧患不止……营泣卫除。"这句话就表明了欲望太多，从而产生太多忧虑、焦躁和不安情绪，这些情绪无止息则会一直影响身体健康。情绪不宁将会使营血不足、卫气迟滞，从而出现气血两亏的疾病。

总之，人们要保持情绪舒畅，不然，免疫力低、精神性疾病、心脑血管疾病、胃病等都会随之而来。所以要学会调节情绪，戒怒、戒躁、戒郁闷。保持心境平和、豁达乐观，则气血畅达，不易生病。

五、伸筋拔骨疏肝胆

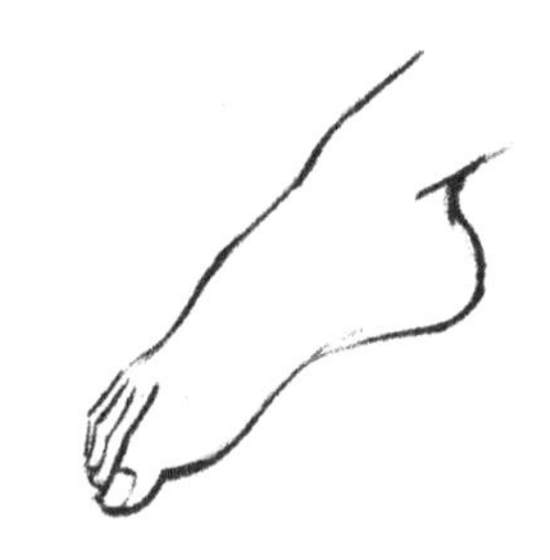

（一）抻足背疏肝胆调脾胃

抻足背可以运动到肝胆脾胃经络，具有疏泄肝胆、调养脾胃的作用（视频28）。

【动作步骤】靠坐在床上，双脚绷直用力向下伸展、抻脚背，尽力绷直脚面，十指下压，尤其大脚趾要特别用力。然后上下晃动、放松一下。再重复上述动作15 ~ 20次。

（二）伸筋拔骨疏肝胆经

伸筋拔骨只有两个动作，做动作时速度要慢，动作要做到位，可以每次30遍。速度可以先慢后快，避免动作过急、过猛拉伤身体（视频29）。

动作1：【动作步骤】双脚与肩同宽，站直，双手抬起平举于身体两侧，将两侧手掌往上翻，手掌朝向身体外侧，手指挺直，前臂内侧有拉伸感。平心静气，感觉意念从手往外无限延伸。

【要领】全身放松、沉肩坠肘、不要耸肩、呼吸自然，延伸意念不能松懈。

【作用】疏通手三阴和肝胆经络。有助肝胆与心肺系统的生理功能。

动作2：【动作步骤】双脚与肩同宽，站直，双手从侧面向上抬，两手臂置于两耳侧，双肘伸直，指尖相对，手掌托天，眼睛往上看天空。感觉意念往上延伸，似乎手掌触碰到天空。

【要领】全身放松、肩膀放松、不要耸肩、呼吸自然，延伸意念不能松懈。

【作用】疏通手三阴和肝胆经络。能够打开和拉伸胸腔、上背和肋骨关节，拉开肩、肘、腕和手指各关节。有效帮助缓解肝胆系统、心肺系统疾患及颈肩部疼痛，并有助睡眠。

六、过敏高血压尽早防

（一）过敏症防治

清明节百花争艳，空中飘浮着各种花粉，过敏体质的人吸入粉尘容易诱发过敏性疾病。表现为皮肤过敏、鼻子过敏或哮喘。那么患了过敏性疾病该如何调养呢？

1. 煎茶饮

【主要原料】银柴胡10克，乌梅10克，五味子10克，防风10克，生甘草10克。

【制作方法】将银柴胡、乌梅、五味子、防风、生甘草洗净，用适量水煎煮30分钟。代茶饮即可。（视频69）

视频69

【功效主治】疏肝、敛阴、散风、止痒。适用于预防和治疗皮肤瘙痒、鼻子瘙痒、哮喘等过敏症。

2. 穴位按摩

（1）哮喘

血海

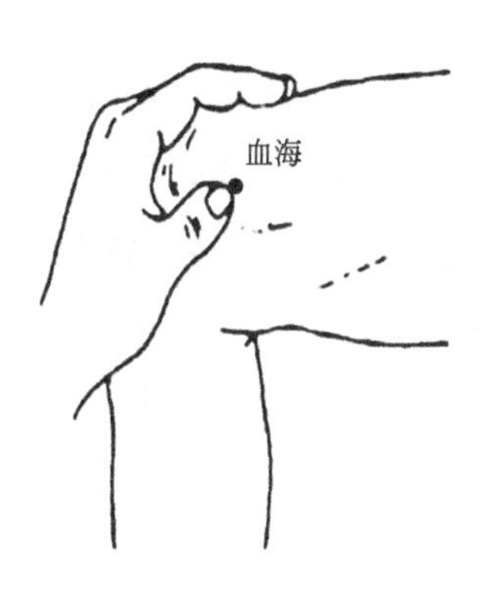

【定位】位于屈膝位的髌骨上角上2寸。

【取穴】正坐屈膝位，位于髌骨上角上2寸，股内侧肌隆起处。

【功能】定喘、止痛、止麻、抗过敏、增加机体抵抗力。

【主治】急性荨麻疹、风疹、湿疹、支气管哮喘、皮肤瘙痒、牛皮癣、神经性皮炎、泌尿系感染、慢性肾炎、月经不调、痛经、闭经、功能性子宫出血。

（2）鼻炎

① 迎香

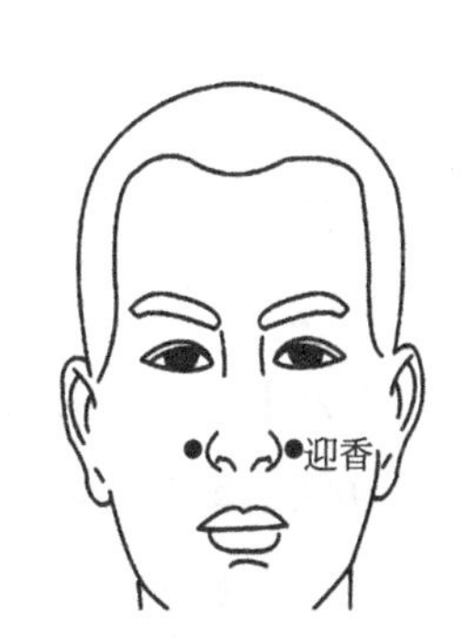

【定位】在上唇方肌中，深部为梨状孔的边缘。

【取穴】正坐位或仰卧位，在鼻翼外缘中点旁开，当鼻唇沟中。

【功能】疏散风热、通利鼻窍。

【主治】鼻寒、多涕、鼻衄、鼻息肉、目赤肿痛、面痛、唇肿、面部如蚁走感、口眼㖞斜、丹毒、荨麻疹、急慢性鼻炎、鼻窦炎、鼻出血、面痒、面肿、面神经麻痹、胆道蛔虫病、便秘等。

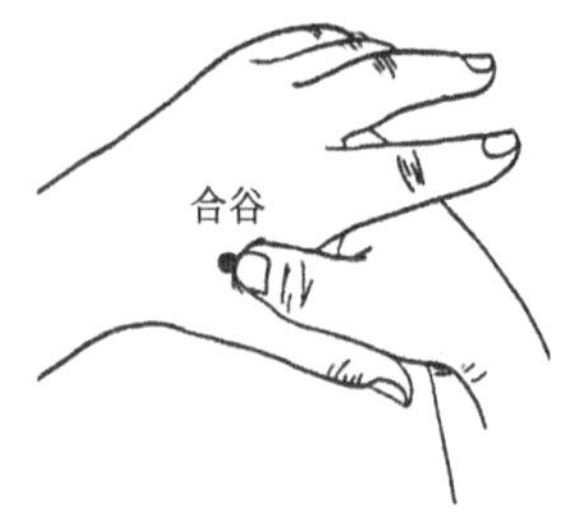

② 合谷

【定位】位于第1、第2掌骨之间，在第2掌骨桡侧之中点处。

【取穴】正坐位或仰卧位，一手拇指、食指两指张开，另一只手的拇指关节横纹放在拇指、食指两指间虎口上，虎口与第1、第2掌骨结合部连线的中点处即是。

【功能】镇静止痛、通经活经、清热解表。

【主治】鼻衄、鼻渊、目赤肿痛、咽喉肿痛、齿痛面肿、发热、咳嗽、无汗或多汗、头痛、眩晕、耳聋、失音、牙关紧闭、口眼㖞斜、痄腮、呕吐、脘腹疼痛、便秘、痢疾等。

③ 鼻通

【定位】位于鼻孔两侧，鼻唇沟上。

【取穴】正坐位或仰卧位，位于面部，在鼻翼软骨与鼻甲的交界处，鼻唇沟上端尽处。

【功能】宣通鼻窍。

【主治】单纯性鼻炎、鼻旁窦炎、过敏性鼻炎、肥大性鼻炎、萎缩性鼻炎、嗅觉功能障碍、鼻衄、鼻息肉、慢性结膜炎、暴发火眼、感冒、头痛、鼻塞、迎风流泪、泪囊炎、口眼㖞斜、头面疔疮。

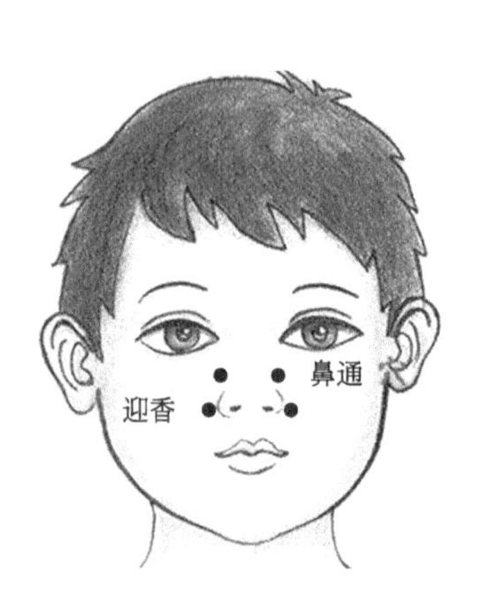

（3）皮肤过敏

皮肤过敏包括荨麻疹、湿疹、过敏性皮炎等。可按摩曲池、血海、三阴交、肺俞、中脘、神阙等穴位。

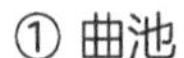

① 曲池

【定位】屈肘，于尺泽与肱骨外上髁连线的中点处。

【取穴】屈肘成直角，当肘弯横纹尽头处。

【功能】清热解表、散风止痒、疏经通络、消肿止痛、调和气血。

【主治】湿疹、丹毒、疥疮、瘾疹、皮肤干燥、瘰疬、瘿气、肘臂挛急或弛缓、肘中痛难屈伸、手臂红肿、半身不遂、肩痛、臂细无力、腰背痛、腹痛、头痛、眩晕、耳鸣、耳前疼痛、目赤痛、吐泻、便秘、痢疾、肠痛。

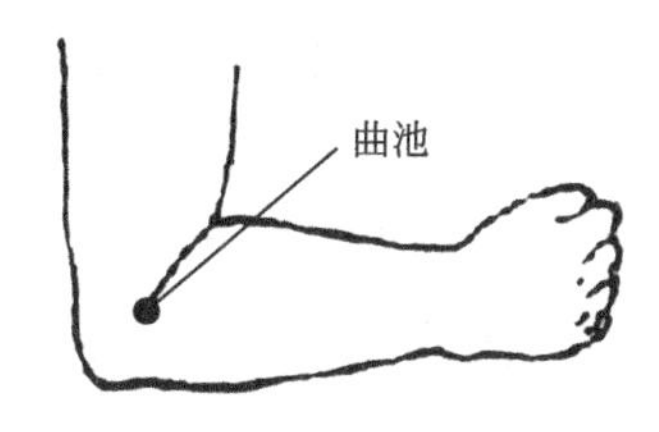

② 三阴交

【定位】在小腿内侧，当足内踝尖上3寸，胫骨内侧缘后方。

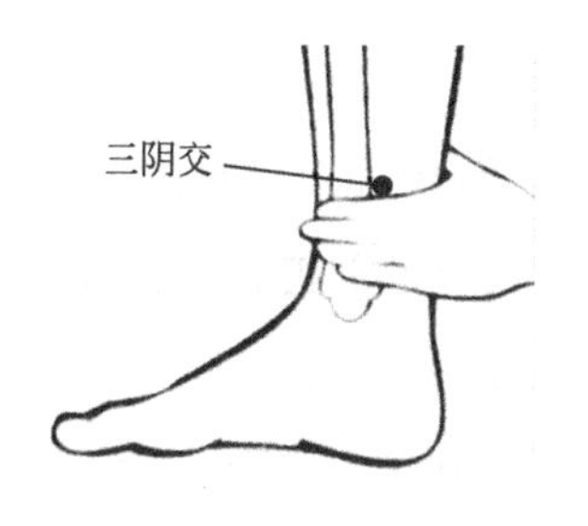

【取穴】胫骨内侧面后缘，内踝尖直上4横指处取穴。

【功能】健脾理血、益肾平肝。

【主治】湿疹、荨麻疹、神经性皮炎、瘾疹、高血压、神经衰弱、黄疸、肠鸣、泄泻、足痿、胸腹胀满、肠胃炎。

3. 罐疗

神阙穴闪罐

【操作要领】选用中号玻璃火罐，用闪火法在神阙穴上闪罐操作，以中等吸附力闪30次/分钟。体弱久病者应在闪罐过程中适当留罐，罐口烧烫时更换新罐。闪至皮肤局部潮红充血为度，或以临床症状减轻为度，时间为5 ~ 15分钟。(视频30)

【注意事项】闪罐时勿灼伤皮肤，孕妇忌用，婴幼儿及老弱者慎用。

【适应证】适应于皮肤过敏、哮喘、过敏性鼻炎等过敏性疾病。

4. 食疗

三豆饮

【主要原料】绿豆、黑豆各100粒，黄豆200粒。

【制作方法】将三种豆类倒入锅内加水500毫升，煮烂熟后食用。

【功效主治】健脾补肾、清热解毒、平肝潜阳。适应于各种过敏性疾病。

春天穴位4
视频30～37

（二）高血压防治

清明节除了过敏性疾病多见外，还容易见到肝肾阴虚、肝阳上亢的高血压。如果血压控制不好容易出现中风和半身不遂等后遗症，可见，关注自己的血压波动情况非常重要。高血压有以下四种防治方法。

1. 按摩涌泉穴

涌泉
泉

涌泉穴，从字面意义上理解即泉水涌出之处。涌泉穴属于足少阴肾经，肾为人的一身之根本，而涌泉穴又是肾经的第一个穴位，为补肾的重要穴位之一。按揉涌泉穴可以使肾气充沛，人体阴阳平衡，改善高血压患者肝阳上亢的头痛、头晕状态。（视频31）

【定位】在足底部。位于足前部凹陷处，第2、第3趾趾缝纹头端与足跟连线的前1/3处。

【取穴】在足底，屈足时足心最凹陷中。

【方法】拇指点按，顺时针30次，逆时针30次。

【功能】滋补肝肾、平肝潜阳。

【主治】头痛、头晕，对于伴见腰背酸痛、手足冰冷、畏寒怕风、神疲乏力、进食冷食则腹泻的患者而言，涌泉穴是不错的选择。

2. 搓揉耳背降压沟

耳背上有一条沟叫降压沟，它对应人体的脊背。揉耳背能有效地打通人体气血，每天搓揉耳背处50 ～ 100次，可以有效地稳定血压。（视频32）

3. 摩擦颈两侧

用左手掌上的大鱼际擦抹右颈部胸锁乳突肌，然后再用右手掌擦抹左颈，一次为一拍，共需做32拍。此法的妙处在于能解除胸锁乳突肌的痉挛，并能起到降低血压的作用。（视频33）

4. 降压茶饮

三草降压汤

【主要原料】夏枯草10克、益母草10克、生甘草10克。

【制作方法】将三种草倒入锅内加水，以水300毫升煮沸腾，代茶饮，每日一剂。

【功能】清肝、降压、解毒。

【主治】肝阳上亢之高血压。

第六节

谷雨时节养生

谷雨，是二十四节气中第六个节气，也是在春季的最后一个节气。谷雨，顾名思义也就是播谷降雨的意思。谷雨前后，天气较暖，降雨量增加，有利于春天农作物的播种及生长，即谷物因雨水滋润而生长。这时田中的秧苗初插、作物新种，最需要雨水滋润，所以说“春雨贵如油”。古时人们极为重视谷雨节气，民间有“走谷雨”“品谷雨茶”“赏牡丹花”等习俗。

谷雨湿热渐长，养生贵在清热利湿、疏肝解郁。古人将谷雨分为三候：“一候萍始生，二候鸣鸠拂其羽，三候戴胜降于桑。”是说谷雨后降雨量增多，浮萍开始生长，接着布谷鸟便开始提醒人们播种了，然后是桑树上开始见到戴胜鸟。常言道：“清明断雪，谷雨断霜。”谷雨节气的到来意味着寒潮天气基本结束，此时不仅温度逐渐升高，又因雨水增多而致空气中的湿气渐长。此时南方气温升高较快，除了华南北部和西部部分地区外，南方一般4月下旬平均气温已达20摄氏度至22摄氏度，人们开始有炎热之感，但早晚温差仍大，所以此时容易得风热感冒，又因伴随着降雨的增多，风、寒、湿相兼而常有痹证。另一方面，由于穿衣不适应（“春捂”过度），饮食不合理，工作节奏紧张，生活缺乏规律和精神压力过大等原因，易生春季郁火，再加上春季肝失疏泄，便容易导致春季抑郁。故此时养生贵在清热利湿、疏肝解郁。

一、食宜调肝脾避寒凉

饮食需调肝和脾，同时切记避寒凉。谷雨之时，气温升高，再加上降雨，空气湿闷，不仅容易影响到人的情绪，还容易让人脾胃不振。情绪抑郁容易导致肝气升发不畅，从而使肝失疏泄；春季脾胃本就易虚，再加上脾胃不振，饮食失常，更易使脾胃虚弱。另一方面，随着气温的增长，人们为了消热而贪凉饮冷，一旦寒凉的饮食过度，便易使胃肠道局部受到寒冷刺激，导致脾胃虚寒。且谷雨时节除了气温开始回升外，刮风降雨明显增多。此时除了肝气偏旺外，脾气容易受到肝气克制变得虚弱，不能排出体内多余的湿气，同时随着外界刮风、降雨、降温增多，人体容易招致关节痛、肌肉痛等。

因此，谷雨节气应该调整心情，少食助湿食物，并避免风寒湿邪的入侵。宜多吃黄豆、香蕉、柠檬等具有清肝火作用的食物，少吃蛋类、麻薯等高蛋白、高热量的食物，如此一来，不仅有助于通畅气机，使得肝主疏泄的功能正常，还能减轻脾胃的负担，人们的心情自然也就好了。宜多吃的祛湿食品，如丝瓜、茯苓、薏苡仁等，以健脾除湿。

（一）疏散风热、清肝降火的食物

1. 绿茶

绿茶含有的天然营养成分对延缓衰老、防癌、抗癌、杀菌、消炎等具有特殊效果，是其他茶类所不及的。

谷雨时节，气温较冬季比有较大的升高，但就一年总体而言，气温适中，雨量充沛，此时预防风热感冒，最好的办法是饮“谷雨茶”以疏风清热。在古时有“走谷雨”的这一风俗，意即在谷雨这天青年妇女走村访亲朋，也有的到野外走一圈再回来，寓意着与自然相融合，强身健体。传说谷雨这天的茶喝了会清火、辟邪、明目等，所以南方有在谷雨时节摘茶的习俗。在谷雨这天不管是什么天气，人们都会去茶山上采摘一些新茶回来喝，以祈求身体健康。比如银花茶、金莲花茶、绿茶等都能帮助疏散风热、防治风热感冒。

疏风清热茶

【主要原料】金银花5克，金莲花5克，绿茶适量。

【制作方法】1杯开水浸泡上药20分钟后饮用。

【功效主治】疏散风热。

【适应证】预防风热感冒、咽痛。

2. 粳米

粳米煮粥以养生延年，在我国已有2000余年的历史，粳米粥最上一层粥油能够补液填精，对滋养人体的阴液和肾精大有裨益，最适宜患者、产妇和老年人。粳米能补中益气、健脾和胃、养阴清热生津、除烦渴、止泻痢等，既可用于脾胃虚弱、烦渴、病后体弱等，又可预防流感。

现代研究表明，粳米能提高人体免疫功能，促进血液循环，从而降低高血压的患病率，预防糖尿病、老年斑和便秘等疾病。

牛蒡薄荷粳米粥

【主要原料】牛蒡子15克，薄荷15克，粳米200克。

【制作方法】将薄荷与牛蒡子用纱布包起来，与粳米一同入锅中，加水500毫升，小火煮。待粥熟时，去掉布包即可。

【功效主治】牛蒡子味辛苦而性凉，有疏散风热、解毒利咽的功效。薄荷辛、凉，入肺经、肝经，可疏散风热，利咽透疹，疏肝行气清利头目。可预防风热感冒、咽痛，可以长期服用。特别是对外感风热所致的咽喉红肿疼痛疗效较佳。

（二）健脾除湿食物

丝瓜

丝瓜其味甘，能补益脾胃，其性凉，能清除湿热；且丝瓜络又能祛湿化痰、舒筋和血，丝瓜皮又能利水渗湿。因此在谷雨节气，丝瓜可针对天气的湿热渐长，人体的脾胃虚弱，起到良好的调理、治疗作用。

健脾祛湿通络猪骨汤

【主要原料】薏苡仁、丝瓜、土茯苓、猪脊骨、姜片、盐各适量。

【制作方法】薏苡仁洗净后清水浸泡一个小时，再将土茯苓洗净；将丝瓜洗净，刮去硬棱，滚刀切块；将猪脊骨洗净，切块，用凉水汆水后捞起备用；大锅烧开水后放入薏苡仁、猪脊骨、土茯苓和姜片，煮沸后转文火煲一个半小时，然后下丝瓜接着煲10分钟即可下盐调味，出锅食用（视频71）。

【功效主治】健脾祛湿、舒筋活络。可辅助治疗坐骨神经痛等关节疼痛。

另外，需慎用螃蟹等寒凉食物。

二、起居慎避风寒湿

视频71

谷雨早晚温差大，严防感冒与风寒湿侵袭。谷雨节气后温度渐长，自然界阴随阳长，因而降雨也渐渐增多，空气中的湿度亦逐渐加大。所以此时的养生调摄一定不可脱离自然环境变化轨迹，通过人体内部的调节使人体内的生理变化与外界自然环境的变化相适应，以保持正常的生理功能。

谷雨节气湿热渐长，肝气易郁，是肋间神经痛、三叉神经痛、坐骨神经痛等的发病期。这里提醒朋友们一旦发病不要紧张，可根据不同的病因，对症治疗。

中医将肋间神经痛称为“胁痛”。从病因病机的角度上讲，肝位于胁部，其经脉所过，布于两胁，故肝脏受病，往往会出现两胁疼痛的症状。且肝为风木之脏，性喜调达而恶抑郁。若情志郁结，肝失疏泄，则会使络脉受阻，经气运行不畅，从而发为胁痛。另一方面，若肝气郁结日久，因气机郁滞而使血行不畅，从而导致血瘀胁痛；或因跌扑闪挫，引起络脉停瘀，也可导致血瘀胁痛，这些病因归根结底都与肝气不舒有关。因此，此类胁痛的治疗原则均离不开疏肝行气、活血通络，可以服用疏肝止痛丸治疗。

三叉神经痛对感受风寒者，要以疏通气血散寒为主，可以用桂枝10克、细辛3克冲水服用；另有肝气郁结，郁而化火，食滞生热，肝胃之火上冲面部，以及因素体阴虚和房劳伤精，致使阴虚火旺而导致本病的发生。因其病因复杂多样，所以在施治的过程中要究其病因辨证施治。肝火犯胃者，要以泻肝胃之火为主，用丹栀逍遥散；阴虚火旺者，要以滋阴降火之法为主，服用知柏地黄丸。选择正确的治疗方法对该病有较好的治疗效果。

坐骨神经痛属于中医学“痹证”的范畴，痹有闭阻不通的含义。《素问·痹论》中有“风寒湿三气杂至，合而为痹也”的论述，表明痹证的病因为风、寒、湿邪侵袭经络，使气血痹阻不畅而致病。根据临床症状不同，可分为三种类型：感受风邪为主，疼痛表现为游走性者，称为行痹；感受寒邪为主，疼痛表现剧烈者，称为痛痹；感受湿邪为主，表现为酸楚、麻木、困重者，称为着痹。患上坐骨神经痛的患者，都应根据上述三型来辨证施治，根据病因的不同，施以祛风、散寒、化湿之法，使气血疏通、营卫调和，从而达到治疗痹病的目的。目前市场上的独活寄生汤、尪痹颗粒和壮腰健肾丸可以适当选用。

谷雨节气由于天气转温，人们的室外活动亦有所增加，但是此时早晚温差仍大，且湿气渐长，早起晨练不仅容易感受风寒，而且容易招致湿气的侵袭，夜晚亦如此。所以谷雨节气，不建议过早起床晨练。另一方面，谷雨节气之时，北方地区的桃花、杏花等渐次开放；杨絮、柳絮亦是四处飞扬，过敏体质的朋友应注意防止过敏性鼻炎、过敏性哮喘等过敏性疾病。特别要注意避免与过敏源接触，因此，建议大家出行之时要戴上口罩。过敏体质的朋友在饮食上要减少高蛋白质和高热量食物的摄入，一旦出现了过敏反应，务必及时就医。

三、点穴按摩调肝脾

谷雨节气湿热之气渐生渐长，湿易困脾，导致脾虚，又因肝气易郁，所以此时易造成人体肝郁脾虚之证。而肝主筋，脾主肉和四肢，因此，谷雨节气之时，人体容易患上关节痛、肌肉痛等风寒湿痹。由此可以看出谷雨节气养生的关键就是在人体的肝经和脾经的整条经络上进行揉、拔、推拿和刮痧，并在重点穴位行间、太冲、阴陵泉、地机等处进行拔罐和艾灸。当阻滞的经络被打通，气血顺畅疏泄通达，就会达到祛除痹痛、预防感冒、调和肝脾的目的。

（一）揉拔推拿脾经与肝经

1. 足太阴脾经

足太阴脾经是人体十二经脉之一。简称脾经。与足阳明胃经相表里。（视频34）

【主治】脾胃病，妇科病，前阴病及经脉循行部位的胃脘痛、食则呕、嗳气、腹

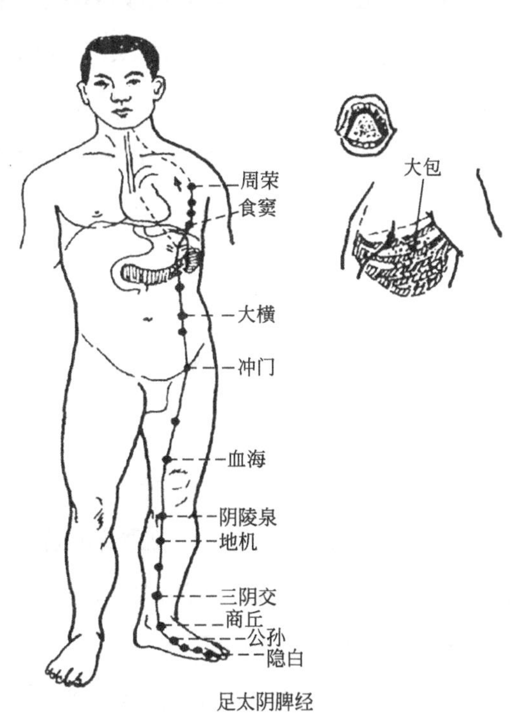

足太阴脾经

胀、便溏、黄疸、身重无力、舌根强痛、下肢内侧肿胀、厥冷、足大趾运动障碍等。

【循行路线】足太阴脾经起于足大趾内侧端（隐白穴），沿内侧赤白肉际，上行过内踝的前缘，上行腿肚，交出足厥阴肝经之前，上行沿大腿内侧前缘，进入腹部，属脾络胃，向上穿过膈肌，沿食道两旁，连舌本，散舌下。本经脉分支从胃别出，上行通过膈肌，注入心中，交于手少阴心经。

2. 足厥阴肝经

足厥阴肝经主治及循行路线见于前文。（视频3）

【推拿方法】沿着脾经和肝经循行方向拿捏肌肉各10次，以调补肝、脾，畅通经络。

（二）重点穴位详解

1. 推揉太冲穴至行间穴

行间穴与太冲穴均为足厥阴肝经上的重要穴位，行间穴为肝经荥穴。行，行走、流动、离开也。间，二者当中也。行间之名意为肝经的水湿风气由此顺传而上。本穴物质为大敦穴传来的湿重水气，至本穴后吸热并循肝经向上传输，气血物质遵循其应有的道路而行。太冲穴为肝经原穴。太，大也；冲，冲射之状也。太冲之名意为肝经由行间穴传来的水湿风气，至本穴后受热而胀散转化为急风向上冲行。从“太冲穴”向“行间穴”方向推揉，可以把郁结的肝气最大限度地冲出体外。（视频35）

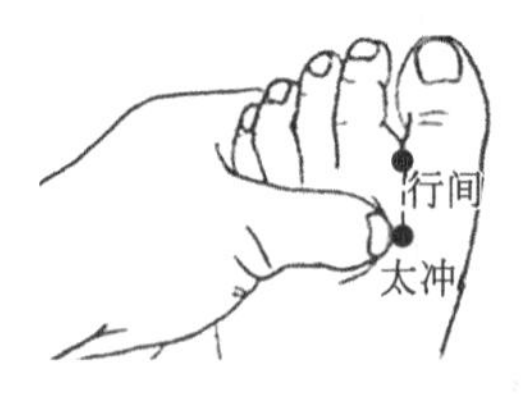

（1）行间

【定位】行间穴，在足背侧，第1、第2趾间，趾蹼缘的后方赤白肉际处。

【取穴】通常采用正坐或是仰卧的姿势，行间穴稍微靠近大踇趾的边缘，位于二趾合缝后的赤白肉分界线的凹陷部位，即为行间穴。

【主治】中风、癫痫、头痛、目眩、目赤肿痛、青盲、口㖞等肝经风热所致疾病；

月经不调、痛经、崩漏带下等妇科病；遗尿、癃闭等泌尿系疾病；疝气；胸胁胀痛。

（2）太冲

太冲穴定位、取穴、主治见于前文。

【推拿方法】用拇指从行间推向太冲10次，从太冲推向行间10次，疏肝补肝。

2. 阴陵泉

阴陵泉为脾经合穴。阴，水也。陵，土丘也。泉，水泉穴也。该穴名意指脾经地部流行的经水及脾土物质混合物在本穴聚合堆积。（视频36）

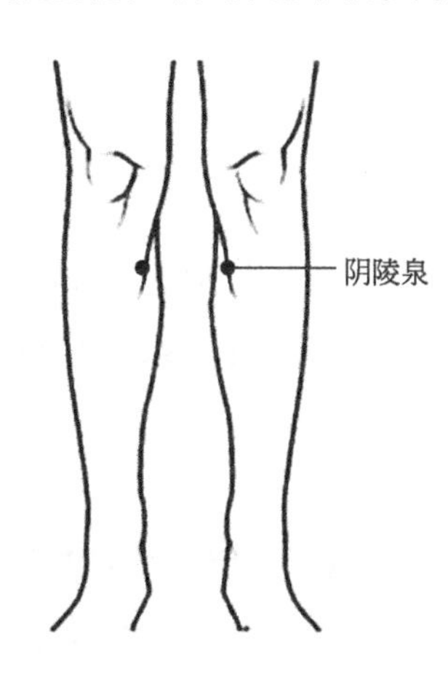

【定位】位于小腿内侧，胫骨内侧下缘与胫骨内侧缘之间的凹陷中，在胫骨后缘与腓肠肌之间，比目鱼肌起点上。

【取穴】用手摸到小腿内侧凸起的胫骨，顶端最高的凸起就是胫骨内侧髁，然后往下按压会按到一个凹陷之处，即为阴陵泉。

【主治】腹胀、腹泻、水肿、黄疸；小便不利、遗尿、尿失禁；阴部痛、痛经、遗精；膝痛。

【推拿方法】一手拇指点穴后按压10次。顺时针、逆时针各揉10次。

四、抒发情绪远压抑

精神调摄保持心情开朗，避免压抑情绪。肝脏既是调节人体气机的重要脏器，又是调畅人们情绪的重要脏器。现代研究表明，情绪与肝脏疾病密切相关。当人情绪低落时，人体的免疫力就会下降，人体易被病邪侵袭。而暴怒、抑郁等情绪也会使人处于一种不平静的失常状态，这种状态会使肾上腺素异常分泌，损害肝脏，从而诱发肝脏疾病或使原有的肝脏疾病加重，甚至会迅速恶化。另一方面，在肝脏疾病的恢复阶段，如果情绪失常，亦能令肠道蠕动加快，致使腹泻发生，从而令肠道内的口服药物不能很好地被吸收。情绪抑郁也会使血流瘀滞，导致肝细胞的再生及肝脏的代偿能力受到影响。谷雨节气易生春季郁火，易生肝郁，因此，人要保持良好的心情，尽量不要生气。若遇到令人生气恼火的事情，也要尽量去调节，努力去保持一颗平常心，避免过强的情绪刺激，避免压抑状态的产生。

五、适当运动宣阳气

谷雨时节适当运动宣发阳气，如此以预防痹证与感冒。为宣发阳气，并且避免受风寒引发痹证与感冒，此时户外运动应该注意以下几点。

1. 运动宜柔和适量

谷雨节气运动要适当，尽量选择动作柔和的锻炼方式，比如太极拳、八段锦、瑜伽等；避免参加带有竞赛性的活动，比如赛跑、足球等，以免情绪激动；避免做负重性活动，比如搬运货物，负重跑步等，以免引起岔气、屏气等会导致血压升高的情况。建议多去空气清新的场所，比如公园、广场、树林等地方进行散步、慢走、做操、练拳等活动。坚持加强体育锻炼，提高身体的新陈代谢，增加出汗量，运用物理方法排除体内的湿热或寒湿之气，以与外界达到平衡，预防痹证的发生。

2. 忌受风寒

谷雨节气早晚温差大，晨暮之时，外界仍显寒冷，因此一定要切忌涉风受寒，但宜多参加慢跑、跳绳、踢毽子等有氧运动，还可以打太极、练瑜伽、散步，多做舒缓运动；另外，切忌暴汗与大汗以防身体内的水分流失；此外，还可以多听音乐、品茶、看书看报等，保持心情舒畅；最后，要保证充足的睡眠，保持充沛的体力。总之，注意调养情志，合理饮食，加强锻炼，就会减少疾病的发生，愉快地度过春末，迎来夏初。

3. 运动方式的选择

（1）散步　散步是一种非常有益于健康的运动方式，既能游览春季美景，又能锻炼身体，一举两得。而且每天在街头巷尾、广场操场、公园湖畔等地走走看看，不仅能够放空身心，又能消除身体上的疲劳感，还可以促进身体内的血液循环和肠胃消化。

（2）慢跑　与散步同理，慢跑也是春季的一项绝佳运动。慢跑不仅可以改善心肺功能、提高身体代谢能力和机体免疫力，还能降低血脂，延缓衰老等。春季气候宜人，正是进行慢跑的最佳季节，但要注意在跑前做好准备活动，适量而行。又因谷雨节气早晚温差大的情况，跑步最好在上午10点以后，或下午6点以前进行。

（3）骑单车　骑单车需要几乎全身的协调，且需要一定的体力，既全方位地运动，又不会过度疲劳，亦是谷雨节气极佳的运动方式。而且当人们骑着单车，穿行在青葱草丛、依依杨柳的道路上时，心情自然就会畅快无比，顿时感觉这不仅是一种健身运动，更是一种放松心灵的旅途。另一方面，人的手、脚上面也有许多穴位，当紧握车把与用力蹬单车时，实际上已经不知不觉地按摩了身体的穴位。而且骑单车不仅能够借腿部运动使血液循环加速，同时也能强化微血管组织。

（4）登山　登山是一项极佳的有氧运动，山中的空气异常新鲜，对改善肺通气量、增加肺活量、提高肺的功能很有益处，同时还能增强心脏的收缩能力。山间道路坎坷不平，有益于改善人体的平衡功能，增强四肢的协调能力，尤其是行走在没有经过人为修饰的非台阶路段，可使人体肌纤维增粗，肌肉发达，增强肢体灵活度，从而有效避免痹证的发生。

六、早防早治远离痹证抑郁与感冒

中医认为，春季肝气主令，肝主疏泄，调节情志，应春季而变。如果肝气抑郁，会导致春季情绪低落、春季抑郁。因此，谷雨节气调节情志舒畅至关重要，可以听一些疏肝轻音乐，如《胡笳十八拍》等。疏肝音乐以角调为基础，风格悠扬，生机勃勃，旋律生机盎然，曲调亲切爽朗，舒畅调达，具有“木”之特性。

角音入肝，对肝的作用比较明显。另外，患者应加强个体调摄，起居作息规律化，平时注意保暖、防寒、防潮，避免风寒湿之邪侵入人体，引起感冒与痹证。尤其要注意勿汗出当风，应房事有节、饮食有常、劳逸结合，适当运动后不可乘身热汗出去洗浴。再者，痹证的关键是风寒湿导致的经络不通，不通则痛，因此积极参加各种体育运动，疏通经络，可减少痹证发生。如用按摩锤或一只手掌沿着上下肢内外侧由上至下拍打上肢和下肢内外侧各30分钟，每日进行1 ~ 2次，有不错的疏通经络作用。（视频37）

第二篇　夏季篇

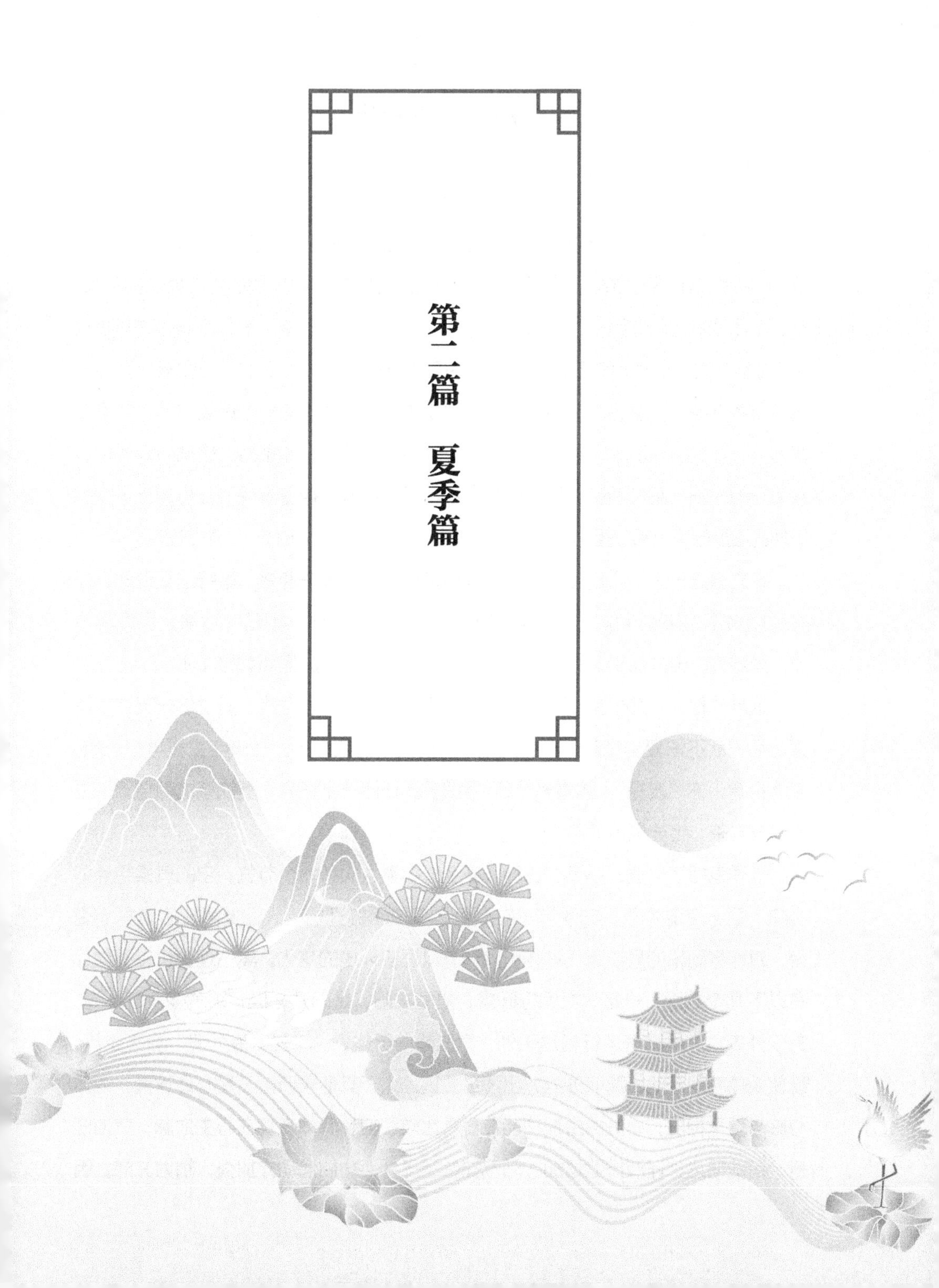

第一节
立夏时节养生

每年公历的5月5日或6日为“立夏”，这是二十四节气之第七个节气。《历书》云：“斗指东南，维为立夏，万物至此皆长大，故名立夏也。”说的是斗柄指向东南，就是立夏时节，万物到这个时候都会长大，象征着夏天的开始。我国自战国末年确立了“立夏”这个节气后就习惯以立夏作为夏季开始的日子。人们也习惯把立夏当作气温显著升高，炎暑将临，雷雨增多，植物进入生长旺季的一个重要节气。立夏三候为：“一候蝼蝈鸣；二候蚯蚓出；三候王瓜生。”蝼蝈，即蝼蛄，蝼蛄的鸣叫预示着夏日的来临；阳气渐盛，地下的蚯蚓急忙探出头来，帮着农民们翻松泥土；乡间田埂的王瓜野菜也都争相出土，日日攀爬生长。可见，立夏时节，万物繁茂。

在立夏这一天，古代帝王要率文武百官到京城南郊去迎夏，举行迎夏仪式。还有煮囫囵蛋、孩童斗蛋、南方喝七家粥、北方吃状元饼、朝廷吃冰块、民间喝冷饮、剪野菜、尝鲜保平安等各式各样的习俗。民间还有立夏称体重的习俗。

这种“称人”习俗主要流行于我国南方，起源于三国时代。据说这一天称了体重之后，就不怕夏季炎热，不会消瘦，否则会有病灾缠身。在来年立夏再称一次，若体重增，称“发福”，体重减，谓“消肉”。江西一带还有立夏饮茶的习俗，说是不饮立夏茶，会一夏苦难熬。

夏季包括了立夏、小满、芒种、夏至、小暑、大暑六个节气。它的气候特点即炎热，是一个酷暑蒸人的季节。立夏标志着夏季的开始，人们要顺应春夏季节更替，对即将到来的暑热天气进行自我调节以适应环境的变化。其生理变化主要体现在以下几个方面。一是气血运行旺盛，夏季主阳，是阳升之极，阳气盛、气温高，充于外表，人体阳气运行畅达于外，气血趋向于体表。二是津液外泄，夏季炎热，易使人体腠理开泄，津液外泄，出汗量要远远大于其他季节。三是心通于夏，人体心脏与夏季相应，心脏的生理功能在夏季比较旺盛，具体表现在心主血脉，气血旺盛，运动畅达，汗液排泄增加，阳气充，浮于外，功能活动亦加强，精力充沛。因此，为更好地进行夏季养生，必须把握时令与脏腑的关系，在夏季3个月里做到有目的地补充心脏所消耗的能量，以保护心气。

立夏后由于气温升高和心与夏气相通应的特点，应从饮食、起居、情志等方面进行养生，做到“夜卧早起，无厌于日，使志无怒，使华英成秀，使气得泄”。

一、多食赤苦清心火

立夏过后，自然界的变化是阳气逐渐旺盛、阴气渐次虚弱，表现为气温逐渐攀升，相对人体脏腑来说，是肝气渐弱，心气渐强，心气过强又会制约肺气。中医五行理论把食物颜色和味道分为五类，每一类对应于一个脏腑，如酸、苦、甘、辛、咸五味和青、赤、黄、白、黑五色分别对应肝、心、脾、肺、肾。夏属火，合于心，其味苦，肝之味酸，肺之味辛。此阶段可能会有人出现心情烦躁不安，看什么都不顺眼，不仅心里烦，身体也上火，嘴里起疱，咽喉肿痛，大便也干燥的症状，其原因就是心火过亢，因此，在炎热的夏季要泻心火。

多食赤苦，适增辛酸，及时补液。“苦味”五行属于火，苦能泻火，故苦味食品清心火。苦味食物如苦菊、苦荞麦、苦瓜等，赤色食物如红小豆、红薯等。夏天多吃此类食物可清心降火，养心安神。下面介绍几种“赤苦”食物以及它们在日常生活中的做法，仅供参考。

1. 赤小豆

赤小豆，性平，味甘酸。归心、小肠经。

现代研究认为，赤小豆含有较多的皂角苷，可刺激肠道，因此，它有良好的利尿作用，能解酒、解毒，对心脏病和肾病、水肿有益；赤小豆有较多的膳食纤维，具有良好的润肠通便、降血压、降血脂、调节血糖、解毒抗癌、预防结石、健美减肥的作用；赤小豆是富含叶酸的食物，产妇、乳母多吃红小豆有催乳的功效；赤小豆含有相当多的铁，是很平民化的补血佳品，对脸色苍白的女性尤其有帮助，常吃可使肌肤红润。

这里要提醒大家注意的是，人们日常餐桌上常出现的红豆与这里所讲的赤小豆二者外形不同。赤小豆是细长的，稍扁；红豆比较圆，表面为暗棕红色，个头稍大。赤小豆味甘、酸，有利水消肿、清热退黄、解毒排脓之效，对心脏病和肾脏病患者特别有益；红豆有祛湿作用，经常与大米一起做粥。因此，中医入药多用赤小豆，红豆则只供一般食用。

（1）赤小豆粥

【主要原料】赤小豆30 ~ 50克，粳米50克，白砂糖适量。

【制作方法】先将赤小豆用温水浸泡2 ~ 3小时，捞出放入砂锅内，加水500毫升左右，以武火先将赤小豆煮烂，再放入粳米，改以文火慢慢熬粥，待粥将熟时加入白糖，稍煮片刻即可。每日早、晚温热顿服。

【功效主治】健脾胃、利小便、消水肿、通乳汁。治老年性肥胖、心源性水肿、慢性肾炎水肿、肝硬化腹水、脚气病浮肿、营养不良性水肿、大便稀薄、小便不利以及产后乳汁不通等。

（2）三豆苡仁粥

【主要原料】绿豆、赤小豆、黑大豆、薏苡仁、粳米各适量。

【制作方法】将以上各味（每味10克为宜）置于锅中，加入清水600毫升左右，用文火熬成200毫升上下，待它冷却，即可连豆带汤一起服用。

【功效主治】属于消暑、解渴、滋补、养人之上品。绿豆性味甘寒，功效为清热解暑、除烦解渴。黑大豆性味甘寒、微苦，功效为解毒、散热、除烦，也是夏令消暑清热之佳品。黑大豆还可治伤风感冒、发热恶寒等症。薏苡仁性味甘淡，微寒，功能是利水渗湿、健脾止泻、清肺除痹、消炎排毒，性微寒而不伤胃，益脾而不滋腻，药性缓和，是一味清补利湿的夏令良药。此粥既可当夏令食物，又可作消暑良药。适合所有人，尤其适于体弱多病者及老年人服用。

2. 红薯

现代研究认为红薯有以下功效。

① 助长寿。红薯含丰富的营养物质，有“长寿食品”之誉。

② 防治夜盲症、大便出血。其维生素C、胡萝卜素的含量为谷类之首，对夜盲症、大便出血有良好的作用。

③ 防治便秘、痔疮和肛裂。红薯含有较多的纤维素，阻止糖分转化为脂肪，在体内吸收大量水分，虽不能被人体吸收，但增加了粪便的体积，因而促进了排便。

④ 防癌保健。日本科学家研究发现其具有防癌保健作用，被誉为“抗癌之王”。红

薯含有独特的生物类黄酮成分，能促使排便通畅，可有效抑制乳腺癌和结肠癌的发生。

⑤ 防止动脉硬化，提高免疫力。红薯含有丰富的黏液蛋白，这种物质不仅能保持关节腔内的润滑作用，而且还能保持人体心血管壁的弹性，阻止动脉粥样硬化，减少皮下脂肪，防止肝肾中结缔组织萎缩，提高身体的免疫能力。

⑥ 美容养颜。红薯营养成分众多，经常食用能够排除体内的毒素，起到养颜的作用。

【食用注意】由于红薯含有氧化酶，含糖量高。在肠胃内会产生大量气体，多食会引起胃酸过多、腹胀胃嘈、多屁的症状。此外发了芽的红薯禁止食用，食用发了芽的红薯可引起中毒。

（1）红薯粥

【主要原料】红薯50克，粳米50克，冰糖10克。

【制作方法】先将红薯洗净后削去表皮，切成大块备用。粳米淘洗干净，放入锅中，加入适量清水和红薯块，用大火煮沸后，改用小火熬制成粥。待红薯和粳米均煮烂后，放冰糖，冰糖融化以后，便可出锅食用。

【功效主治】滋阴健脾，补气养血，适合气血不足、面色枯黄的人。

（2）薯叶香梨饮

【主要原料】红薯叶150克，香梨1个，蜜糖或果糖适量。

【制作方法】将红薯叶洗净切碎；香梨洗净削皮，切小块。二者与冷开水500毫升一起放入料理机中搅打成汁，最后加入蜜糖或果糖调匀即成。

【功效主治】通利肠胃，减肥美容，同时有降血脂、防血管硬化等作用。

3. 苦瓜

夏季炎热，饮食需以“凉”克之，以“清”驱燥。苦瓜是夏季用来清暑去热的蔬菜。

苦瓜果实能强肝、清心明目、退火、解热、祛毒、解疲劳、治热痢、防中暑；花能治胃气痛、梅毒、痈疮；需要注意苦瓜熟食性烈，生食性寒，因此脾虚胃寒者不应生吃。孕妇应慎食。

从现代医学的角度可见，苦瓜具有较高的营养价值，具有诸多效用。

① 美容嫩肤。苦瓜能养颜嫩肤，常吃苦瓜能增强皮层活力，使皮肤变得细嫩

美丽。

② 减肥。苦瓜含减肥特效成分，在清脂的同时，加速脂肪的能量转化，可达到在短期内迅速减肥的目的。许多减肥人士会通过生吃苦瓜以期达到减肥的效果。

③ 治疗糖尿病。苦瓜具有明显的降血糖作用，对糖尿病患者效果显著，被誉为植物胰岛素。

④ 有一定的抗病毒能力和防癌的功效。

日常生活中用苦瓜煮水或做美食，亦是好处多多，下面介绍几款苦瓜药膳。

（1）苦瓜炒香干

【主要原料】苦瓜1根，豆腐干5片，新鲜小红辣椒1根。植物油、酱油、精盐各适量。

【制作方法】苦瓜洗净，去瓤，切成小块；豆腐干亦切小块；小红辣椒洗净，切碎。起油锅加植物油，放入碎小红辣椒爆香，倒入小块豆腐干，煸香。最后倒入小块苦瓜，炒熟后放入精盐调味即可，根据需要，可淋入少许酱油上色。佐餐食用。

【功效主治】本菜可以清心涤暑、健脾祛湿、开胃消食。适用于夏季心烦失眠、口舌生疮、赤眼疼痛、食欲不振等。

（2）苦瓜黄豆排骨汤

【主要原料】排骨400克，苦瓜200克，黄豆50克，蜜枣2颗，盐适量。

【制作方法】黄豆清洗后浸泡1小时备用；苦瓜清洗干净，去瓜瓤和子后切成块状备用。将猪排骨在开水中飞水后洗净备用，可放一片生姜帮助去腥。将猪排骨、黄豆、蜜枣放入锅内，加适量水先大火煮开后，再转小火煮60分钟左右，至黄豆基本软烂。将苦瓜倒入快成熟的排骨黄豆汤中，煮开后转小火煮30分钟，加盐调味，即可食用。

【功效主治】本品能清热滋阴，宽中下气。

二、夜卧早起调起居

（一）夜卧早起有章可循

进入立夏后，昼长夜短更明显，这个时节要顺应自然界阳盛阴虚的变化，睡眠上要按照《黄帝内经》中所说“阳气尽则卧，阴气尽则寐”的原则，在阴气最盛的子夜和阳气最盛的正午都要休息好，晚上睡觉时间可比春季稍晚些，但不应晚于11

点，以保证子时进入睡眠状态；每天早上起床也要比春季稍早些，在5点至7点之间起床，能够接受天地的清明之气；还要注意午休，因为立夏时天亮得早，人们起得早，而晚上相对睡得晚，易造成睡眠不足。为了防止睡眠不足，就要增加午休，尤其是老年人，有睡眠不实的特点，因此，更需要午休；此外，在立夏之后，人们白天活动较多，阳气多有耗伤，白天气温又较高，人体出汗较多，汗液为津液所化，汗多津伤而阳气亦会随津脱失，因此，夏季阳气多有亏耗。人体阳气一旦有所亏耗，则稍一活动就会大量出汗，进一步消耗体力，极易疲劳。由于出汗多散热的缘故，血液大量集中于体表，大脑血液供应相对减少，当午饭后，消化道的血供增多，大脑的血供就更为减少。所以，中午人们总是精神不振，昏昏欲睡，加之晚睡导致的睡眠不足，因此，要逐渐增加午休时间，以消除疲劳，保持精力充沛，让大脑和全身各系统得到休息。中午没条件午休的，可以听听音乐或闭目养神，最好不要加班工作。当然，午休虽说是打个盹，但也不可太随便，午休需要注意的事项有以下几点。

① 午餐时不宜饮酒、咖啡、浓茶，以免兴奋而难以入睡，不能吃太饱。

② 不宜餐后倒头便睡，应活动10分钟后再入睡。

③ 不要坐着或趴在桌子上睡觉，这会影响头部血液供应，使人醒后头昏、眼花、乏力，午休姿势应是舒服地躺下，平卧或侧卧，最好是头高脚低、向右侧卧。

④ 患有低血压、血液循环系统障碍的人以及年龄在65岁以上有动脉硬化的老年人不适宜长时间午睡。

午睡时间要因人而异，一般以半小时到1小时为宜，时间太长容易让人感觉没有精神。睡觉时不要贪凉，避免在风口处睡觉，以防着凉受风，发生疾病。午休可以保证饱满的精神状态以及充沛的体力，对于夏季养心也能起到不错的效果。

（二）功法助眠莫忘记

立夏之后，气温升高，白天活动较多或平常就体虚的人容易汗出过多而导致身体倦怠乏力，严重的还会出现心悸、气短、胸闷等不适，这都是心气虚的表现。如何在平时生活中保养心脏，改善或预防心气虚呢？除了饮食和起居方面要注意，在这里推荐大家做一个小功法，叫作屈指通心络（视频38）。具体做法是采取自然站姿或坐姿，身体放松一手握拳，小指伸直，其余四指握拢，然后小指用力向掌心屈伸81次；两手交替进行。中医认为，小指是心经循行的终点，运动小

夏天穴位1
视频38～48

指可刺激心经，小指末端的心经穴位为少冲穴，有泻心火的功效，故经常屈伸小指有通畅心经、强健心脏、醒脑提神的功效。早晚各一次也会帮助睡眠，保养精气神。

（三）味色调肺肾，畅息好睡眠

夏季心气偏旺，如果不注意调整，可能会同时损伤肺肾。按照五行理论，肾水克心火，心火克肺金，如果心火旺可以反侮肾水，或乘肺金，因此，当心病影响到肺肾，肺气虚容易出现呼吸系统疾病，肾气虚容易出现泌尿生殖系统疾病。夏天天气炎热，最好适当搭配辛味的食物（如辣椒、胡椒、葱、蒜），和白色食物（如白扁豆、杏仁）。这样既有助于补益肺气，又可以避免苦味伤心。同时适当吃一些咸味食品（咸鸭蛋、牡蛎）、黑色食品（桑葚、蓝莓、黑米等），既有助于补肾气，又可以防止心火反侮肾水，避免心肾不交出现的失眠。另一方面，中医认为，按五行规律，夏天心火旺而肺金、肾水虚衰，因此人们要注意补养肺肾之阴。宜选用枸杞子、生地、百合、桑葚、麦冬以及五味子等，可防出汗太过，耗伤津气。

三、拍打心经，身心轻松

炎热夏季，由于汗出较多，津液容易亏虚，血液黏滞则心脉容易堵塞不通。此季节疏通心脏经脉至关重要，拍打和按摩心经和心包经的疗法，可以疏通心脏经脉，振奋心气。

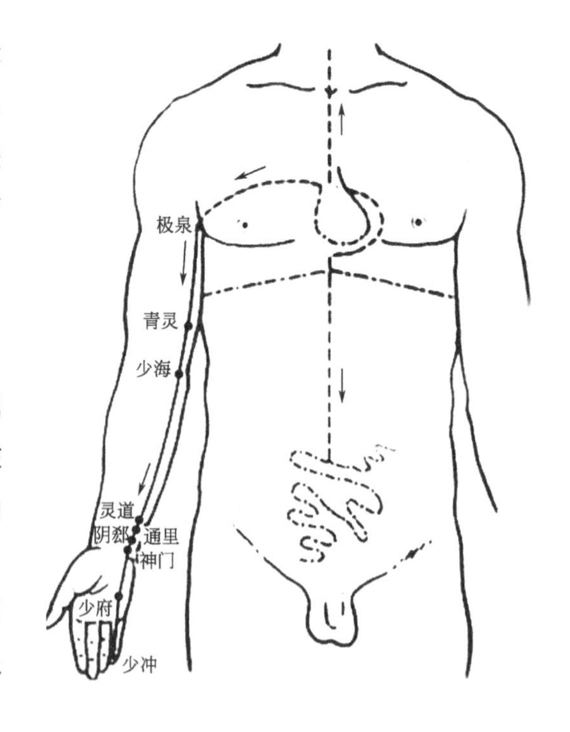

（一）心经循行路线及主治

心经的循行路线是在体内，属心络小肠，并与咽部及眼相连。在体表，由腋下部，沿上肢屈侧后面向下，止于小指端。

本经异常时，主要有心痛、口渴、咽干、目黄、胁痛等症状，以及在本经循行部位的局部症状。

（二）心经拍打方法

胸部、上肢内侧中线和内侧线，每次拍打50 ~ 100次。（视频39）

（三）心经推拿法

取坐位，右手拇指从心经起始穴（极泉）开始沿着心经循行路线依次推至心经止点穴（少冲），再从少冲穴开始反向推至极泉穴，如此往返36次。这样可以疏通心经气血，除心经痰瘀。特别是当您在心经循行部位摸到砂粒、囊泡、结节、条索时，说明心经堵塞不通，即“痰瘀”交阻，坚持循心经推拿，可以渐消缓散心经的痰瘀，保持心经的通畅。（视频40）

除了拍打心经外，重要的养心穴位亦不能忽略。阴陵泉（视频41）、百会（视频42）和印堂（视频43）可以健脾利湿，能保护好心脏。每天坚持按揉阴陵泉3分钟，可以保持整个夏天脾胃消化功能正常运转，还可以把多余的“湿”去掉，为秋天的健康打好基础。

百会位于头顶最上方，是两耳往头顶连线的中点处，每天按揉百会可以大大提升人体的阳气，让人神清气爽。每天用两手的中指叠压起来按在穴位上3分钟就可以了。

印堂位于额部，在两眉中间的位置，属于经外奇穴。有明目通鼻、宁心安神的作用，临床上主要用于配合治疗失眠、头痛、鼻渊等病症。每天按揉印堂可以使大

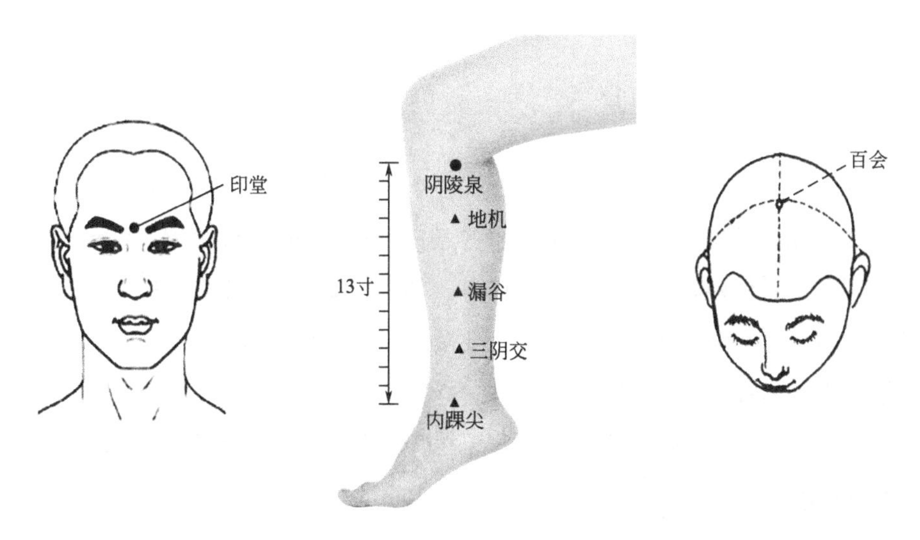

脑清醒，眼睛明亮。每天用拇指和食指捏起眉间的皮肤稍往上拉100次，只要每天坚持就能达到养心的目的。

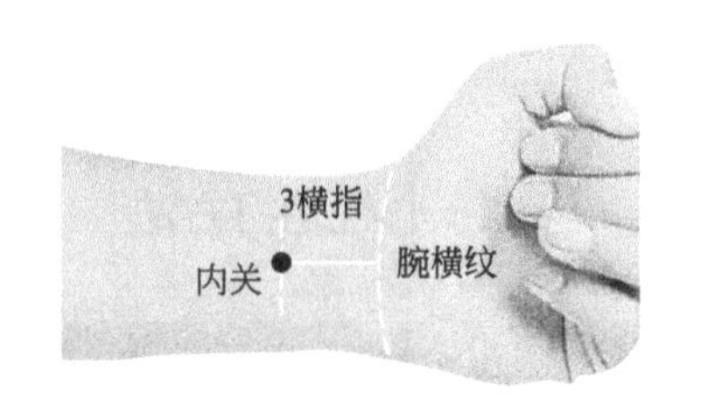

以上都是在人体生理状态下对心经或某些穴位进行拍打或按揉以达到预防心脉阻滞、保心护心的目的；而对于本身就有轻度心脏疾病的人，给您介绍一个急救穴位，帮助您在病发时暂时缓解症状。这个急救穴位就是心包经上的内关穴。

【位置】内关穴在前臂掌侧，当曲泽与大陵穴的连线上，腕横纹上2寸处。

【取穴】简易取穴法：伸臂仰掌，于掌后第一横纹正中直上2寸，掌长肌肌腱和桡侧腕屈肌肌腱之间取之。

【功用】宽胸解郁、宁心安神、理气止痛，是治疗心胸疾病的要穴。

【主治】中医认为“心胸内关谋”，凡心胸疾病都可取内关穴治疗。按压内关穴不仅对减轻胸闷、心前区不适和调整心律有帮助，甚至对冠心病症状的缓解和消除也有一定的作用。

【手法】按压内关穴时，以一手拇指指腹紧按对侧内关穴，先向下按，再做按揉，两手交替进行。对心动过速者，手法由轻渐重，同时可配合震颤及轻揉；对心动过缓者，用强刺激手法。平时则可按住穴位，左右旋转各10次，然后紧压1分钟。（视频44）

值得注意的是，当突发心律不齐时，拇指、食指可同时从手掌的正、反两面按住劳宫穴，用力向下压，左右手交替进行，各60 ~ 80次，心律会很快恢复正常。

四、使志无怒畅心气

夏季气候炎热，心神易受扰动，出现心神不宁。夏主火，内应于心，心为五脏六腑之大主。因此，夏季应注重对心脏的养护，确保心脏功能的旺盛。夏季不可有过激之处，应保持愉快的情绪，安闲自乐，切忌暴喜伤心。保持心静，静则生阴，阴阳协调，才能保养心脏。夏天养心还要慢，不能劳累。只有心先慢下来，呼吸才慢得下来，心脏才能得到休息。

中医导引术不仅能调节情绪，还可以养护心脏。这里，为大家介绍两种简单易行的导引法。

（1）屈伸小指导引法　采取自然站立或坐姿，身体放松。一手握拳，小指伸直，其余四指握拢，然后小指用力向掌心屈伸81次。两手交替。中医经络学说认为，运动小指刺激神经系统，强心健脑，并防止视神经萎缩，故经常屈伸小指有循经强心之功。（视频45）

（2）禅坐调息导引法　闭目盘腿而坐，静坐调息，令呼吸均匀悠缓，且两眼向下注视鼻端以保持清醒状态。然后默数呼吸次数，要自然轻数，绵绵不断，呼吸要深、细、长、匀。数至数百，则心火下降，气爽神清。高血压及冠心病患者要把注意力放在腹部起伏上，随腹部的起伏数息。持续练习这种导引法，身心会得到改善，对压力过大造成的冠心病、糖尿病、高血压等各种慢性疾病，效果较为显著。（视频46）

五、晒背扩胸转腰养阳气

（一）晒背养阳

夏季心阳最旺，在春夏之交要顺应天气的变化。《黄帝内经》说："春夏养阳，秋冬养阴。"夏天适当晒太阳，温补阳气，不花钱却有效，能防止骨质疏松，也有助于卵巢功能的稳定，这是中医所说的"以阳养阳"。早晨九点多或下午四五点钟，晒15分钟左右，别忘了多晒晒背，因为背上有督脉，主一身之阳。在晒太阳的同时注意勿晒伤皮肤。阳气被调动起来，可增强卫外功能，尤其可以增加抗寒的能力。

（二）扩胸转腰助阳

立夏后保养阳气的另一个好方法就是运动养阳，比如在早晨打打太极拳、散散步或者慢跑，不但可以保养阳气，更可以通过运动疏通筋骨，预防筋骨肌肉劳损类的疾病。

下面给大家介绍一种养生功法，叫作扩胸转腰（视频47）。顾名思义，这个养生功法主要活动的是胸部和腰部，通过刺激任督二脉把阳气布散到全身，使人们保持旺盛的精力。做扩胸转腰运动能够通畅任督二脉，涵养阳气效果明显。另外，扩胸转腰对腰椎间盘突出等疾病有一定的预防作用。

【具体做法】站立，全身自然放松，双手握拳前伸，两臂约与肩平，然后屈肘尽量向后拉，做扩胸运动约20次；然后两脚平行分开约半步，以腰带动身体分别向左、右各转动约20次。

【注意】在转腰时，下肢不要随意动，一定要跟随脊柱转过来，尽量往后，然后再调整；在做的过程中速度不要太快，要感受它的劲力，要让自己的脊柱有运动的感觉。

六、立夏防治常见病

（一）热伤风

夏天感冒俗称“热伤风”。热伤风病情较轻的一般无发热及全身症状，或仅有低热、头痛、全身不适等症状；病情较重的常有高热，而且出汗后热仍不退，并伴有头痛、沉重如裹、身体酸懒、倦怠无力、口干但不想喝水、小便黄赤、舌苔黄腻，有些患者还会出现呕吐或腹泻等症状。

对于热伤风，病情较轻时应多饮水，在背部膀胱经刮痧，一般两三日即可痊愈。较重的暑热感冒可用中药治疗，如双黄连口服液、连花清瘟胶囊。预防热伤风，主要是避免被风扇或空调直接吹，要锻炼身体，使身体能够适应暑天的多变性。另外，要随早晚天气变化及时增减衣服。

（二）红眼病

此病潜伏期短，受感染后24小时内发病，自觉双眼剧烈疼痛，畏光流泪，有异物感。得了红眼病，一要防止传染，二要及时治疗。可以用银花10克、菊花10克、野菊花10克煎水洗眼。患者的洗漱和擦拭物品要专用，要做好各项隔离工作。预防红眼病的关键是在高温高湿的初夏，注意个人卫生和眼部保健，不要用脏手揉眼，少去人多的场所，避免接触传染源。

第二节
小满时节养生

小满是夏季的第二个节气，每年公历的5月21日或22日太阳到达黄经60度时为小满。小满这个节气的名字和麦子的成长有关。此时全国北方地区麦类等夏收作物已经结果，籽粒渐见饱满，但尚未成熟，只是小满，而未大满，所以叫小满。“满”是作物颗粒饱满的意思。中国古代将小满分为三候：“一候苦菜秀，二候靡草死，三候麦秋至。”

在小满之后芒种之前，全国各地都是渐次进入了夏季，南北温差进一步缩小，降水进一步增多。自然界的植物开始茂盛、繁密，春作物也正值生长的旺盛期，此时“梅子金黄杏子肥，榴花似火桃李坠，蜓立荷角作物旺，欣欣向荣见丰收”。南方水稻栽插，田间可见油菜籽成熟、养蚕人家可见农蚕作茧、田间地头可见小满一候的“苦菜秀”。这一切都和小满气候特征相适应。

小满之后，早晚仍会较凉，昼夜温差较大，尤其是降雨后气温下降更为明显。小满节气养生，外要防暑除湿，内要健脾养心。

一、食宜健脾养心防暑祛湿

小满时节开始，暑湿较重，一定要注意饮食宜忌。

首先，要做到有节制地饮食，不过食寒性饮食、冷冻食品，不宜吃膏粱厚味、生湿助湿的食物，如动物脂肪、海腥鱼类、酸涩辛辣或者油煎熏烤的食物；其次，为了预防体内湿热，日常饮食宜以清爽清淡的素食为主，常吃具有清利湿热作用的食物或药食两用物品，如绿豆、扁豆、赤小豆、薏苡仁、豆芽、丝瓜、冬瓜、黄瓜、苦瓜、茄子、芹菜、黄花菜、胡萝卜、西红柿、鲫鱼、草鱼等。由于苦味有清热利湿的作用，根据需要，亦可适当吃一些味苦的蔬菜。

如果汗出偏多则会伤心。因为，中医认为，汗为心之液，多汗则伤液耗气，出现疲倦乏力，甚则心悸，此时可用太子参或西洋参、麦冬、五味子、莲子、芡实等药膳或服生脉口服液补心气、养心阴、益津液。水果可以食用西瓜等。

小满时节开始，天气闷热难耐，若贪凉饮冷或食海鲜易导致脾胃不适，可用藿香、佩兰、生姜等化湿散寒。

下面为大家推荐几种适合小满时节的食物及其家常做法。

（一）苦菜

小满吃苦菜有防治湿疮皮肤病、产后血瘀证，以及提高免疫力、轻身减肥的养生保健价值。

可以简单把苦菜在水中烫熟，冷淘凉拌，调以盐、醋、辣油或蒜泥，清凉辣香，吃馒头、米饭，就可使人食欲大增。苦菜的吃法还有清炒、炒肉、蒸菜馍、做菜粥、做汤等。但吃苦菜前一定要先用开水焯烫，这样既可去掉苦涩之味，同时可以除去草酸，有利于钙的吸收。

（二）薏苡仁

薏苡仁，前文已描述了其日常食用和药用的价值。现介绍几款小满时节的薏苡仁养生佳肴。

1. 猪心薏苡仁粥

【主要原料】猪心1个，山药100克，薏苡仁50克，粳米200克，味精、食盐、香油、葱、姜末各适量。

【制作方法】将猪心洗净后除去筋膜、切块；山药去皮、切块，与猪心块、粳米、薏苡仁一起放入锅内，加水适量，用小火共煮粥，待粥将熟时加入调料即成。每日早中晚各服1次。

【功效主治】补心健脾、保养皮肤、祛湿。注治小满伤暑湿、心悸多汗、胸闷。

2. 茯苓薏苡仁粥

【主要原料】薏苡仁60克，茯苓30克，山楂肉15克。

【制作方法】将茯苓和山楂肉放入锅中，加入适量的水，共煮30分钟，然后过滤去渣取汁，把薏苡仁放入所取汁液中煮熟即可。

【功效主治】健脾，化湿，祛瘀。适用于脂肪肝的防治，主治胸脘满闷。

（三）莲子

莲子，前文已描述了其日常食用和药用的价值，现推荐两款莲子药膳。

1. 莲子百合麦冬汤

【主要原料】莲子15克（带心），百合30克，麦冬12克。

【制作方法】将莲子、百合、麦冬置于锅内，加水没过食材1寸，水煎30分钟后饮用。

【功效主治】本方用带心莲子以清心宁神，百合、麦冬亦有清心宁神之效。用于病后余热未尽、心阴不足、心烦口干、心悸不眠等。

2. 木瓜莲子百合汤

【主要原料】木瓜、莲子、百合、红枣、银耳、牛奶、冰糖各适量。

【制作方法】将原料洗净切小块，莲子泡发蒸熟，银耳泡发撕小块。将原料放入开水中煮半小时，放入牛奶和木瓜最后放入百合即可。

【功效主治】健脾除湿、养心除烦。

二、生活起居防暑除湿

小满前后，冷暖交汇频繁，强对流天气也时有发生，要特别警惕暴雨、狂风、雷电等天气。此时如果起居不当可能会引发风疹、风湿、汗斑、湿疹等。要预防外部的暑湿，做到平时不淋雨、不涉水，中午适当防晒，衣物要注意防霉，尽量穿透气性好、能吸汗的衣服；在早晚要随时增添衣服，夜晚要少开冷空调，不得过早使用凉席，少用冷水洗澡。

暑为阳，湿为阴，暑气盛而汗出多，暑汗过多可伤心之气阴，故夏季也是心病发病率偏高的季节。此时要注意汗出不宜过多，因此，要注意日光适度，不宜暴晒。但避暑不宜过冷，不要长时间置身于制冷过度的环境中，这样可以避免寒邪伤身。

小满时节，暑湿盛，容易伤脾，故健脾防暑有重要意义。除了多吃些祛湿健脾和胃的食物，还可以通过做些肢体运动来达到祛湿健脾和胃的目的。在这里为大家推荐一种小满养生小功法——双手单掌举向天（视频48）。在做此功法时，双手在上举和下按的过程中，能有效刺激脾胃两经，从而起到健脾益胃的效果。下面介绍一下该功法的具体做法。

预备式为两脚平行站立，约与肩同宽，两臂自然放于体侧；然后右手五指并拢翻掌上举，掌心向上，指尖向后，左手五指并拢向下按，掌心向下，指尖向前；然后左手五指并拢翻掌上举，掌心向上，指尖向后，右手五指并拢向下按，掌心向下，指尖向前。如此反复，根据自己的具体情况，可以多做几遍。在做双手单掌举向天时需要注意，身体要自然放松，动作不要过于僵硬，用力要柔中带刚，不要用力过猛，避免造成肢体上的伤害。

三、点按脾经心经穴

夏季心火最强；火生土，故脾土之气次之，脾经又上注心中，脾与胃相表里。故在养心之外还应注意养护脾胃。比较简单易行的方法是点按心脾胃经的穴位。

（1）厉兑

厉兑穴，足阳明胃经的井穴，在第2脚趾趾甲旁，靠近第3脚趾侧。在炎热的伏天常出现脘腹胀满、厌油腻、恶心呕吐、尿少面赤、身痒发热、口干苦、嘴角发红发痒、脱皮糜烂等现象，更有甚者会出现裂痕，张口时出血。此为脾胃运化功能衰弱，水谷聚而化火所致。早晨7 ～ 9点是胃部消化吸收能力最旺盛的时辰，可用小木棍点压此穴，每次点压100次，两脚交替进行2 ～ 3次，每日2次。有清热利湿、通调肠胃的作用。（视频49）

（2）隐白

隐白穴，属足太阴脾经的井穴。在足大趾内侧趾甲角外约一分处。中老年人在炎热的小满天，极易便秘，造成痔疮出血、疼痛等症状。有些人上了年纪气血亏虚，脾胃虚弱，不宜使用泻下的药物。此时点按足太阴脾经的隐白穴，可促进胃肠蠕动，改善便秘和痔疮疼痛症状。每次2 ～ 3分钟，感到酸麻胀，每日2次。最好选择在上午9 ～ 11时，此时为脾经最旺盛的时辰，按摩效果最好，按摩完一只脚再换另一只脚。按摩完毕喝杯蜂蜜水有助于润肠通便。（视频50）

夏天穴位2
视频49～51，视频53～57

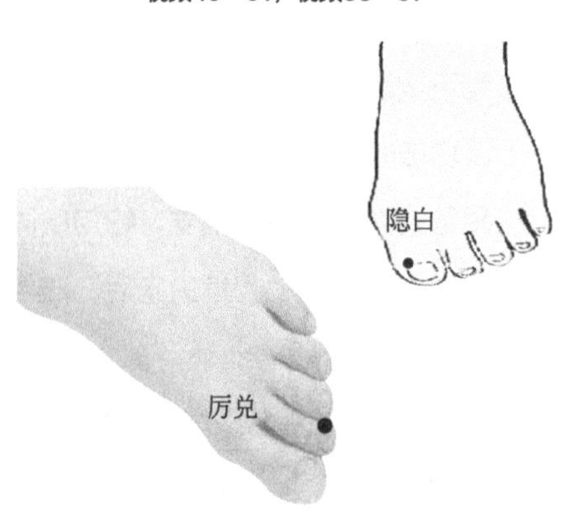

（3）少冲

少冲穴，属手少阴心经的井穴。在小指内侧（桡侧）指甲角外约一分处。老年人在暑期常常感觉心中烦热，或夜

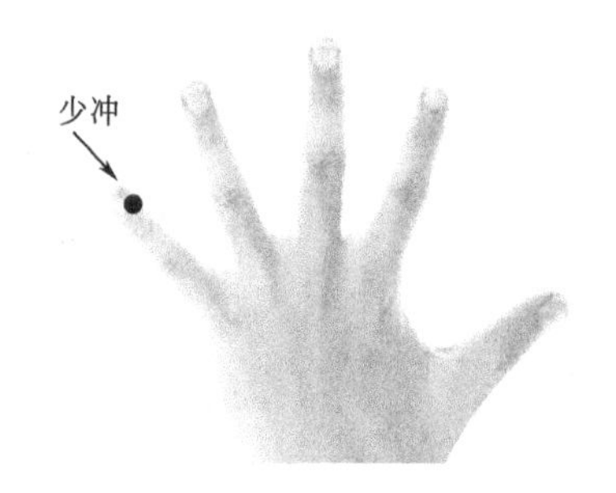

寐不安、口渴思饮、口舌生疮、尿黄等。这是暑热外蒸，心火上炎所致。这时可通过点按少冲穴去火缓解。用大拇指用力按压此处，要有酸、麻、胀的感觉，持续1分钟，两手交替进行，每日2次，有行气活血、清热醒神的作用。（视频51）

四、开阔胸怀利气机

小满是酷暑的开始，天气炎热，高温持续，人们食欲会有所下降，而且随着白天活动时间的增加，睡眠时间也随之减少，在这种情况下，人体激素紊乱，脑神经活动也受到了影响，于是，许多人会出现情绪不稳定，行为异常等状况，尤其是部分中老年人。那么，如何调节这种不佳的情绪呢？

首先，调息静心。要有意识地去避免这种情绪的产生，让自己的心情保持在平稳的状态，但是人有七情六欲，如何才能让自己的情绪平静下来呢？咱们可以借助“调息”来实现。所谓的“调息”，顾名思义，也就是调节呼吸。具体怎么做呢？先把双腿盘起来，然后闭上眼睛，在心里默数自己的呼吸。一呼一吸间是一息。一般以十息或百息为单位。这样慢慢数着，您的心渐渐也就静下来了。

其次，移情静心。选择弈棋、书法、绘画、吟诗、唱曲、垂钓等放松身心的情绪调节方法；或选择散步、快走、打球、做操等形劳不倦、形劳神逸的养生保健方法；又或选择到户外比如森林、公园、海边放松心情，古言道：“采菊东篱下，悠然见南山。”大自然带给人的享受是无穷无尽的，身在其中，心胸得以开阔，思想便能超脱于世俗利害，淡泊宁静的状态能使人体机能恢复正常状态。

再次，音乐宁心。多聆听天籁之音也可以起到静心的效果，比如流水声、雨声、落花声、虫鸣声、鸟叫声等，闲暇之余，捧一杯清茶，静听风吹树叶的沙沙声，或是雨打水面的叮咚声，都可以让心灵皈依自然，从而达到物我两忘、消烦除躁的目的。

最后，知足常乐。在中医的观念里，养生又称“道生、摄生、养性”等，它是一种强调人应顺应自然，主动调整自我，保持天人合一以增强体质、预防疾病、延年益寿的一种“医事”活动。古人云：“四月中，小满者，物致于此小得盈满。”可见，培养小得盈满，知足常乐，调节自我，融入自然，开阔胸襟对小满时节养生的意义更为重要。

五、早晚锻炼避中暑

中医认为，暑为阳邪，其性升散，容易耗气伤津。这是它的病理特性。暑邪侵入人体，常见腠理开而多汗，汗出过多导致体液减少，此为伤津的关键，津伤时，即见口渴引饮、唇干口燥、大便干结、尿黄心烦等症。于是，如何在小满时节避开中暑成为很多人关心的问题。

锻炼对人体健康的维护至关重要，通过锻炼可以达到“寒暑不侵”的目的。在小满期间，烈日炎炎，该如何锻炼呢？小满时节的运动养生，时间上以每天早晚气温较凉快的时段为好，项目上以快走、慢跑、打太极拳、做八段锦等为宜。注意不宜做过于剧烈的运动，运动时间也不宜过长，避免大汗淋漓，以免伤阴损阳。如此，既可强筋壮骨，促进气血经络畅通，又能缓解人们的精神压力，促进饮食的消化吸收。这里简单介绍一下八段锦，八段锦是一种养生操，动作柔和缓慢，整体连绵。八段锦可以疏通人体气血，改善人体血管弹性，加强心肌收缩能力，对心脑血管疾病有一定的预防效果。从中医角度来讲，练习八段锦可以振奋体内阳气。八段锦通过对脊柱的拉伸旋转，大大刺激和疏通督脉，从而振奋体内阳气。此外，八段锦是一种身心一体式的运动，它除了能够锻炼身体之外，还对情志有一定的调摄作用，经常练习此操可以使人恬淡宁静、祥和愉悦。小满节气，需要提升阳气，因此，八段锦是一种合适的运动。

夏天天亮得比较早，天气还不是很热，这时候起来锻炼就比较惬意，等锻炼完，太阳正开始火辣辣地照耀着大地时，就可以回家了，这样避免了中暑的可能。当然也不能太早，否则就会影响正常的睡眠时间，因此一个固定而恰当的起床时间才是最重要的，并不是越早越好。

除此以外，在室外运动的时候，可以随身备点白开水，适当补充水分，也可以带条毛巾擦擦汗，在正常情况下，锻炼前40分钟至1小时是补充水分的最佳时间，除了温开水，也可以喝点运动型饮料，含糖量太高的饮品不建议饮用，因为这种饮料会加重呼吸道的压力。在傍晚太阳落山，天气不再那么炎热的时候，出去运动也是合理的，晚上运动，建议在7～9点，不宜太晚。晚上锻炼的好处之一是提高睡眠质量，为了能有足够的时间来放松，睡前三个小时内是不适宜做激烈运动的。

需要注意的是，第一，晚上的运动量要适度，强度要循序渐进，运动到全身舒适通畅的状态就好，别让自己运动之后疲惫不堪。第二，在晚上锻炼完以后切记不能立即吃冷饮，因为那时候人体还处于温度很高的状态，过多进食冷饮必然会损害身体健康。

六、小满妙招除病痛

小满时节气温明显升高，雨量增加。下雨后，气温下降，所以要注意气温变化，雨后要添加衣服，以防感冒。小满天气潮湿闷热，正是皮肤病的好发时节。由于暑邪易伤津耗气，年轻人易贪凉过度，老年人素体虚弱，都在一定程度上导致身体里的阳气受损，体内的湿气会增加，情绪也会更加烦躁或抑郁，一定要及时对症处理，做好养生保健。

（一）热病

小满节气过后，全国大部分地区的气温都将不断升高，此时段，人们如果生活无规律、经常熬夜加班、饮食不定时或过食辛辣油腻食物，很容易产生失眠多梦、神躁气浮、脾气暴躁、口苦便秘、口舌生疮等“热病”。预防小满时节易发的热病，要从三方面入手。

（1）要多饮水　且以温开水为好，以促进新陈代谢，加速内热的排出，最好不要用饮料尤其是含糖饮料代替日常饮用水，含糖饮料由于味甘性缓，易于生热生痰，加重内热，所以要少喝。

（2）多吃新鲜蔬菜水果　如冬瓜、苦瓜、丝瓜、水芹、莲藕、萝卜、西红柿、西瓜、梨子和香蕉等，这些果蔬既可清热泻火，又能补充人体所需的维生素、矿物质、膳食纤维等。忌食肥甘厚味、辛辣助热之品。像动物脂肪、海鲜、生葱、生蒜、辣椒、韭菜以及牛肉、羊肉、狗肉等。

（3）生活规律，适度运动　尽量不要加班加点，运动以每天早、晚天气较凉快的时段为好，以散步、健身操、太极拳等最为适宜，避免剧烈的运动，这样既可以缓解精神压力，平定急躁的情绪，又可以促进食物的消化吸收，可有效防止内热的产生。

（二）风疹

小满时的温度进一步升高，雨量也开始增加。降水增多，闷热潮湿的天气来临，此时也是风疹病的高发期。由于风疹来得快去得也快，就像一阵风，所以被称为“风疹”，一般持续三天便消退，又被称为“三日麻疹”。

小满时节雨水较多，空气中湿邪较重，湿邪积于人体肌肤，如果再复感风热、风寒，就会让肌肤皮毛发病。那么要怎么防治风疹呢？建议大家做到以下几点。

① 患者卧床休息，避免直接吹风，防止受凉后复感新邪，加重病情。

② 风疹发热期间，要多饮水；饮食宜清淡，不吃煎炸与油腻之物。

③ 风疹流行期间，避免去公共场所，避免与风疹患者接触。

④ 如果发现身边有风疹的患者，应马上与其隔离，避免接触发生感染。

患风疹的朋友不要用手抓痒，因为这有可能伤及皮肤，况且亦不是根治风疹的良策。下面推荐几个中医简便廉验的方法，局部治疗，配合药物进行调理和穴位按压。

（1）酒醋外洗方　以一比二的比例将白酒和食醋混合在一起，用药棉擦洗患处，在很短的时间内就能起到止痒的效果。

（2）祛湿和血止痒方　取细生地、炒丹皮、赤白芍、地肤子、海桐皮、白鲜皮、豨莶草各10克，薏苡仁15克，茅根12克，浮萍、荆芥各6克，并加适量水煎，待稍凉后分2 ~ 3次内服。这是一个治疗风疹效果较好的方子。

（3）点按足三里和丰隆　足三里，是健运脾胃的保健要穴（视频53）；丰隆，是直接祛湿化痰的要穴（视频54）。这两个穴位每天两边各自揉按1 ~ 3分钟，健脾祛湿的效果就会很明显。

（三）疟疾

俗称“打摆子”，是由疟原虫经蚊叮咬传播的传染病。夏天蚊虫猖獗，蚊子不仅吸食人血，干扰人们的睡眠和休息，而且还会传染疟疾、乙型脑炎等疾病。下面推荐一款食疗药膳。

大蒜桃叶方

【用料】鲜桃叶5片，生大蒜1瓣。

【制作方法】将桃叶、大蒜共捣烂，以纱布包裹，或左或右，于疟疾发作前2 ~ 3小时塞入鼻内。

【功效】杀虫止疟。

【适应证】间日疟。

（四）荨麻疹

荨麻疹是由皮肤、黏膜小血管扩张及渗透性增加而出现的一种局限性水肿反应，俗称“风疹块”。其特点是皮肤出现白色或红色疹块，发作时突然，并无一定位置，时隐时现，瘙痒无度，消退后不留任何痕迹。夏季是皮肤病多发季节，所以应对此病多加注意。下面推荐一款食疗药膳。

乌梅冬瓜皮茶

【用料】乌梅100克，冬瓜皮100 ~ 150克。

【制作方法】将冬瓜皮洗净切碎，与乌梅共同水煎取汁，代茶饮用，每日一剂。

【功效】清热利水、渗湿消肿。

【适应证】荨麻疹。

第三节 芒种时节养生

芒种是二十四节气中的第九个节气，亦是反映生物受气候变化影响而出现生长发育现象的节气。每年公历6月6日前后，太阳到达黄经75度时即为芒种。《历书》记载：“此时可种有芒之谷，过此即失效，故名芒种也。”就是说，芒种节气是最适合播种有芒的谷类作物，如晚谷、黍、稷等。芒种节气，有芒的麦子快要收获，有芒的稻子如单季糯稻快要种植。由于此时正是收割和种植交缠在一起的时候，因此“芒种”亦称为“忙种”，预示着农民即将开始忙碌的田间劳作。农谚道："芒种不种，再种无用。""芒种出力出汗，收秋压断扁担。"从这些谚语中不难想象勤劳的农人们在田里辛勤劳作的场景。芒种期间，是种植农作物时机的分界点，过了这一节气，农作物的成活率就越来越低。农谚"芒种忙忙种"说的就是这个道理。

中国古代将芒种分为三候："一候螳螂生，二候鵙（jú）始鸣，三候反舌无声。"芒种节气中，螳螂在上一年深秋产的卵，因感受到阴气初生而破壳生出小螳螂；喜阴的伯劳鸟开始在枝头出现，并且感阴而鸣；与此相反，能够学习其他鸟叫的反舌鸟，却因感应到了阴气的出现而停止了鸣叫。这些现象被古人进行归纳就是"螳螂生，鵙始鸣，反舌无声"了。从芒种节气开始，自然界气温继续升高，雨水增多，湿度变大，北方进入雷雨、阵雨天气，南方则已是阴雨连绵的天气。因此时正值梅子黄熟，故又称"梅雨"。又因这时气温高、雨水多、湿气重，器物容易受潮生霉，故名霉雨。梅雨是应该下到小暑之后的，若是只下个七八天，便戛然而止，这很可能就是大旱的征兆。

江南地区芒种节气有送花神的习俗，人们认为芒种一过，便是夏日，此时百花开始凋残、零落，人们要在芒种这一天举行祭祀花神仪式，送花神归位，同时表达对花神的感激之情，盼望来年再次相会。农时芒种节气，有一件风雅之事就是"煮梅"。据说这个习俗夏朝已有之。古人发明了煮梅的方法。用糖与梅子一同煮来吃。也有用盐与梅子一起煮或用盐与晒干的青梅混合拌匀再煮，然后使梅汁浸出。更考究一点的，还要在里面加些紫苏。北方则将其与甘草、山楂、冰糖一起煮，制成消夏佳品——酸梅汤，因其味道甘甜可口，也深受人们的喜爱。这些都有健胃消食的功效。

梅雨时节，气温较高，雨量丰沛，十分有利于水稻、蔬菜、瓜果等多种作物的生长。人有哪些反应呢？我国的江西省有句谚语："芒种夏至天，走路要人牵；牵的要人拉，拉的要人推。"反映了夏天人们的通病——懒散。其原因是夏季气温升高，空气中的湿度增加，体内的汗液无法通畅地发散出来，即热蒸湿动，湿热弥漫空气，人身之所及，呼吸之所受，均不离湿热之气。所以，暑令湿胜必多兼感，使人感到四肢困倦、萎靡不振。也让人感觉闷热潮湿，身上热乎乎、湿漉漉地特别难受。因此，在芒种节气里不但要搞好雨期的田间管理，更要注意增强体质，避免季节性疾病和传染病的发生，如中暑、腮腺炎、水痘等。

芒种时节，养生主要从起居、饮食、情志等方面进行调节，注意适当运动并要注意常见时令病的预防。

一、晚睡早起养阳防暑

芒种期间，昼长夜短，因此要做到“跟着太阳走”，晚睡早起。适当地接受阳光照射（避开太阳直射，注意防暑），以补充阳气，有利于气血的运行。芒种过后，午时天热，人易汗出，衣衫要勤洗勤换。为避免中暑，芒种后要常洗澡，这样可使皮肤疏松，“阳热”易于发泄。但需注意的是，在出汗时不要立即洗澡，俗话说：“汗出不见湿。”若汗出见湿，乃生痤疮。

春夏养阳，“芒种至，盛夏始”，芒种是一年中养阳最好的时候，所以应该好好把握时机，补养心气，积蓄阳气，调养精神。

芒种漫漫，仲夏已深。芒种是夏季的第三个节气，比起立夏时节，芒种时人们能感受到气温显著升高，天气炎热，“暑入人心”，特别是芒种过后的中午，更会使人们感受到仿佛蒸汽弥漫空中的感觉，汗液通常无法发散，更加使人们感到四肢乏力、困倦无力。此时节，养阳的同时更要注意防暑，这里给大家列举了一些防暑注意事项。

（1）要定时饮水，及时补充水分　夏天特别容易出汗，水分流失，消耗量大，所以夏天防暑很重要的就是要及时适当地补充水分，要少量、多次、及时。建议多喝白开水、淡盐开水或是茶水，尽量避免或者是少喝各种饮料等饮品，因为饮料里通常会含有大量的添加物，摄入过多会对肠胃造成负担或是产生不良影响。

（2）避免剧烈运动　夏天是气温最高的时候，同时人体的体温也会随之升高。切记不要剧烈运动后立即停止休息，这样很容易导致血压降低，有可能还会引发心慌气短、头晕眼花、面色苍白或休克昏倒。

（3）不要长时间在室外阳光下暴晒　外出时要注意防晒，如打遮阳伞，穿防晒衣，戴遮阳帽、太阳镜等，涂抹防晒霜。不要长时间在高温、高湿、气流静止的环境下活动或工作。

（4）外出受热归来，忌“快速冷却”　不能即刻吹空调风扇等，应先让身体适应环境，散发一下体内热量，不然的话会让全身毛孔迅速闭合，难以散发出体内的热量，更严重的情况下还会导致因脑部血管迅速收缩而引起大脑供血不足。

（5）穿着要适宜　应着装宽松，多穿棉质布料、吸汗舒适、颜色较浅的衣物。

（6）空调室内外温差不宜太大　使用空调室内外温差以不超过5摄氏度为宜，即使天气再热，空调室内温度也不宜调到24摄氏度以下。

（7）可适当使用防暑降温用品　出门前，可以先服用十滴水或者藿香正气水，或者涂抹清凉油，也可以随身携带如清凉油、风油精、仁丹等以防止中暑不适。

二、清淡苦酸，慎避寒饮

（一）饮食清淡

芒种时节，阳气旺盛、暑热偏盛，雨水较多、水湿偏盛，暑热、水湿相搏，故而表现为潮湿闷热的气候特点。暑湿之邪易侵犯人体，损伤脾胃功能，消化能力可能会有所下降，所以要节制饮食，饮食要以清淡为主，宜选食质软、易消化之物，进食方式宜缓宜慢。避免整日吃大鱼大肉和油腻辛辣食物，增加脾胃的负担，从而造成人体一系列不适的表现。

从营养学角度看，饮食清淡可以碱化血液，蔬菜、瓜果可为人体提供必需的维生素C。维生素C有提高人体免疫力、预防动脉硬化、抗衰老的作用。而蔬菜、瓜果中富含的纤维素对保持大便通畅、减少毒素吸收以及预防直肠癌的发生都是至关重要的。

此外，在强调饮食清补的同时，还要注意饮食勿过咸、过甜。饮食过咸，体内钠离子过剩，会使血压升高，甚者可造成脑血管功能障碍。吃甜食过多，可导致高脂血症和高胆固醇症，严重者还可诱发糖尿病。夏季多汗，会引起血钾偏低，要适当补充含钾食物。

推荐的瓜果蔬菜：如西瓜、西红柿、绿豆、冬瓜、木耳、丝瓜等。

推荐的茶饮方：绿豆汤、金银花露、菊花茶、芦根茶等。

推荐的谷物类：适当吃些米类、豆类或是粗粮等平补食物，减轻脾胃负担。

不推荐的食品：肉类等高热量食物，烹饪时也应少添加食盐、辣椒等辛辣调料。

推荐含钾食物：粮食中荞麦、玉米、红薯、大豆等含钾较高；水果以香蕉含钾最高；蔬菜以菠菜、苋菜、香菜、油菜、甘蓝、芹菜、大葱、青蒜、土豆、山药、鲜豌豆、毛豆等含钾较高。

（二）适食苦酸，慎避寒饮

中医认为，“湿属阴邪，而脾喜燥恶湿”，恰恰是由于芒种湿热弥漫，所以很容易湿困脾胃，此时适当食用苦味食物，有助于祛除多余的湿热。因苦味的食物具有清热解暑燥湿功效，有利于脾胃运化。例如苦瓜、苦菊、莲子心等，正所谓：“苦夏食苦夏不苦。”中医认为酸能生津，可以有效补充夏季多汗造成的津液损伤。因此，适当增加一些酸味食物，例如乌梅、山楂、柠檬、葡萄等能够开胃生津。夏季阳气在外，脾胃阳气不足，如果过食生冷，更容易造成脾胃损伤。因此，此时要避免寒冷饮食，否则过于寒凉易致脾胃运化功能下降，刺激胃黏膜，诱发胃肠出现痉挛及腹胀、腹泻等消化道症状。

总之，进入芒种，人体新陈代谢旺盛，汗易外泄，宜多吃能祛暑益气、生津止渴的食物。这些食物含有丰富的维生素、蛋白质、脂肪、糖等，不但供给人体所必需的营养物质，还可提高抗病能力。需要提醒的是，老年人因身体功能减退，热天消化液分泌减少，心脑血管不同程度地硬化，饮食要注重清补，再辅以清暑解热，具有降压、降脂功能的食物。

（三）推荐药膳

1. 鲜藕蛋羹

【制作原料】鲜藕500克，鸡蛋2个，猪油少许，盐等调味品适量。

【制作方法】将鸡蛋打入碗内调匀，将鲜藕榨成汁，将鸡蛋液倒入鲜藕汁中，加入少许猪油、盐等调料味品，最后将盛有鲜藕鸡蛋汁的碗放在蒸笼上，武火蒸10分钟即可。

【功效】消暑、开胃、补五脏、滋阴养血、健脾生肌。

【适宜人群】适用于虚渴、五心烦热、血热妄行、瘀血不散、产后血虚者。

2. 百合藕羹

【制作原料】百合100克，鲜藕500克，蜂蜜适量。

【制作方法】将藕与洗净的百合放入锅内加水同煮至百合、藕烂熟，加入适量的蜂蜜即可。

【适宜人群】适用于慢性气管炎、肺热咳嗽、劳嗽咯血及热病后期，余热末尽之虚烦惊悸、失眠多梦、神志恍惚、更年期综合征者，还可以用于脚气水肿者。

【功效】润肺止咳、清心安神。

百合虽可止咳平喘，但因其性寒，故风寒咳嗽者忌食之。另外，百合为寒润之品，脾虚便溏者慎食用。

三、穴位按摩温中焦

芒种时节，天气炎热，人们为了消除炎热的感受，喜欢喝冰凉的饮料。但是等到冷饮下到肚子里面的时候，就觉得不太舒服。这是因为这个时节体内的阳气浮于体表用来抵御炎热。脏腑正处于一种外阳内阴的状态。饮用过于冰凉的饮料，其寒凉之气会乘虚而入消耗元气，损伤脏腑。自然就不太舒服了。若是这时吃了寒凉的东西，胃部不舒服，暖一暖胃应该就可以了。另外，按摩中脘穴、四门穴，然后揉一揉心窝，很快不适症状就消除了。

中脘穴，在任脉上，肚脐向上4寸处。这个穴位专治胃寒、胃痛、呕吐、泄泻。用食指和中指并在一起去点按这个穴位1分钟，该处会有一种热热的感觉。经常点按这个穴位，不但可以治胃痛，还能缓解紧张、焦虑的情绪。（视频55）

四门穴，是肝经的两个章门和两个期门穴，加在一起。这四个穴位都在乳下肋部的位置。用双手掌根去推揉两肋至发热，就可以打通肝胆经。（视频56）

心窝，在胸骨以下的位置，其实也是胃所在的位置。可用手掌心按揉此处，顺时针方向和逆时针方向各揉36圈以上。这样既保养了胃气，又能减轻压力，使心中畅快。（视频57）

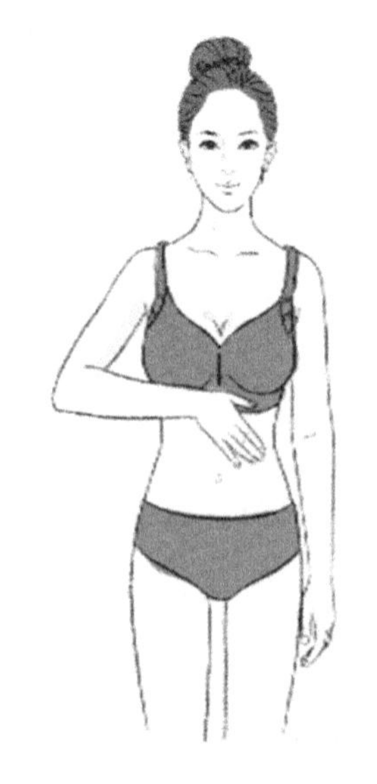

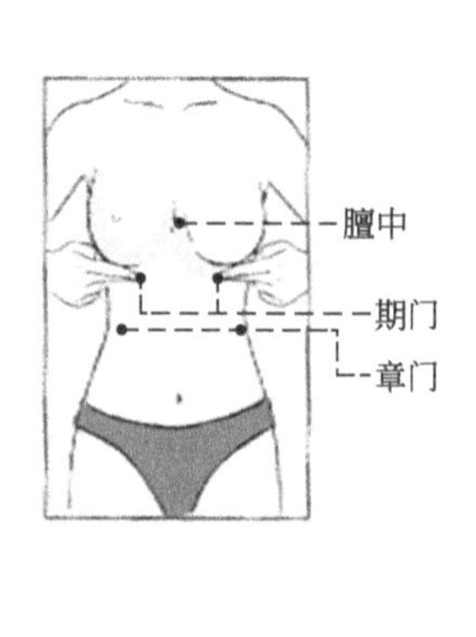

经常练习按摩以上所说的三个地方，可以有效止胃痛、祛胃寒、养胃气。如果忍不住喝了很冰的冷饮而不舒服，或者本身就有胃寒、胃疼的症状，就可以

试试这个方法。此外，对于脾胃不和、没胃口、吃东西不消化、胃胀气滞等不良症状，都可以通过此法进行调养和改善。

四、培养兴趣抒胸怀

芒种节气之后，气温升高、空气湿度大、闷热的天气，常常会使人们感到疲惫困顿、精神懒散、不爱动。但如此美好韶光怎能虚度，所以应培养属于自己的兴趣，做自己喜欢的事，保持轻松、愉快的心态来驱赶懒散之意，抒发内心情怀。具体而言，在日常生活中，可以用下面的方法来调畅精神、愉悦身心。

（1）积极乐观地生活　在心情不好的时候，可以把精力倾注在多姿多彩的生活当中，转移注意力，发现生活的美好。且万事顺其自然，心胸也会逐渐开阔。

（2）学会赞美自己　试着去发掘自己的优点，不要轻易地看轻自己，试着赞美自己做成的事情和拥有的美好品质，让生活美好起来。

（3）适度陶冶情操　可以通过聆听舒缓的音乐、参加户外活动、培养自己的兴趣爱好等方式来丰富自己的生活，陶冶情操。

（4）创造平和愉快的心境　保持积极乐观的态度，是调适心境最好的方式。从自身的条件出发，试着去创造一个使自己身心愉悦的环境。

五、有氧运动更合宜

近年来有氧运动带动潮流养生，所谓有氧运动是指人体在氧气充分供应的情况下进行体育锻炼。即在运动过程中，人体吸入的氧气与需求相等，达到生理上的平衡状态。简单来说，有氧运动是强度低且富韵律性的运动，其运动时间较长（约30分钟或以上），运动强度在中等或中上的程度，心率在120次左右。有氧运动使体内的糖分能充分燃烧（即氧化），还可消耗体内脂肪，增强和改善心肺功能，预防骨质疏松，调节心理和精神状态。

芒种时天气闷热，气温较高，不适宜做高强度的运动，适合做低强度、慢节奏的有氧运动，如慢跑、散步、瑜伽等。同时，运动时间的选取也要注意，应避免在阳光最强烈的时间运动，早、晚都是不错的选择。对于老年人，应当选取动作舒缓的运动，如太极拳、太极剑等，放松身心，舒缓心情。

六、早防芒种多发病

芒种之后，常出现一些季节性疾病，如疰夏、空调病、腹泻、失眠等，因此要注意这些病的预防。

（一）疰夏

“疰夏”又叫苦夏，是平素体质较弱和脾胃功能欠佳的人群，特别是老年人、儿童、妇女，在暑热时节，由于气候炎热、雨水较多而感受暑湿邪气，所引起的以乏力倦怠、眩晕心烦、出汗较多、食欲不振或有低热等为临床特征的外感热病。

疰夏发病与夏季暑湿邪气有关。暑热是夏季的主气，但这个季节南方又乍雨乍晴，湿热交蕴，蒸蒸而炽，物感其气则霉，人感其气则疰。故疰夏的发病，以芒种、夏至、小暑节气为高峰期，如遇到黄梅天则有可能延续到大暑节气，立秋后症状往往会渐渐减退。所以进入夏季尤其是芒种节气之后必须避暑防湿。

首先，要避免在烈日下过度暴晒，避免在高温高湿环境下活动或工作，注意室内降温、定时通风。但又不宜长时间使用空调或电扇，若长期待在温度特别低的密闭房间里，暑湿邪气排不出，再加上冷气、冷风或是饮食生冷而感受寒邪，这就要生病，出现发热恶寒、无汗、头痛身重、神疲体倦，或伴有恶心、呕吐、腹泻等“阴暑证”。

其次，注意饮食宜忌。饮食既要有营养以保证人体的需求，又不致损伤脾胃而产生内湿，要多食蔬菜、水果、瘦肉、淡水鱼等，少食油腻、辛辣、油炸、过凉食物。

再次，要注意调节体质。疰夏的发病与人们个体体质密切相关。临床常见疰夏多发于老弱妇幼，以及平素神疲乏力、食欲不振、口淡或口干、自汗或盗汗、便稀或便干等气阴不足、脾胃虚弱之人，也有因疰夏每年必发，伤伐元气而变生其他疾病者。因此在夏季之前，有发生疰夏可能的人群，可在中医师的指导下，服用生脉颗粒、补中益气丸、香砂养胃丸等中成药，或食用山药粥（山药、粳米煮粥）、人参莲肉汤（人参、去心莲子煮汤）、洋参炖白鸭（西洋参、百合干、麦冬、红枣与鸭肉块炖制）等药膳，并少吃生冷、油腻、辛辣食物，以益气养阴、健脾祛湿，减轻脾胃负担，提高身体对夏季的适应能力，可有效预防疰夏的发病或减轻疰夏的症状。

（二）空调病

处于空调环境里太久，会产生头晕、打喷嚏、流鼻涕等症状。有些人甚至因此引发关节酸痛、颈肩麻木等。这就是所谓的"空调病"。空调病的实质是身体长期吹空调导致的功能衰退。

导致空调病的最主要原因就是寒邪入侵，所以治疗时需疏散外寒。在人们的生活中，常用的一味食品，就有极佳的散寒、驱寒功效，那就是生姜。中医认为，生姜具有三大功效，即发汗解表、温胃止呕、解毒。用生姜化解空调病的不良症状是不错的选择。在空调房里待得太久，体内的寒气就会偏重，这时就可以吃些生姜。吃完姜后，会感觉浑身火辣辣的，这就是生姜正在发汗解表。发出的汗可以把体内的病毒和寒气一起带走，所以，由寒邪导致的不适症状也随之消失了。不过，需要注意的是，由于空调病导致的症状不同，在服用生姜时也应用不同的方法。有些人晚上开着空调睡，早上起床后经常会感到胃部不适，腹部隐隐作痛。这时可以喝一碗姜枣茶。取生姜一块，切成细丝，然后与5枚红枣一起放入锅中，加入适量清水煎。大枣性温，可以补益脾胃，再加上生姜可以驱寒，两者搭配，效果更好。

有些人吹空调久了，感觉四肢酸痛。这时则可以煮一锅热乎乎的姜汤，然后用毛巾浸水，趁热敷于患处。或者用姜汤洗手或泡脚，也可以起到活血、驱寒的效果。有的人因为吹空调，着凉了，得了感冒，这个时候就可以来一碗生姜红糖水，发一发汗，将体内的寒气驱散掉，感冒自然就好了。

（三）腹泻

一些脾胃虚寒的人如果不懂得防寒，到了这个节气，就会产生一种习惯性腹泻。当一个脾胃虚寒的人遭受寒凉之后，脾胃的阳气就易被害，从而引发身体的病变，习惯性腹泻就是最常见的一例。它在时间上也没有规律，一天大概会发生五六次，影响工作生活。这个时候就需要补益脾胃，提高脾胃阳气，化解脾胃寒气。中医在治疗上要标本兼治，反对治标不治本。所以对于防御脾胃虚寒引发的病症，要从根本上着手，杜绝脾胃虚寒的根源，这就需要人们从各个方面来注意。

在饮食上，要切忌经常喝冷饮或吃冰凉的食物，可以多喝胡椒猪肚汤，饮用生姜水，因为胡椒和生姜是健胃、暖胃的调味品。又因为忧思劳倦也会伤脾、伤胃，所以在日常生活上还应该让自己保持轻松愉快的心情，不要恼怒和忧郁，从而让自己的气机和谐通畅。

（四）失眠

在芒种时节，天气炎热，气血旺于心经，正是心火旺盛的时候。如果“保养不当”，很容易使心火太过亢盛而失去心肾之间的平衡，从而出现心烦、失眠、心悸、多梦等症状，这便是“心肾不交”的失眠证。

在药物调理上可以服用黄连阿胶汤（黄连10克、黄芩10克、芍药10克、阿胶10克、鸡子黄2枚），或者服用莲子心鸡蛋汤（莲子心10克、鸡蛋1枚，开水冲服），还可以做交通心肾操——手少阴式举手操。其动作如下。

先把双手合十在胸前，然后两个手掌向外侧翻过来，手心向外，手背贴在一起。然后，两个小指头相互勾住，让小指带着手指向下、向外翻。吸气的同时把手臂向前伸直，再尽量向头顶伸展。接下来呼气，双手慢慢地按原来的路线收回来。双手再回到合十的状态。每天中午是心经气血最旺的时候，午餐或者午休前做手少阴式举手操五六遍，可使心经通畅，心火下交于肾，精神平和，眠睡甚酣。（视频60）

夏天穴位3
视频60～66

第四节
夏至时节养生

夏至是二十四节气中的第十个节气，每年公历6月21日或22日。《二十四节气解》说：“阳极之至，阴气始生。日北至，日长之至，影短至，故曰夏至。”夏至也称长至，为北半球一年中白昼最长、黑夜最短的一天。夏至以后，太阳直射地面的位置逐渐南移，北半球的白昼日短、黑夜日长。故民间有“吃过夏至面，一天短一线”的说法。夏至这天，太阳直射地面的位置到达一年的最北端，几乎直射北回归线。此时，北半球各地的太阳高度角最高，也是北半球接受太阳热量最多的时候，各地气温急骤增高。天文学上规定，夏至为北半球夏季的开始。这期间我国大部分地区气温较高，日照充足，作物生长很快，需水量均较多。此时的降水对农业产量影响很大，有“夏至雨点值千金”之说。

夏至节后，由于太阳辐射到地面的热量，仍比地面向空中发散的多，在此期间气温继续升高，并在夏至后的第三个庚日就进入伏天。伏是伏藏不宜动之意。伏天也称三伏，为一年最热的日子。所以我国民间有“夏至不过不热”“冷在三九，热在三伏”的说法。

我国古代将夏至分为三候：“一候鹿角解，二候蝉始鸣，三候半夏生。”“一候鹿角解”意思是到了夏至这个节气，鹿角就会脱落。鹿角是阳物，故感阴气而脱。“二候蝉始鸣”说明夏至自然界中的蝉开始鸣叫了。“三候半夏生”说明药草半夏自夏至时开始生长。医圣张仲景常使用半夏，如小半夏汤用于治疗呕吐等疾病。

夏至之日是一年的阳气之极，亦是阴阳转变的日子，古人非常重视夏至，宋代百官会在夏至时放假三天，人们要回家与亲人团聚欢娱。居家餐桌上，除了桃李瓜藕、凉粉等消暑食物之外，少不了长长的面条，寓意吃面长寿，同时也暗示着夏至长长的白天。夏至是阴气上升的时节，主张顺应自然的古人在这天要举行相应的扶阴助气仪式。周代在夏至日举行“地神祭祀”仪式，期望能够驱除疾疫、荒芜与饥饿。直至清代皇家还保持着夏至日祭地的大典，明清时期祭地典礼均在北京地坛举行。

时值夏至，如何养生才好呢？

一、健脾养心，防病从口入

夏至是“夏九九”的起点，从夏至开始后一个月左右是一年中最热的时候。在夏至的“桑拿天气”，天气高温、闷热、湿气重，食物容易腐烂，人体感觉炎热、胸闷、烦躁、失眠，大量排汗。很多人会觉得没有胃口，食欲不振，因此，健脾养心、注意饮食卫生至关重要。

（1）饮食清淡助脾胃消化　夏季人体消化能力比较弱，食品要以温、软、平淡为宜，不能过多地吃冷、肥、腻的食物，多吃应季的含有大量膳食纤维和维生素的水果蔬菜有助于健运脾胃。

夏至宜食用蔬菜为，番茄、黄瓜、丝瓜、芹菜、芦笋、莲藕、茄子、香菜、金针菇等蔬菜，能够清凉解暑、促进食欲，夏季食用清凉下饭。

夏季的应季水果众多，夏至宜食用水果首推是西瓜，西瓜属于凉性，含有大量的维生素和微量元素，生津止渴、清凉解暑，是夏季的最佳选择。其次，可以多食用葡萄、香瓜、苹果、荔枝、山楂、圣女果、芒果等，水果富含水分和矿物质，能提供人体所需的养分，清凉润燥、清新舒适、提振脾气。

（2）饮食苦味降心火　夏季炎热，心火较旺，苦味食品可清解暑热。首推的是苦瓜，苦瓜含有生物碱、尿素等物质，夏季食用对清解心火、维持阴阳平衡大有裨益。其次是苦菊、苦荞麦等苦味食品，也有助于降心火。而甜的、咸的要少食用，因甜的食品助湿，咸的食品过多伤肾。

（3）饮食酸味养心阴　夏至起是真正的炎热到来，出汗量远远大于其他节气。中医认为汗液为津液所化，又有"汗为心之液"之说。夏至与心气相通，夏季多汗则易使心气涣散而不收，而酸味能生津养阴，因此，夏季必须把握时令与脏腑的关系，有目的地防止过多出汗，以补充心脏所消耗的能量，从而保护人体的君主之官——心。如果出汗过多可以适当多食用酸味食品以助于补益心阴。如夏季宜多食用醋，既能帮助消化、促进食欲，又能够杀菌、消除疲劳，还有助心阴。酸梅汤、山楂饮也是不错的助心阴、增津液的选择。还可以用山茱萸30克、生龙骨30克、生牡蛎30克煎服。或服用西洋参10克、麦冬10克、五味子10克泡茶饮，一日二次。这些茶饮方都是口感微酸的，具有补心阴、止汗功效。

此外，夏日饮食必然要讲究卫生，不能吃腐朽变质食物，冰箱内的食品必须经高温加热后方可食用。不能饮食过量。若呈现因为饮食不妥引起的吐逆腹泻，应该当即到医院治疗。

二、规律生活，防暑防潮

（1）充足睡眠，空调适度　夏季骄阳普照，地热蒸腾，很多人喜欢待在空调房度日。中医认为，要使气机通畅，毛孔疏泄正常。夏季应少开空调，自然出汗，让毛孔得以开放还利于体内积聚的废物、毒素随汗液排出体外。即使开空调，室温也应以不低于25摄氏度为宜。午睡是夏季养生保健的重要措施，既能补偿夜间睡眠的不足，又能顺应人体养护需要，还可有效预防冠心病等心脏疾病的发生。午睡时间不宜过长，一般以30 ~ 60分钟为宜。夏天无论多热，都不可以袒露在外，可在腹部盖上毛巾被，以免受寒。

（2）开窗通风，防暑防潮　夏季潮气比较大，要保持室内通风，湿度相对适宜。外出时，随身携带伞，既可遮挡太阳照射，避免中暑，又可以防止夏季天气多变，下雨淋湿衣服受凉。

（3）夏至切忌冷水浴　高温之下冷水洗浴是很多中青年男性最喜欢的消暑方式，但夏季天气炎热，人的汗孔肌腠均处于开泄状态，因此，寒气极易侵入人体，耗损阳气，导致手足发冷、小腿转筋、双目视物不清等，甚至诱发风寒感冒。所以夏至等炎暑时节，每日温水淋浴洗澡才是值得提倡的养生措施，不仅可以洗掉汗水、污垢，使皮肤清洁凉爽、消暑防病，还能起到锻炼身体的作用。因为，温水淋浴冲澡时的水压及机械按摩，可疏通人体经络、气血，降低神经系统兴奋性，扩张体表血管，加快血液循环，改善肌肤等组织的营养，降低肌肉张力，消除疲劳，改善睡眠，增强抵抗力。但有的人虽然是热水洗浴，却喜欢洗完之后进入空调间或者浴后吹电风扇，这样更容易导致寒邪伤阳、致病，老年人与孩子尤其需要预防。

三、穴位按摩，健脾养心

夏至后天气真正炎热起来，暑邪进一步加重。中医认为暑邪易伤津耗气，心与夏季相通应，那么暑邪易伤心。夏天若出汗过多，津液耗伤严重会进一步损伤心气心阳，出现心慌心悸、胸闷口干等不适症状。所以要做好预防措施，护心养心，切不可使其耗损太过。另外，酷热天气，人体阳气旺盛向外，伏阴在内，体内阳气，特别是中焦脾胃阳气相对较虚。如果整晚不盖被子或贪吃冷饮无度，势必还要动用一部分阳气来维持阴阳平衡，这样会使人体的阳气损伤更重。人们既要顺势而动，又要处处维护阳气，千万别让阳气过度消耗。中医养生学重视“春夏养阳”，夏至节气是一年之中阳气由盛转衰的时候，此时最需要养护阳气，以防寒邪留滞。此外阳气不足、怕冷、手脚冰凉的虚寒体质者，也可以通过穴位贴敷和按摩来温脾养心，从而保护阳气，补中益气，改善脏腑阳气不足的状况。可以贴敷按摩的穴位有足三里、神阙、中脘、大陵等。

【呼吸吐纳按压法】中脘穴在上腹部，前正中线上，当脐中上4寸。由上往下，随呼气缓缓下压2 ~ 3秒，然后随吸气快速撤离，操作2 ~ 3次，会有气往下行的感觉，则胃胀自消。部分人操作后有排气、排便感，此为正常反应，效果更佳。

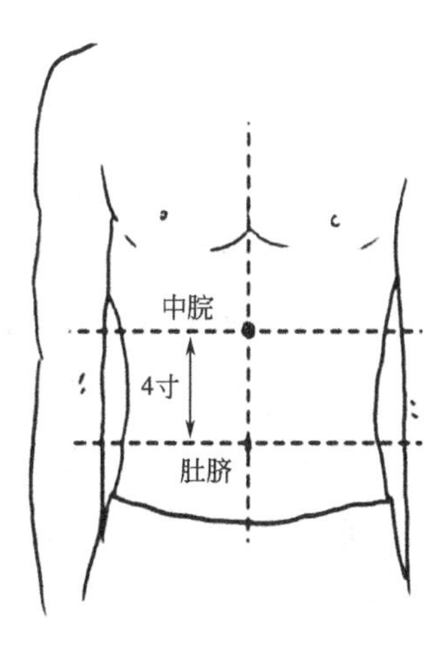

（视频61）

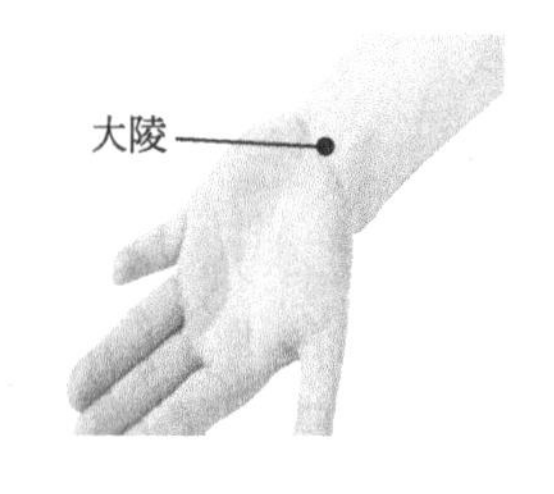

大陵穴位于手掌根，腕横纹的中点上。这个穴位在五行中属土，对应脾胃，按揉此穴可以调理脾胃、提升胃动力。脾胃不和、消化不良等都可以通过按摩这个穴位来调理。一般以按揉有酸胀感为度。（视频62）

对于暑湿引起的食滞不化，尤其是体质虚寒者，可以通过按摩腹部促进消化吸收（视频63）。比如每天下午1 ~ 3点这个时间段顺时针按摩腹部，促进消化的效果最好。这是因为此时段小肠经经气最旺，按揉肚子可以加速小肠吸收，能促进消化。中医认为，人体的腹部为“五脏六腑之宫城，阴阳气血之发源”。经常按摩肚腹，能协调脾胃，调和五脏六腑气血运行，促进肚腹血液循环，有提神、补气、填精等作用。具体的操作方法是以肚脐为中心，按顺时针方向，稍用力缓缓推摩腹部，至左下腹（结肠部）可稍稍加力。摩腹保健宜在晨起空腹或睡前操作，每次36圈，每天操作2次，以腹部温热、舒适为佳；如治疗食积、腹胀、便秘等，则不拘时间，次数和力量可适当加重，以腹部肠鸣、排气排便为佳。腹泻者逆时针方向摩腹，可以起到止泻的作用。

四、养心宜静，切勿动怒

一年四季中，夏天属于火，火气又通于心。火性为阳，阳主动，加之心为火脏，两火相逢，心神极易受扰动而不安，出现心神不宁、心烦意乱等症。因此，夏季必须重视养心。

夏至要静心。夏至最易心烦，所以要通过各种途径尽量让自己保持平和宁静的心态。静则生阴，也就是常说的“心静自然凉”，阴阳协调之后，心脏也就得到了很好的保养。

夏至戒劳心。心脏主五脏之神，“管辖范围”最大，如果劳累过度，或者郁闷气恼都会使心脏受损，造成阳气、营卫之气的日渐消散。

夏至要清心。夏天的炎热容易引起心急气躁，可以适当吃一些清降心火的食物，比方说煲一碗美味的莲子汤，或冲饮冰糖莲子心饮。

夏至要欢心。在夏天日常生活中要养成心平气和的好习惯。盛夏阳光凶猛、气候炎热，加上人体阳气上扬，易使人心烦浮躁，尤其是老年人在炎热的气候里，容易激动、发火。因此，要重视心神的调养，保持愉悦心情，面对生活、工作压力要心平气和，切忌大悲大怒，以免以热助热，火上加油。尽力做到心静凉生，顺从“夏至一阴生”的时令特点。

五、规律生活，晚睡早起

夏日是人体心火旺、肺气衰的季节，起居方面要适当晚些睡觉，早些起床。起床后到户外进行一些适当的体育活动，对加强体质颇有益处。午时要适当就寝，保持精神，但因为天热出汗毛孔扩张，身体易受风寒侵袭，所以不能露天或在树下就寝。早起后进行适运动锻炼，可强身健体，活动强度、时间应根据每个人的情况自己决定，比如散步、太极、慢跑、健身操等。夏天里老年人应养成中午休息的习惯，使精力及时恢复。晚上睡觉不要在风口、露天处，不要长时间吹电风扇，否则，容易使人受凉导致疾病的发生。

六、夏至暑热，切记防病

盛夏酷暑，外界温度高，人体体温调节中枢为了保持身体温度的平衡，会使体表的毛细血管扩张、汗腺敞开，不断地向外散热，以排汗降温。中医称这种现象为“腠理疏泄，卫阳不固”。加之夏日炎炎，人们睡眠少、食欲差、身体抵抗力明显下降、贪食甜品和饮冷等，最容易高发的疾病是心脑血管疾病、消化系统疾病、中暑，在夏至需要积极预防和治疗。

（一）心脑血管疾病

夏天气候炎热，气压较低，老年朋友出汗多，处于相对脱水状态。倘若补充水分不足，加之高温造成的血管扩张，常造成老年人血压偏低。而血液浓缩容易造成冠状动脉供血不足，出现头晕、心慌、胸闷等症状，甚至突发心肌梗死和中风。

因此，老年人应尽可能减少高温时段的外出；锻炼要得当，不可过度，运动后要及时补充淡盐水，使血液得以稀释；空调温度不要调得太低，最好在26摄氏度左右，尽可能减少进出空调房间次数；多测量血压，每天至少一次，合理服用降压药物；早晨气压较低，6 ~ 10点是高血压好发的“危险期”，应避开这段时间锻炼，并注意常备速效救心丸。

（二）急性肠胃炎

夏季细菌、病毒繁殖较旺盛，食物容易腐败变质，因此，夏至后是消化道感染性疾病的高发期。老年人生理功能减退，肠胃的运动、吸收功能减退，抵抗力下降，更易患上消化道疾病，最常见的就是急性肠胃炎。该病起病快，同时伴有发烧、呕吐、腹泻、腹痛等症状。在夏季饮食上应选择一些比较新鲜清淡的食物，务必清洗干净，尽可能少吃油腻食物，多喝水。冰箱中的食物不要保存太长时间，需要在空气中放置到常温后再食用。

推荐几款能清暑化湿、健脾止泻的粥汤。

1. 赤小豆鸡内金荷叶粥

赤小豆30克，鸡内金10克，鲜荷叶1张，春砂仁5克，粳米150克。将鲜荷叶洗净、切碎，连同鸡内金一同放入砂锅，加入清水1000毫升，大火浇沸，小火熬煮20分钟，放入春砂仁后再煮10分钟，去渣取汁。将淘洗干净的粳米、赤小豆放入药汁中，添加适量清水，大火煮沸后以小火熬煮成粥即可。有健脾利湿、清热消暑的功效。

2. 薏苡仁橘皮粥

薏苡仁50克，玉竹10克，橘皮5克，大枣10枚，粳米200克。将薏苡仁、玉竹、橘皮与淘洗干净的粳米同置于锅内，加适量水，先用大火煮沸，再用小火煨熬，待米烂粥稠即成。有清热祛湿、健脾益气、生津的功效。

3. 茯苓薏苡赤豆粥

茯苓20克，薏苡仁100克，赤小豆50克，粳米100克。将赤小豆、茯苓、薏苡仁洗净。粳米淘洗干净。赤小豆浸泡半天。将赤小豆、薏苡仁、粳米与茯苓一起入锅，加适量水，用大火煮沸，再用小火煮至赤小豆酥烂，加白糖少许稍煮即成。有化浊利湿的功效。

4. 夏枯草瘦肉汤

夏枯草30克，猪瘦肉120克，法半夏5克，精盐、味精各适量。将夏枯草、法半夏洗净，猪瘦肉洗净切块。把全部用料一同放入砂锅，加适量清水，大火煮沸后，再用小火煮1 ~ 1.5小时，加精盐、味精，再煮一沸即成。有清肝泻火、消暑利湿的功效。

5. 冬瓜薏苡仁羹

薏苡仁100克，冬瓜500克。将冬瓜洗净，切成2厘米见方小块，绞取汁液。将薏苡仁放锅内，加水适量；将冬瓜汁液放入锅内，置武火烧沸，转用文火煎熬两小时，即成。冬瓜味甘，性凉，能清热止渴、利水消肿、清火解毒。适用于阴虚内热所致的咽干咽痛、声音嘶哑、心烦失眠者。食用能滋润咽喉，是用嗓工作者的良好保健膳食。

（三）中暑

中暑是由于在高温高湿环境下，人体内产热和吸收热量超过散热，人体温调节功能紊乱而引起的以中枢神经系统和循环系统障碍为主要表现的急性疾病。对高温环境适应能力减退，体内产热和吸收热量超过散热量是中暑的主要原因。夏至时节与酷暑炎炎的三伏天相隔不远，因此，无足够的防暑降温措施就会中暑。中暑是此时的常见病，它有先兆中暑、轻症中暑和重症中暑之分。

先兆中暑一般是患者在高温环境中劳动一段时间后，出现头昏头痛、口渴多汗、全身疲乏、心悸、注意力不集中、动作不协调等症状。一般阴凉处休息可以缓解。

轻症中暑，除上述症状外，可出现呕吐的症状，这个时候可以食用姜汁止呕。因为姜可以主治呕吐之症，故又被称为“呕家圣药”。将鲜姜用刀削去外皮，切为薄片，再切成小细丝，然后制成细末放入干净的容器中，加入醋、精盐、味精、香油，调拌均匀而成。

重症中暑，除上述症状外，甚至出现昏倒，这个时候同样可以用生姜。将适量的生姜捣成汁灌入患者鼻内，可促进患者神志清醒。所以，宋代大学者朱熹曾说：“姜能通神明，去秽恶。”通神明就是提神醒脑，因为姜为辛辣之物，可以开窍，窍开则气血畅通，神清气爽。

下面推荐几个预防中暑的技巧。

（1）补充维生素　可多吃些新鲜蔬菜和水果。

（2）补充蛋白质　常吃些富含优质蛋白质，又易于消化的食品。

（3）多喝汤，多饮茶　多喝汤既能及时补充水分，又有利于消化吸收。饮温茶能降低皮肤温度1 ~ 2摄氏度，如能在温茶中适当加点盐，以弥补出汗过多而丢失的盐分，对预防中暑更有裨益。

（4）多吃粥　如绿豆粥、金银花粥、薄荷粥、莲子粥、荷叶粥、莲藕粥等。

（5）多吃青菜　如小白菜、香菜等。

（6）多吃瓜果　西瓜味甜、多汁、性凉，是清暑解渴的瓜类之首。另外，香瓜、黄瓜、猕猴桃都有很好的清热解暑作用。

中暑后的饮食注意事项如下。

（1）忌大量饮水　大量饮水不但会冲淡胃液，影响消化功能，还会引起反射排汗亢进。造成体内的水分和盐分大量流失，严重者可以促使热痉挛的发生。

（2）忌大量食用生冷瓜果　大量吃进生冷瓜果、寒性食物，会损伤脾胃阳气，使脾胃运动无力，寒湿内滞，严重者则会出现腹泻、腹痛等症状。

（3）忌吃大量油腻食物　大量吃油腻食物会加重胃肠的负担，使大量血液滞留于胃肠道，输送到大脑的血液相对减少，人体就会感到疲惫加重，更容易引起消化不良。

（4）忌单纯进补　进补过早的话，会使暑热不易消退，或者使本来已经逐渐消退的暑热卷土重来。

第五节
小暑时节养生

小暑是二十四节气中的第十一个节气，公历每年7月7日或8日，太阳到达黄经105度。“暑”字，本义是炎热，后引申为炎热的季节。节气歌谣曰：“小暑不算热，大暑三伏天。”古人认为小暑期间，还不是一年中最热的时候，只是炎热的初期，故称为小暑，大暑节气才是夏季炎热的顶端。此时的农作物都进入了茁壮成长的阶段，需加强田间管理。时至小暑，很多地区的平均气温已接近30℃，时有热浪袭人之感。小暑时节，江淮流域梅雨即将结束，盛夏开始，气温升高，并进入伏旱期。小暑的标志为出梅、入伏。我国古代将小暑分为三候：“一候温风至，二候蟋蟀居宇，三候鹰始鸷。”“一候温风至”，指小暑日后，大地上便不再有一丝凉风，而是所有的风中都带着热浪。“二候蟋蟀居宇”，指五日后，由于炎热，蟋蟀离开了田野，到庭院的墙角下以避暑热。“三候鹰始鸷”，指再过五日，老鹰因地面气温太高而在清凉的高空中活动。小暑过后，就要迎来高温、高湿的“桑拿天”了。不久将进入“三伏天”。小暑时节，天气虽不像“大暑”前后那样炎热，但高温高湿的气候也已十分难耐，这种气候有利于农作物生长，北方的小麦、南方的稻子，此时都开始收割了。所以伴随着新粮食的收获，随之而来的是一系列隆重的祭祀仪式，包括祭天、祭地等，甚至还会祭祀“土地公公”。“食新祭祀”体现了中国人良好的感恩传统。

俗话说：“热在三伏。”小暑节气恰在初伏前后，此时随着温度和湿度的逐渐升高，暑湿两邪互结为害，同时，暑为阳邪，易伤阴津，因此，养生上应注意从饮食、起居、点穴、运动、精神方面进行调节，并注意常见疾病的预防，核心环节是注意消暑祛湿、养阴生津。

一、饮食切忌过寒凉

小暑是一年中气温升高、天气炎热的初始时节，紧随着的是大暑，人们为了消暑去热，常会选择饮食寒凉食物，然而，贪食寒凉的食物于小暑养生而言却是过犹不及的。适度偏寒凉的食物的确能在小暑时节的炎热之下，给人们带来身体上的舒爽，起到解热的作用，但过于寒凉、极端饮食，会增加肠胃负担，容易引发肠胃疾病。寒凉食物是危害脾胃的主要因素之一，长期饮食寒凉食物，容易引起脾胃虚寒，不仅会导致腹泻、腹痛，还会影响食物的吸收。《黄帝内经》云：“有胃气则生，无胃气则死。”脾胃之气受损会影响人的整体生理状况，长此以往还会导致脾肾阳虚。与此同时，小暑时节的多雨高温，更使得本来就在夏季高发的消化道疾病，更加多发、频发，所以这一时节，一定要注意饮食卫生，且饮食要节制，不可贪食、过量，且饮食当以清淡、富有营养为宜，但也要注意营养的均衡。

二、防晒避风慎空调

小暑时节暑湿交蒸，应避免烈日下暴晒，预防中暑；避免汗出后即吹冷风，寒邪侵袭而出现感冒、关节疼痛等疾病；注意休息，适当午睡，保持精力充沛和心情舒畅。

（1）防晒　小暑节气前后，自然界温度高，要防暑降温，避免长时间在烈日下暴晒或劳作。夏天天气炎热，气温高，紫外线强烈，若不注意防晒，疏于采取必要防晒措施，长期于太阳直射下活动，容易晒伤皮肤，更有甚者，可能会中暑。常见的防晒措施有擦防晒霜，出行活动时撑太阳伞，穿着防晒衣等。

（2）避风　小暑时节，切勿贪凉。不可在室外露宿，否则夏夜晚风掠过，很容易导致风、寒、湿之邪乘虚侵袭，引起头痛头重、胃胀腹痛、关节酸痛不适以及消化不良和腹泻。

（3）合理使用空调　入夏后应该在室内温度达到30摄氏度以上才使用空调，白天应该是25 ~ 28摄氏度之间，夜晚睡觉时室温应该调到28摄氏度，室内与室外温差最好在6 ~ 8摄氏度，室温以人在日常生活、学习、工作状态下体感舒适不出汗即可，若在空调房内体感寒冷就说明温度过低了。

三、点穴按摩消暑气

民间有谚语："小暑大暑，上蒸下煮。"由于在这一节气人体出汗多、消耗大，再加之劳累，因此，千万不能忽略对身体的养护。天气炎热、高温酷暑，除了热之外，不要忘了"湿"。这个时候外界湿度大，人体也容易受湿热的侵袭，出现浑身无力、脾胃不和、头身困重等症状，中医将这称为"夏日伤寒"或"湿热病"，由此可能引起水肿。简单的穴位按摩可以达到祛痰除湿的效果。

1. 丰隆

丰隆穴位于人体的小腿前外侧，外踝尖上8寸，条口穴外，距胫骨前缘2横指（中指）。用食指、中指、无名指三指点按本穴，每次1 ~ 3分钟，长期坚持按摩。按摩丰隆穴可祛湿化痰、调和胃气、补益气血、醒脑安神。适宜于暑天按摩。（视频64）

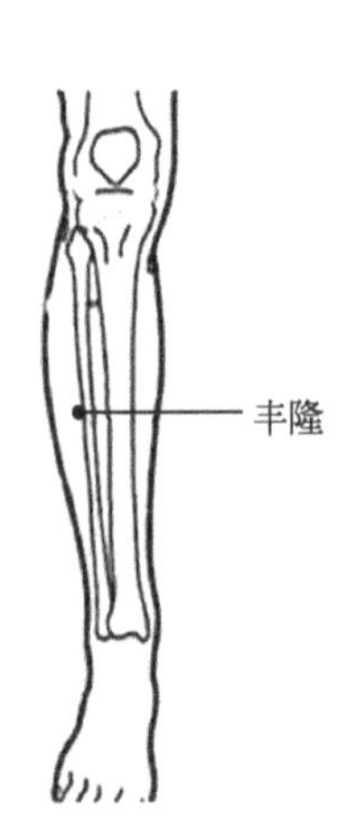

2. 承山

承山穴位于小腿后面正中，委中穴与昆仑穴之间，当伸直小腿或足跟上提时腓肠肌肌腹下出现尖角凹陷处。用指按压此穴1 ~ 2分钟，或揉此穴5分钟亦可。刺激承山穴可以振奋阳气，

排除体内湿气。（视频65）

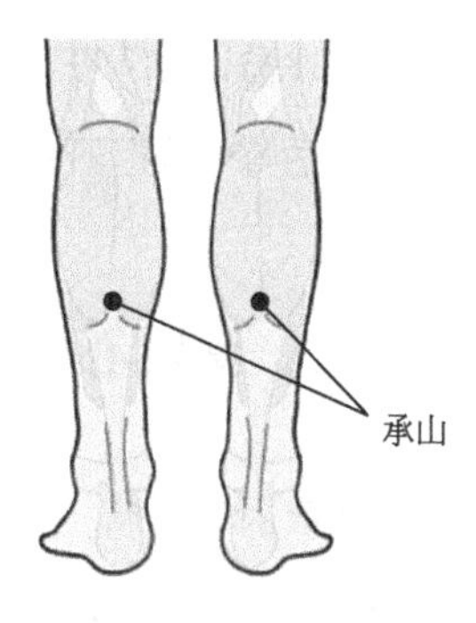

3. 拿捏前胸肌肉

双臂在胸前交叉，用双手拇指贴于胸前，其余四指贴于对侧腋下，然后提拿胸部肌肉数次，同时由内向外移动，反复3 ~ 5次。可以缓解胸闷心慌等症状。（视频66）

四、睡姿得当助“静心”

炎热小暑，心脏当令，暑气最容易伤心，此时要保持精神安宁，以防心脏病的发生。由于小暑时节，昼长夜短，要做到“静心”首先要在注重睡眠、愉悦心情、去除烦闷。睡眠姿势对睡眠质量存在一定的影响，不当的睡眠姿势，常常引起肢体不适，如落枕、手麻等。俗话说：“站如松，卧如弓。”也就是说睡觉的时候要侧卧。古人说曲肱而卧，就是把胳膊弯起来垫在头下，这是个很舒服的姿势。侧身睡最佳的方位是右侧卧位，当然左侧卧位也可以。左右侧卧睡不堵气道，并且还有一个好处，就是侧卧按压在足少阳胆经上，胆作用的时间正好是子时，半夜11点到凌晨1点。这时候侧卧睡觉正好是对胆经的自我按摩。

还有一种仰卧的姿势有助于缓解失眠，叫仙姑睡懒床。正卧仰面朝天，两臂上举，就是四仰八叉的姿势，也就是婴儿出生后，在学会侧卧、趴着睡之前睡觉的姿势。这是心神回归、安宁的状态。

五、早晚运动加补水

小暑之后可以选择早晨或傍晚在河边、花园里进行低强度的运动，如八段锦、太极拳、散步等，避免运动后大汗淋漓。不管汗出多少，在运动中科学补水都是必不可少的。小暑时节天气炎热，人体自身调节体温的方法主要表现为排汗，人体毛孔大开，汗出不止，从而使身体容易缺水。多饮水是消除疲劳、缓解体内代谢的好办法。俗话说：“宁可日无食，不可日无水。”水是身体各系统正常运转的必不可少的物质，水分不足，人们会容易感到口渴。这时多喝水，可解热防暑。喝水时间应分配在一天中的任何时刻，原则是少量多次，每次200毫升左右。一夜的睡眠会丢失不少水分，尽管在起床后没有口渴感，但体内仍然会因为缺水出现血液黏稠。早晨起床后喝一杯凉开水不仅可以降低血液黏度，还增加循环血容量。

六、脾胃心疾要防治

小暑时节之后，气温将会进一步升高。高温天气对消化液的分泌和胃肠功能有明显影响，一些胃肠道疾病及肠道传染病是此节气常见病症；此外，闷热不适的天气还容易诱发心血管类疾病的发生。

（一）小儿厌食

小儿厌食是以长期食欲减退或食欲缺乏为主要症状的儿科常见病。夏天一般出汗较多，孩子体内水分、盐分流失较快。散热时，皮肤毛细血管处于扩张状态，血液流经皮下血管较多，而胃肠道等内脏器官的血液供给相对减少，胃肠道活动减弱，消化液也分泌减少。夏季暑热湿气重，湿气积滞体内也会使胃肠呆滞，一些体质弱的宝宝脾胃功能易下降。山楂山药粳米方可缓解小儿夏季厌食。

【原料】山楂30克，粳米80克，山药20克，白糖适量。

【制法】先将山楂、粳米、山药研细，加白糖及适量凉开水拌匀，然后抖散在打了油的方盒内，隔水蒸熟，取出切成小块，随意服食。

【用法】每日服用3次，每次10克。

【功效】健脾、除湿、消食。

【适应证】小儿厌食。

（二）腹泻

夏季的高温天气，对消化液的分泌与胃肠功能有明显影响，一些胃肠道疾病是此节气常见的疾病。腹泻是指排便次数增加，每日3次以上，粪便质清稀，甚至大便如水样。下面为大家介绍几种腹泻疾病的预防和调治方法。

1. 小米药枣榴皮粥

【原料】小米30克，山药15克，大枣5枚，石榴果皮30克。

【制法】将石榴果皮烧存性，研为细末。

【用法】按常法将上述食材煮粥服食，同时将石榴果皮粉3 ~ 6克混在粥内。每日3次服用。

【功效】健脾养胃、益气止泻、收敛、抑菌。

【适应证】脾胃虚弱所致的腹泻。

2. 扁豆莲子粥

【原料】白扁豆60克，莲子30克，粳米150克，红糖适量。

【制用法】按常法煮粥服食。每日1剂。

【功效】健脾止泻、清暑化湿。

【适应证】脾胃虚弱所致的慢性腹泻、食欲不振等。

（三）心悸

心悸是自觉心跳快而强，并伴有心前区不适感，属中医“心悸”和“怔忡”的范畴，天气炎热的夏季容易出现此种状况。推荐两款茶饮方。

1. 龙眼双仁甘草茶

【原料】龙眼肉20克，酸枣仁、柏子仁、炙甘草各15克。

【制法】将上3味水煎取汁。

【用法】代茶饮用。每晚1剂。

【功效】补血、养心、安神。

【适应证】气血不足型心悸。症见心下悸而喘满、头晕神倦、形寒肢冷、面色㿠白、胸闷不适、气短、自汗、尿少等。

2. 二冬枣仁莲心茶

【原料】天冬10克，麦冬（连心）10克，酸枣仁（微炒捣碎）10克，莲子心10克，蜂蜜30克。

【制法】将天冬、麦冬共制粗末，与酸枣仁、莲子心一同放入保温杯中，用沸水冲泡，候温，调入蜂蜜。

【用法】代茶饮用。每晚1剂。

【功效】养阴清热、宁心安神。

【适应证】阴虚火旺型心悸，症见心悸而烦、失眠健忘、口苦咽干、耳鸣眩晕等。

除了以上预防性的饮食外，还可以通过一种运动方式来预防心血管方面的疾病，这就是“臂跑”。臂跑是以手臂活动来达到锻炼的目的，例如甩手、划圈、击掌，是一种温和的运动方式，特别适合老年人。需要注意的是，在运动之前，要先活动手指、手腕和手臂。而且也不能随意增加运动强度和运动时间。经常坚持臂跑，可以加速体内糖、脂肪和蛋白质的分解，提高人体的心肺功能，促进血液循环，减轻心脏负担，从而预防心血管方面的疾病。

第六节
大暑时节养生

大暑是一年二十四节气中的第十二个节气，每年公历7月23日或24日，太阳到达黄经120度。大暑与小暑一样，都是反映夏季炎热程度的节令。大暑相对小暑，顾名思义，更加炎热。暑热程度从小到大，大暑之后便是立秋，正好符合了物极必反规律，可见大暑的炎热程度了。

我国古代将大暑分为三候：“一候腐草为萤；二候土润溽暑；三候大雨时行。”一候腐草为萤，指从腐草和烂竹根而化生的萤火虫产卵的事。其实，这只是眼中所见的一种假象。在这个炎热的时节，萤火虫在此时孵化出壳，晚上的荧光点点又在酷暑中给人带去无限的浪漫和清凉。二候土润溽暑，即土壤浸润，空气湿热。由于降雨多，土壤、空气湿度大、温度高，是农作物疯长的时刻。三候大雨时行，是说大暑是一年中日照最多、气温最高的时期，是雨水最丰沛时期。因此，大暑时节也是雷雨天气横行的季节。

大暑时节是喜温作物生长速度最快也是乡村田野蟋蟀最多的时期，在我国有些地区，人们有茶余饭后斗蟋蟀的习俗。大暑也是雷阵雨最多的时期，大暑时节，天气灼热似火，暴雨时行，人会感觉闷热黏腻。饮食方面，广东、湘东南地区流行有“六月大暑吃仙草，活如神仙不会老”的谚语。仙草即“凉粉草”“仙人草”，为药食两用植物，其茎叶晒干后可做成烧仙草，广东一带也叫凉粉，是一种类似龟苓膏的甜品，由于其神奇的消暑功效，被誉为“仙草”。浙江台州有大暑节气吃姜汁调蛋的风俗，部分地区也有老年人吃鸡粥等习俗，福建莆田人在大暑节气那天有吃荔枝等的传统，因为姜汁能温阳祛湿，鸡蛋、鸡肉、谷米有补气血、健脾胃的功效，荔枝有温阳补血的作用，像鲁南地区在大暑节气要喝“暑羊”（即喝羊肉汤），徐淮地区伏天要吃羊肉等，也是借助大暑来温补阳气。所以这些传统习俗既有民俗文化意义，亦有养生保健价值。

“热在三伏”，大暑是一年里最热的节气，一般在三伏天的中伏阶段。气候的特点一是气温高，白天的最高温度一般在30摄氏度以上，有的地区甚至达到40摄氏度或更高；二是雷雨多、湿度大。这样的天气会对人们的生理和心理带来不利影响，容易使人急躁、没耐心、得肠胃病。因此，大暑三伏天，养生要把握六个原则：一是科学饮食，调养脾胃；二是夜卧早起，助眠有序；三是冬病夏治，多法助阳；四是戒思虑常欢喜，精神愉悦时谨记；五是夏练三伏，开门逐暑；六是季节疾病宜早防。

一、科学饮食，调养脾胃

（一）解暑祛湿，兼调脾胃

暑邪兼湿邪，易耗气伤津，于是有人认为三伏天更应进补。其实，这种观念是不对的，三伏天应慎进补，重祛湿解暑兼调养脾胃。因为夏季暑湿弥漫，脾胃功能较为迟钝，如果过食肥甘腻补之物，则致损胃伤脾，影响营养消化吸收，有损健康。因此，夏季养生最好以解暑祛湿为主兼调养脾胃。解暑祛湿推荐绿豆、赤小豆、荷叶、玉米须、冬瓜皮等，健脾祛湿推荐芡实、山药、茯苓、白扁豆、薏苡仁等。推荐祛湿化浊茶，取藿香、佩兰各10克，泡茶喝即可。藿香芳香化浊，和中止呕，发表解暑；佩兰芳香化湿，醒脾开胃，发表解暑，有健脾利湿之效。另推荐祛湿解暑粥。根据食量取扁豆、薏苡仁、莲子、绿豆一起熬成粥，每天喝一碗即可。

（二）宜食用益气养阴“度暑粥”

大暑天气酷热，出汗较多，容易耗气伤阴。人们常常是“无病三分虚”。因此，除了要及时补充水分外，还应常吃一些益气养阴的食品以增强体质，使湿热之邪无隙可乘。但所选食物一定要清淡，不可过于滋腻，否则极易碍胃，导致消化不良。如大枣、鸡蛋、牛奶、蜂蜜、莲藕、木耳、豆浆、百合等都是夏日的进补佳品，可根据个人口味选用。大暑气候炎热，可以用粥来滋补身体。李时珍认为："粥与肠胃相得，最为饮食之妙。"在大暑节气，典型的"度暑粥"可以选择莲子百合粥、西瓜翠衣粥等，这些食材都具有补气、养阴、清暑、健脾、养胃的功效，可以帮助人们安度盛夏。

二、夜卧早起，助眠有序

大暑湿热交蒸，天气闷热，晚上也酷热难耐。《黄帝内经》指出睡眠养生要"夜卧早起"，因此，许多人喜欢纳凉至深夜，其实，正确的做法是要保证睡眠充足，不宜在过于困倦时才睡觉，应当在微感疲乏时便上床休息，最晚11点要上床，以便第二天早起，并且睡眠前不可做剧烈运动。由于炎热，有些人贪凉而露宿于外；或睡于电风扇下，直吹取凉。这些都是不好的习惯。中医指出："夏夜避风如避箭。"夏季虽热，但仍阴气逼人，下半夜风也很凉，尤其在室内过道的风力比较大。而夏季人体皮肤毛孔开泄，人睡着之后，身体抵抗力较弱，极易遭受风邪的侵袭。因此，睡眠时不可露宿，室温要适宜，不可过凉或过热。

大暑时节，天气炎热的程度已达高峰。很多人认为，只要闭上眼睛，就有助于尽快进入睡眠状态，实际上这种理解是不正确的，真正良好的睡眠是先睡心，后睡眼。首先，在睡前半小时使情绪平稳，心思宁静，摒弃一切杂念；其次，可以稍微活动一下身体。例如，睡觉前可以做些简单的家务，扫扫地、擦擦桌子等，或者可以在房子附近散散步；再次，睡前要洗脸、洗脚，如果有时间和精力的话，还可以按摩面部、搓搓脚心，然后静静躺下，逐渐进入深层睡眠。

三、冬病夏治，多法助阳

大暑是农历六月，属于中医的长夏，可以克制冬季发病的宿疾。所谓"冬病"是指一些慢性疾病，每逢冬季加重，例如老年性慢性支气管炎和支气管哮喘、冻疮等；"夏治"则是在夏天最炎热的"三伏天"里，值此自然界和身体阳气最旺之时，进行穴位贴敷治疗，通过温补阳气、活血通络等方法使内伏寒邪得以驱散，阴阳气血得以平衡，从而达到防病、治病的目的。

在三伏天期间，内服补益脾肺肾、增强卫气功能的中药丸、散、煎剂，以扶正固本，可达到事半功倍的效果，可以预防感冒、老慢支和哮喘的发作，甚至使之根治。冻疮冬天好发，如果夏天用鲜芝麻花常搓易冻伤处，或农历六月取大蒜捣烂，用少许涂抹皮肤，也可预防冬月冻疮。此外，夏天也是便于中药外用的时节。如用中药煎汤洗浴，能起到防治多种皮肤病的作用。

三伏贴疗法，源自清朝，又名天灸，可治疗过敏性气喘、过敏性鼻炎、异位性皮肤炎，并预防感冒。在一年当中最炙热的三伏天，在背部的特定穴位贴上膏药，在这期间，毛细孔张开，易由皮肤吸收药效，从而到了秋冬就可以告别过敏性气喘老毛病。三伏贴所用中药是延胡索、细辛、麝香、白芥子、甘遂等。制作方法为将上药磨粉后，姜汁糊丸，敷贴于肺俞、心俞、膈俞、定喘、大椎等穴位上，即完成三伏贴。可温肺散寒、止咳平喘、化痰散结、开窍通络。各大医院三伏贴的用药略有不同，这里只是其中一种。本方适用于支气管哮喘、慢性支气管炎、肺气肿、肺心病、慢性呼吸衰竭、慢性咳嗽、反复感冒、慢性鼻炎、慢性咽炎等多种肺系疾病。

四、戒思虑常欢喜，精神愉悦时谨记

时至长夏，自然气候开始由暑热偏盛向湿偏盛转化。人体内的“生物钟”也由“心脏主令”向“脾脏主令”转化，即人体的精神心理、心态情绪会随着自然和季节气候的变化而发生相应的变化，夏季心主喜，长夏脾主思。因此，大暑时节高温酷热，湿气偏盛，人们易由心烦意乱出现无精打采、思绪紊乱、食欲不振等异常，这是“情绪中暑”所引起的。

“情绪中暑”在西医学上称为“夏季情感障碍综合征”。“情绪中暑”对夏日人们的日常生活和身心健康的危害甚大。特别是老年体弱者，由于情绪障碍时容易引起心肌缺血、心律失常和血压升高，甚至还会引发猝死。因此，人们特别是有心脑血管疾病的人，要重视“情绪中暑”的预防。情绪中暑的预防，一是避免思虑过度。多思多虑易耗伤脾气，脾虚不能藏意，其人易回忆过去的事情，多后悔自责，导致情绪抑郁，或原本抑郁加重。宜专注于当下的生活，不宜对过往思虑太多，应寡思少语以养神。要调节自己的脾气、习气和个性，保持心平气和、心态清静、情绪稳定。二是采用心理纳凉。王安石有诗云："晴日暖风生麦气，绿阴幽草胜花时。"可采用"心理暗示"和"心理纳凉法"等法调整情绪，想象自己处于大自然之中，绿树摇曳、飞泉漱玉，"笑一笑，十年少"，使自己心旷神怡、心平气和、情绪稳定。三要调整饮食，调理脾胃。饮食营养、清淡并易于消化，有助于脾胃运化和湿气排出。

五、夏练三伏，开门逐暑

民间有谚云："冬练三九，夏练三伏。"这是古代先民长期养生修炼的经验总结，显示了成就一番伟业需要持之以恒，寒暑不能间断。三伏天是一年中最热的阶段，而大暑又是三伏天的中伏，是三伏天中的最热的一伏。"夏练三伏"从中医角度上是很好理解的，中医讲究"开门逐寇"，邪有所出。给邪出路，让积攒在身体的各种不好的东西排泄出去，身体自然就好了。大暑是一年中阳气最盛的时节，夏练三伏有助于阳气的升发，祛除长久瘀积体内的寒湿之气。现代医学证明，炎热的高温天气，是一年中驱除寒湿的最佳时节。人体内会产生一种应激蛋白，可抵抗暑气对人体的伤害，因此，夏练三伏可提高身体适应不同环境的能力。顺应天时，借助天时的推动，排除久藏在体内的寒湿病气，重塑身体从而做到"百毒不侵"。

夏练三伏要讲究"因时、因地、因人制宜"，所谓"因时"即避开暑气，选择早晨或傍晚锻炼；而"因地"即选择通风凉爽的地方，不要待在太阳底下暴晒；"因人"即要根据个人体质选择合适的锻炼方式。例如，可以在清晨或傍晚选择运动量相对较小的运动，如广播体操、太极拳、跳绳、慢跑、羽毛球、乒乓球等，避免过于疲劳、出汗过多而耗气伤津，同时在运动过后要适当饮用温开水，补充体液。

六、季节疾病宜早防

预防是最好的治疗，中医上也推崇"上工治未病"。大暑节气为一年最为炎热的时间段，有哪些常见病呢？该如何预防呢？

（一）预防痱子

大暑暑湿最盛，蕴结于体表，容易形成痱子。预防痱子应注意环境通风，避免过热；注意皮肤清洁，及时擦汗，勤换衣、勤洗澡，保持精神愉快。常喝绿豆汤及其他清凉饮料，平时宜吃清淡易消化的食物，少吃油腻和刺激性食物。没有长痱子的在洗澡之后，可用痱子粉扑在身上。十滴水、花露水等也有防痱的效果。平时勤剪指甲，防止搔抓，避免皮肤继发感染。

（二）预防阴暑

在小暑阶段中暑以感受暑热（阳暑）为主，而在炎热的大暑节气里，由于时值长夏，湿大于热所以更多的是以感受阴暑为主。因此，中医提出中暑有阴阳之分。若分不清楚阴阳，则不利于中暑的防治。阳暑，是由酷热造成的。由于暑热伤人，耗气伤阴，多夹湿气，所以阳暑的主要症状有发热、浑身困重、出虚汗、腹泻、头昏，甚至昏厥、抽搐等。有的人做了一天的体力活，酷热难当，突然昏倒；有的人在闷热的车里，出了很多汗，突然栽倒在地。这是中暑，中的就是阳暑。阴暑，是过于避热贪凉饮冷受寒湿引起的。因为暑热湿盛的时候，人们的毛孔是开张的，腠理是疏松的，此时如果突然受凉，风寒湿邪等便会长驱直入，从而引发中暑症状。主要症状有腹痛腹泻、全身酸痛、恶心、发高烧等。中阴暑通常是在睡眠、午休和纳凉之时，或夜间露宿室外，或运动劳作后立即用冷水浇头冲身，或立即快速饮进大量冷开水或冰镇饮料，或睡眠时被电扇强风对吹而引发。

对于阴暑的治疗，首推藿香正气水。从中医学的角度来讲，藿香正气的药性偏于温热，因此仅适用于阴暑症状。而且，大暑时节，晒着太阳吃海鲜、晒着太阳喝冷饮，都可能中阴暑，所以，少吃寒凉东西。若要清凉度夏，不妨常喝稀饭、淡茶、菜汤、豆浆、果汁，而多吃萝卜、茅根、荸荠、番茄等，也可预防阴暑。

（三）预防腹泻

长夏是腹泻高发季节。腹泻早期，可以使用纯中药外用药丁桂儿脐贴，不仅能增强胃肠功能，而且安全高效无副作用。同时注意补充水和盐分，避免出现脱水症状，饮食以清淡易消化的粥等为主，一般都能很快控制和改善腹泻症状，如果是脾虚湿盛为主，可以用参苓白术散，如果是暑热为主，可以用葛根芩连汤。若情况复杂，或有发烧等其他症状，可以服用黄连素，或及时送医诊治。除了按医生的要求治疗外，家庭护理也很重要。预防肠道疾病的关键是把好“病从口入”这一关。要养成饭前便后洗手的好习惯，不喝生水，不吃过期、变质的食物，吃瓜果前要洗净、削皮。尽量少吃冷饮和街头小吃，放入冰箱的剩饭菜，要重新热透再食用，避免暴饮暴食。

第三篇　秋季篇

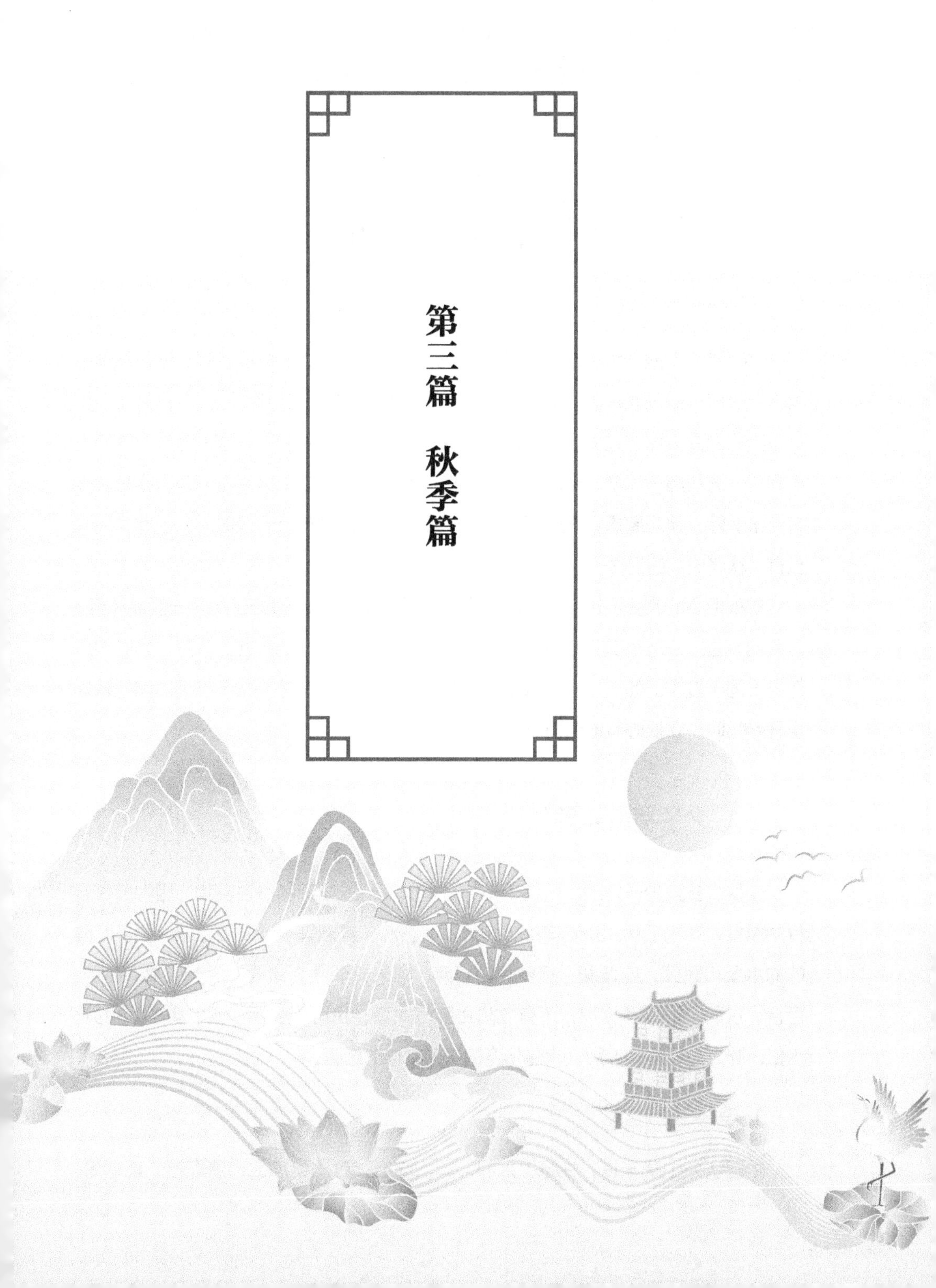

秋季包括立秋、处暑、白露、秋分、寒露、霜降六个节气，气候变化经历了由热转凉，由凉转寒两个阶段。由于每一个节气都有着属于自己的特点，因此在日常饮食、起居、锻炼等活动中要注意根据节气的不同特点，有针对性地进行养生保健，从而达到“天人相应”的自然状态，维持身体健康。

第一节
立秋时节养生

立秋是二十四节气中的第十三个节气，每年在8月7 ~ 9日之间，它是秋天的第一个节气，预示着秋天的到来。民间有谚语说：“立秋之日凉风至。”立秋一般预示着炎热的夏天即将过去，秋季即将来临。立秋以后，秋后下一次雨凉快一次，因而有“一场秋雨一场寒，十场秋雨要穿棉”的说法。但立秋以后由于夏季余热并没有完全消除，秋阳肆虐，气候开始偏向干燥，通常还会热上一段时间，因此，民间也有“秋老虎”的说法。

立秋相应地改变了人们的生活方式。我国古代将立秋分为三候：“一候凉风至；二候白露生；三候寒蝉鸣。”是说立秋过后，刮风时人们会感觉到凉爽，此时的风已经不同于夏季的热风；接着大地上早晨会有雾气产生；并且秋天感阴而鸣的寒蝉也开始鸣叫。立秋时节该如何养生呢?

一、少辛增酸敛肺气

立秋饮食宜少辛增酸。所谓少辛，是指少吃一些辛辣刺激性食物，因为肺在五行中属金，通气于秋。少吃辛辣，如葱、姜、蒜、辣椒等辛温发散之味，要多吃酸味的水果和蔬菜，如莲藕、蜂蜜、白芝麻、糯米、荸荠、葡萄、萝卜、梨、莲子、百合、甘蔗、银耳等食物，可有效防止肺气太盛。也可以食用沙参、麦冬、川贝、杏仁、胖大海等润肺养阴、止咳化痰的中药制作的药膳。

1. 莲藕

中医认为生藕味甘，性寒，入心、脾、肺经，可消瘀凉血、清烦热、止呕渴。

适用于烦渴、酒醉、咯血、吐血等症，是除秋燥的佳品。因为其有很好的滋阴清热并还有化瘀作用，因此，民间人们喜欢将莲藕作为妇女产后的养生保健食品。熟藕，其性由凉变温，其味甘，有补心血、养胃滋阴、健脾益气的功效，是一种很好的食补佳品。此外用藕加工制成的藕粉，营养丰富，有助于胃肠道消化，又能滋阴养血止血、降糖消脂，是不错的秋季养生食物。

推荐三款贴心药膳。

（1）鲜藕茶

【主要原料】鲜莲藕250克，红糖20克。

【制作方法】把洗净的莲藕切成薄片，放入锅中，加水适量，以中大火煨煮半小时左右，再加入红糖拌匀即可。

【功效主治】清热去火、养胃活血。适合于肺胃津亏血瘀之人调养之用。

（2）藕粉粥

【主要原料】藕粉100克，粳米100克，红糖适量。

【制作方法】将粳米淘洗干净，放入锅中加水煨煮，待稀粥将成时，放适量红糖和已经用开水搅拌均匀的藕粉，最后搅拌成稠粥即可。

【功效主治】安神补脑、健脾止血。适合于肺胃津气伤及血瘀之人补养之用。

（3）莲藕牛腩粥

【主要原料】莲藕250克，牛腩250克，赤小豆25克，生姜2片，大枣4颗，食用盐少许，冷水适量。

【制作方法】将新鲜的牛腩洗干净，切大块，先用开水焯后过冷水，漂洗干净；莲藕洗干净，去表皮，切成大块；赤小豆、生姜、大枣洗干净。准备好上述材料后，将材料放入冷水中，大火煲开转小火煲3个小时，加少量食用盐即可。

【功效主治】补益脾胃、降糖消脂。适合于脾肺气阴亏虚、高血脂之人食用。

2. 蜂蜜

中医认为蜂蜜味甘，性平，归肺、脾、大肠经，具有补中益气、滋阴润燥、清热、止痛、解毒的功效。

现代研究表明，蜂蜜具有降低胆固醇，促进血液流畅的作用，因此，蜂蜜对神经衰弱、高血压、冠状动脉硬化、肺病等均有疗效。在秋天适量地服用蜂蜜，不仅有助于养阴润燥、养肺保肺，还有延缓衰老、保持年轻的作用。蜂蜜中所含抗生素，有杀菌防腐作用，可加速伤口愈合，保护皮肤健美。蜂蜜中的矿物质与人体血液中的矿物质含量颇为相似，这样更有利于人体对矿物质的吸收，强化人体的碱性成分并中和血液中的酸性成分，从而使人较快地解除疲劳，增进健康。

推荐两款贴心药膳。

（1）蜂蜜柚子茶

【主要原料】柚子1个、蜂蜜200克。

【制作方法】先将柚子清洗一下，用食用盐搓一下表皮，再放进60摄氏度左右的水中泡10分钟，这样就可以先去掉柚子表皮的蜡质，将柚子剥开，去掉柚子皮和柚子肉中间的白色部分，越薄越好，这样可以减轻柚子的苦味。将柚子皮切成细丝，越细越好，然后倒入淡盐水中浸泡15分钟。将锅中放入水和冰糖，烧开后转小火先煮一下柚子皮（柚子皮放入的量是肉的四分之一，这样做出的柚子茶苦味很少，小孩也能接受），煮柚子皮时，剥出柚子肉。柚子皮煮至透明状时，再下柚子肉一起大火煮开，然后转小火煮，不停地搅拌，熬至黏稠。关火，晾一下，温热时倒入蜂蜜，搅拌，装瓶，放入冰箱冷藏3天就行，时间越久味道越好。

【功效主治】蜂蜜柚子茶是一款美容养颜的健康茶，蜂蜜具有润肠通便的作用，而柚子能理气化痰，润肺清肠，因此蜂蜜柚子茶可以健脾润肠，特别适合便秘及容易生暗疮的人饮用。

（2）蜂蜜蛋糕

【主要原料】低筋面粉60克，鸡蛋2个，蜂蜜40克，糖30克，色拉油30毫升。

【制作方法】将蜂蜜倒入碗中，打入鸡蛋，将碗放入热水中，用电动打蛋器低速打起泡，再换高速，打发，打至鸡蛋变成白色，提起打蛋器花纹也不消失，体积膨胀。在打发的蛋糊中放入两次筛过的低筋面粉，刮刀从底部向上搅拌均匀。加入油再搅拌。用裱花袋将面糊挤入纸模具中，然后烘焙，上下火170摄氏度8分钟，上色后调至140摄氏度10分钟。

【功效主治】滋阴益气，可用于秋燥干咳。由于其易于消化，老少皆宜。

二、早睡早起，起居有序

秋天气候适宜，相对于夏季的高温和冬季的严寒，实在是睡眠的好季节。有时候错误的睡眠习惯不仅浪费秋天大好时光，而且不利于健康。因此了解秋天科学的睡眠方式是必不可少的。

秋季睡眠总的原则是早睡早起，以应秋候。经过一个相对少眠的夏季，秋季要注重搞好睡眠。

除了早睡早起，秋季的睡眠还应注意以下几个方面。

（1）忌睡前进食　睡前进食，会增加肠胃负担，不但会影响入睡，而且容易造成消化不良。如长期睡前进食，肯定有害身体健康。当然，也不能饿着上床。睡前如感到饥饿，可适当吃点温软的食物，且应在食后休息一会儿再睡觉。

（2）忌睡前饮茶饮咖啡　众所周知茶和咖啡中含有大量的咖啡因，咖啡因能刺激神经系统使之保持兴奋状态，睡觉之前喝茶或者咖啡会促进中枢神经兴奋，让人难以入睡，此外中枢神经兴奋会加快血液运行，从而容易导致夜尿增多。

（3）忌睡前情绪激动　睡觉前情绪波动较大会影响大脑皮层细胞活跃，此外睡前情绪波动较大，中医讲易怒伤“肝”，因此睡觉之前一定要让自己的情绪保持平静，避免过度悲伤和喜悦，保持中正平和，这样有利于放松心情，让大脑皮层处于安静状态，快速进入睡眠。

（4）忌睡前过度娱乐　白天人处于紧张状态，忙着处理各种复杂的事情，到了晚上已经身心疲惫了，此时身体是需要休息的，人体就好比一台精密的机器一样，运行时间长了是需要保养的，因此晚上就是人体“保养”的最佳时间，此时应该减少娱乐活动，尽量在晚上10点半之前上床睡觉，这样才能使白天消耗的体能得到补充，又能养精蓄锐以饱满精神去完成明天的重任。

（5）忌睡时多言　俗语讲：“吃不言睡不语。”意思是在吃饭和睡觉的时候尽量不要说话，一方面上床睡觉谈话，会使人大脑皮层兴奋，比较不容易进入睡眠状态。另一方面长时间的久卧交谈容易损伤肺气。因此建议在晚上睡觉的时候不要长时间进行交谈，有什么事可以先解决完，然后再上床睡觉。

（6）忌睡时掩面　很多人喜欢睡觉的时候将被子捂在脸上，特别是冬天，天气寒冷，睡觉时若感觉头部受冷，习惯性地将被子捂在头上保暖。这是一种很不好的习惯，一方面被子里面可能氧气含量少，会让人呼吸困难，时间久了会影响呼吸系统的通畅，另一方面被子里面可能含有大量的细菌和有害微生物，它们会影响肺的功能，对健康造成极其不利的影响。

（7）忌睡时张嘴　很多人睡觉时喜欢张嘴或者用嘴呼吸，这也是一种很不好的习惯。人们正常呼吸时鼻腔中的纤毛会过滤掉一些空气中的杂质，并且还能使进入肺部的空气湿润有温度。长时间用嘴呼吸会造成口腔发干，甚至出现咽炎，此外不利于过滤掉空气中的有害物质。

（8）忌睡时被风吹　中医认为睡眠是“阳入阴”的一种状态，也就是说当人睡觉的时候体表的保护机体的阳气会进入体内，出现体表阳气虚弱，从而导致抵抗能力下降，容易感受风邪等邪气。因此在睡觉时房间的窗户没有关，或者处在风口，很容易导致疾病的发生。

三、穴位按摩防秋疾

在中国传统医学观念里，秋气和人体的肺相通应，肺开窍于鼻，而其华在毛。

在秋天，秋高气爽也带着燥气，若肺气失调，则容易出现鼻干口燥、干咳、喉咙痛等上呼吸道疾病。所以，秋季养生要注意呼吸系统的维护，特别要注意肺部的

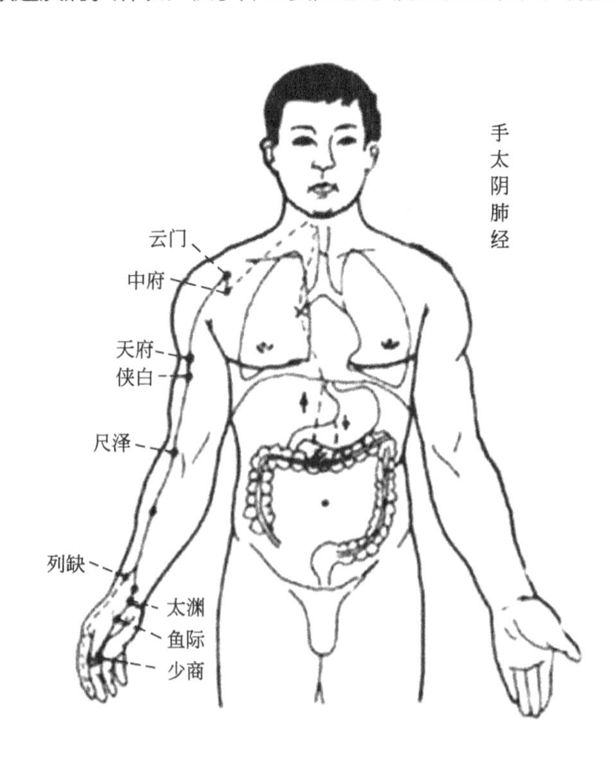

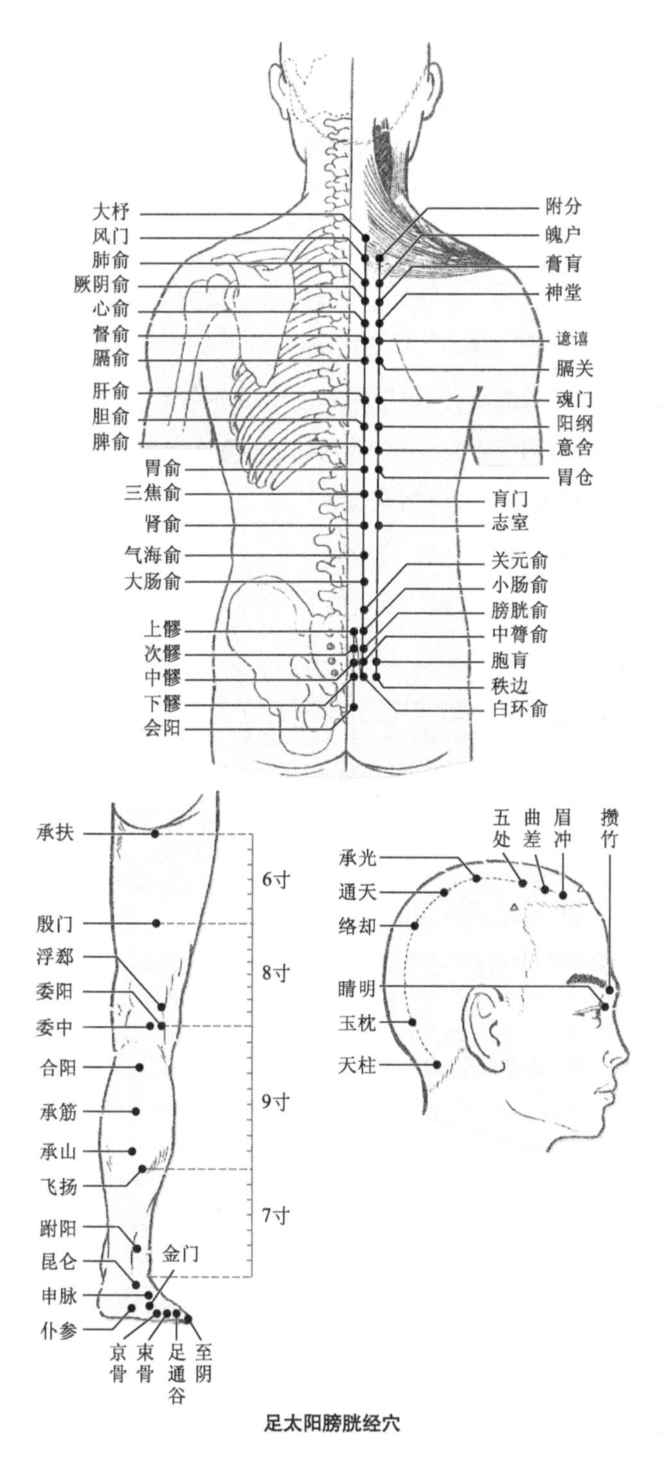

足太阳膀胱经穴

调养。在刚刚过去的夏天里，人们喝冷饮，穿衣盖被都尽量轻薄，使得脾胃虚寒，而脾又为“肺之母”，脾受凉必然会对肺有影响。中医还有“肺为娇脏”的说法，就是说肺既怕冷也怕热。即使在其他季节里没有注意养肺，在秋季也要对肺特别关注，因为在适合养肺的季节里多呵护肺，可能会收到事半功倍的效果。秋季护肺，按揉穴位是一个很好的选择，这些穴位包括肺俞、合谷、太渊、列缺等。（视频67）

秋天穴位1
视频67、68

1. 肺俞

肺，肺脏；俞，输注；本穴为肺之背俞穴，故名。本穴属于足太阳膀胱经，为足太阳膀胱经循行路线上位于背部的背俞穴之一。（视频67-1）

【定位】俯卧位或俯伏坐位，先找到背部上方取穴标志：颈部前屈时项部最高骨性突起——第7颈椎，再向下数至第3胸椎棘突下方，根据骨度分寸法，肩胛骨内侧缘与脊柱之间为3寸，两线的中点即脊柱旁开1.5寸处，为肺俞穴所在。

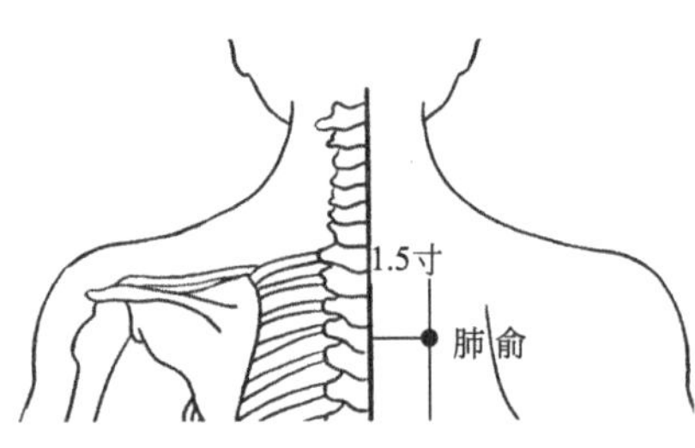

【主治】颈项拘急、肩背痛、咳嗽、气喘、感冒等。

2. 合谷

合，汇也，聚也。谷，两山之间的空隙也。合谷名意指大肠经气血会聚于此并形成强盛的水湿风气场。故名合谷。（视频67-2）

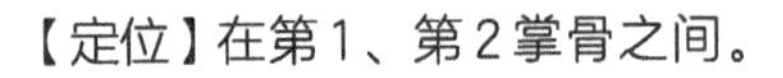

【定位】在第1、第2掌骨之间。

【取穴】拇指、食指合拢，在肌肉的最高处取穴。

【主治】头痛、目赤肿痛、鼻出血、牙痛、牙关紧闭、口眼㖞斜、耳聋、咽喉肿痛、腹痛、便秘、经闭、青春痘、三叉神经痛、眼睛疲劳、耳鸣、打嗝等。

3. 列缺

列，分解，裂开；缺，缺口。此穴为手太阴肺经之络穴，当肱桡肌腱与拇长展肌腱之间，有如裂隙处，故名。（视频67-3）

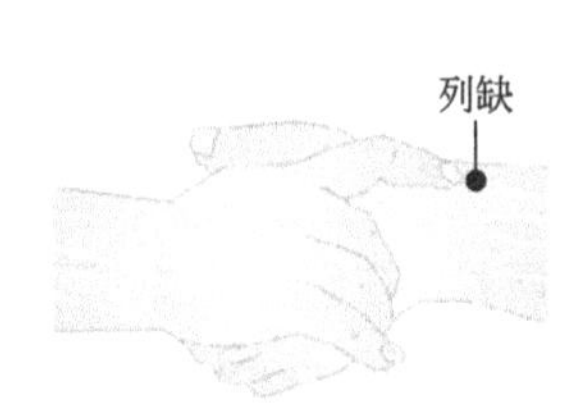

【取穴】在前臂桡侧缘，桡骨茎突上方，腕横纹上1.5寸。

【主治】疏风解表、宣肺理气、止咳平喘，是治疗伤风外感病的要穴。

四、恬淡虚无防“悲秋”

人有七情六欲，随自然环境变化会有不同的表现。在一年之中，悲伤情绪在秋季特别明显。秋天草木枯黄，万物凋零，一片萧条的景象，睹物生悲。正常的生理状态下，人的悲伤在一定范围内对人伤害很小，但是一旦悲伤过度，就会损伤肺脏。中医认为，肺属于金，同于秋，主悲，所以，秋季到来一定注意调节情绪，适当放下生活的杂念，做到“恬淡虚无”，保持心情平和，不攀比，不气馁，气定神闲，悠然自在，这样才能安然度过。

那么，怎样才能知道自己是不是过度“悲伤”的人呢？下面这个测试就可以回答您。

① 无法一觉安眠到天亮，整天疲累在床，睡眠过多、噩梦连连。

② 哭泣、易怒、烦躁不安、犹豫不决，无法集中心思做事，头脑不清，对平常能引起快乐的事物也变得提不起劲来。

③ 情绪低落和沮丧，甚至无法忍受，每天早晨及上午最明显。

④ 悲观、失望、愧疚、无助感、无望感，感觉自己一无是处。憎恨自己，责备自己，甚至脑海中不断涌现出想处罚及伤害自己的念头。

⑤ 强迫性地一再想到“死亡”，自杀或活不下去的念头挥之不去。

⑥ 食欲改变，不是降低就是极端怕饿，体重下降，胃肠不适或便秘、头痛、头晕、胸闷、心悸、频冒冷汗、肢体沉重，失去性欲或是月经失调。

若以上描述的答案是“是”，项目愈多则悲伤指数愈高，且症状持续的时间愈长，愈有可能患忧郁症。

当反复出现悲伤情绪的时候，应该适当调整一下自己的情绪，重新审视自己的人生目标和生活习惯，当出现严重的情况时一定要及时就医，帮助身体恢复健康。

五、耐寒锻炼有纲纪

养生专家指出，初秋适当进行一些耐寒锻炼，有助于提高人对环境变化的适应能力，提高心血管系统的功能。这样做，也可以更好地度过冬天。一般来说，耐寒锻炼包括登山、步行、打太极拳、洗冷水浴、骑自行车等。可以根据自身的健康状况、兴趣，来选择具体的项目。需要注意的是，秋季人体的柔韧性和肌肉的伸展度下降，运动前要热身以舒展肢体，同时运动中不应突然加大运动量。

有些人认为，耐寒锻炼是纯粹的受冻，事实并非如此。耐寒锻炼是有一定原则的。

（1）锻炼要把握好“度” 出门进行耐寒锻炼时，不要过度地“动”，应该以不打寒战为宜。

（2）锻炼应循序渐进 很多人认为，锻炼的时候要少穿，否则稍微一动就热得很。其实，在进行运动的过程中，衣服应该一件一件地减少，千万不要仅穿件单衣、冻得不得了就出门，打算靠运动产热来升温。同时，活动时间应由少开始，逐渐增多，以给身体一个适应的时间。

（3）锻炼后要记得补水 秋天气候干燥，容易出现口舌少津、嘴唇干裂、大便干燥等症状，再加上运动时会有汗液蒸发等，体内更加容易丧失水分，从而加重身体因缺水而产生的各种燥症。因此，进行耐寒锻炼后，要给身体进行一次补水。

六、常食药膳防秋燥

由于夏天出汗过多，体液损耗较大，身体各组织都会感觉缺水，人在秋季就容易出现口干舌燥，便秘、皮肤干燥等病症，也就是人们常说的“秋燥”。下面介绍几种防“秋燥”的药物。

（一）肺燥

肺燥表现为鼻腔干燥、咽喉干燥、大便干燥，可以食用麦冬。

麦冬是百合科多年生常绿草本植物，根较粗，中间或近末端常膨大成椭圆形或纺锤形的小块根。

麦冬味甘、微苦，性微寒。

麦冬可养阴润肺、益胃生津、清心除烦，用于肺燥干咳、阴虚痨嗽、喉痹咽痛、津伤口渴、内热消渴、心烦失眠、肠燥便秘等症。

西洋参麦冬茶

【主要原料】西洋参10克，麦冬10克。

【制作方法】泡水，代茶饮，每天1次。

【功效主治】补气、养阴、润燥。适于秋燥明显，鼻干、咽干、干咳之人饮用。

除此之外，预防秋燥，补水同样必不可少。秋季天气干燥，要多吃滋阴润燥的食物，如梨、糯米、蜂蜜等；常吃些酸性食物，如山楂、秋梨膏、柚子等具有收敛、补肺的功能。尽量不要吃辛辣食物。

（二）胃燥

胃燥表现为消化不良，口干、口渴、大便干，可以食用沙参及其药膳。

沙参是桔梗科多年生草本植物，根胡萝卜状，以根入药。无毒。根煮去苦味后，可食用。

现代药理研究认为，沙参可提高身体细胞免疫和非特异性免疫，抑制体液免疫。具有调节免疫平衡的功能。沙参也可提高淋巴细胞转换率，并具有祛痰和强心作用，因此对于立秋干咳痰黏、心慌等有一定调节作用。

沙参玉竹猪皮汤

【主要原料】沙参30克，玉竹15克，陈皮6克，新鲜猪皮250克，食盐少许。

【制作方法】先将猪皮表面的毛刮净，置于沸水中焯5分钟，减少皮下的油脂，捞出切成粗条状备用。将沙参、玉竹、陈皮洗净。将陈皮切成细丝状，沙参折成约3厘米长的段。然后将汤料共同放入汤煲内，加进适量清水，先用武火煮沸，改用文火煲2小时，调味即可。

【功效主治】养阴润燥、润泽肌肤。中医学认为“肺为娇脏，喜润而恶燥”。秋季来临，大多有肺阴不足的病理变化，方中沙参、玉竹、猪皮等养阴润肺、滋阴补血，陈皮开胃、帮助消化，对肺阴亏虚的预防与治疗有较好的疗效。

第二节
处暑时节养生

处暑，即“出暑”，是炎热离开的意思。是农历二十四节气之中的第十四个节气，交节时间点在公历8月23日前后，太阳到达黄经150度。

处暑是反映气温变化的一个节气，意味着即将进入气象意义的秋天，“处”含有躲藏、终止意思，“处暑”表示炎热暑天结束了。

我国将处暑分为三候：“一候鹰乃祭鸟；二候天地始肃；三候禾乃登。”此节气中老鹰开始大量捕猎鸟类；天地间万物开始凋零；“禾乃登”的“禾”是黍、稷、稻、粱类农作物的总称，“登”即成熟的意思。

处暑以后，除华南和西南地区外，我国大部分地区雨季即将结束，降水逐渐减少，水稻成熟收割。在此时节该如何养生呢？

一、益胃生津，补益肺气

处暑时节，燥气弥漫，适时食用润肺养胃之品，对缓解秋燥造成的肺胃津伤大有裨益。

（一）秋梨——润肺生津

每到秋季，各种各样的梨大量上市。梨性寒，味甘，有润肺、消痰、止咳、降火、清心等功用，适用于秋燥或热病伤阴所致的干咳、口渴、便秘，以及内热所致的烦渴、咳喘、痰黄、喉痛、失音、眼赤肿痛、大便不通等。梨对支气管炎、肺结核都有良好的治疗效果。梨有清热、镇静等功效。高血压患者出现心胸烦闷、口渴便秘、头目昏晕等症，心脏病患者出现心悸怔忡、失眠多梦等症状，梨都可作为良好的辅助治疗果品。

梨含有丰富的糖类以及多种维生素，肝炎、肝硬化患者吃梨大有益处。梨与苹果、胡萝卜、香蕉等制成的果汁，是秋季良好的保健饮料。

梨子性寒，生吃容易损伤脾胃，所以也有把它煮熟吃的。民间也常采用煮、蒸、冰糖炖等方法来吃，可削减梨的寒气，对人体更为有益。肺和脾胃虚寒及便溏者忌食；产妇慎食。

养生食谱

1. 雪梨饮

【主要原料】雪梨和蜂蜜适量。

【制作方法】将雪梨去皮切碎，捣汁饮服或将其熬膏加蜂蜜饮服。

【功效主治】清热生津，适用于热病伤津口渴或酒后烦渴。

2. 南杏仁炖雪梨汤

【主要原料】南杏仁12克，雪梨1个，白砂糖30克。

【制作方法】先将南杏仁用水稍浸泡去皮，雪梨切成4块。将南杏仁、雪梨、白砂糖一齐放进炖盅内，加清水200毫升，隔水炖1小时。

【功效主治】清热生津、化痰止咳、润肺。适合于肺燥干咳之人饮用。

（二）南瓜——养胃降糖

中医学认为，南瓜性温，味甘；入脾、胃经，具有补中益气、解毒杀虫、降糖止渴等多种功效，主治久病气虚、脾胃虚弱、气短倦怠、便溏、糖尿病、蛔虫等病症。

现代研究表明南瓜是高钾、低钠食品，特别适合中老年人和高血压患者食用。南瓜还含有丰富的钴，对治疗糖尿病有特殊的效果。南瓜所含果胶可以保护胃肠道黏膜免受粗糙食品刺激，促进溃疡面愈合。并能延缓肠道对糖和脂类的吸收，有助于减肥。南瓜所含的果胶还能和体内过剩的胆固醇黏结在一起，从而降低血液胆固醇的含量，预防动脉硬化。此外，南瓜中含有丰富的β-胡萝卜素，对上皮组织的生长分化，维持正常视觉具有重要作用。南瓜中富含维生素A，具有明目护肤的作用。南瓜中富含的南瓜多糖，还能提高身体的免疫力，防癌抗癌。

养生食谱

1. 赤小豆南瓜粥

【主要原料】南瓜100克，赤小豆30克，大米50克。

【制作方法】赤豆浸泡1夜，淘洗干净；大米淘洗干净；南瓜去皮，切成3厘米见方的块。将大米、南瓜、赤小豆同放锅内，加水800毫升，置武火上烧沸，再用文火煮35分钟即可。

【功效主治】益气平燥、降脂降压。防治糖尿病、高血压、胃溃疡、慢性胃病。

2. 枸杞黄精炖南瓜

【主要原料】老南瓜300克，枸杞子、黄精各25克，料酒10毫升，姜5克，葱10克，盐3克，鸡精2克，鸡油25毫升。

【制作方法】将枸杞子去杂质、果柄，洗净；黄精洗净，切薄片；南瓜去皮、瓤，切4厘米见方的块；姜拍松，葱切段。将枸杞子、黄精、老南瓜、料酒、姜、葱同放锅内，加水，置武火上烧沸，再用文火炖45分钟，加入盐、鸡精、鸡油即可。

【功效主治】消肿、利尿、补中益气、平燥，防治糖尿病、心脏病、高血压、肾炎。

二、夜晚睡卧，注意保暖

在夏天的时候，因为天气炎热，所以许多人都喜欢开开窗户，光着膀子，到了初秋的时候，虽然气温开始下降，但是下降的幅度不是很大，而当微风吹进室内时，能带给人一种清新凉爽的感觉，因此有些人仍然延续着夏天的习惯，睡觉时什么也不盖。

人的肚脐下没有脂肪组织，表皮角质层比较薄嫩，所以肚脐的屏障功能很差，是腹壁薄弱处之一。而处暑时节正是寒暖交替、冷热交锋的时候，前半夜暑去爽来，让人感到非常凉爽，后半夜寒邪下注，二者相交在一起，这时寒邪就很容易从没有盖着的肚脐进入人体内，导致人体经脉阻滞、气血不通，出现腹部疼痛、呕吐、不思饮食、腹泻等症状。

另外，在人们的鼻腔、口腔黏膜周围，存在着各种各样的细菌，它们之所以不能危害人们的身体，是因为身体具有一定的抵抗力，而当人们受凉的时候，就会导致身体的抵抗力下降，这时，这些病菌就会长驱直入，伤害身体，引发感冒、发烧，甚至是严重的疾病。

所以，在秋天的时候，睡觉时一定要盖上被子之类的保暖用品，当入夜或清晨秋凉袭来时，才不至于因为身体受凉而染上疾病。

三、点穴按摩，勿忘健脾

处暑时节，天气依然炎热，湿气未消除，此时人们容易遭受湿热邪气侵袭，导致胃口普遍变差，此时养生保健应该注重健脾，帮助人们恢复脾的运化功能，一方面帮助湿气的排除，另一方面有利于秋季进补，促进食物的消化吸收。下面介绍几个常见按摩穴位和保健手法，帮助人们在秋季健脾化湿，促进脾胃运化。（视频68）

（一）地机

地机穴为脾经郄穴。地，脾土也。机，机巧、巧妙也。该穴名意指本穴的脾土微粒随地部经水运化到人体各部，运化过程十分巧妙。（视频68-1）

【定位】人体的小腿内侧，当内踝尖与阴陵泉穴的连线上，阴陵泉穴下3寸。

【取穴】阴陵泉下四横指，胫骨内侧的凹陷处，即为地机穴。

【按摩操作】以拇指指面着力在穴位上，作轻柔环转活动。

【功效主治】健脾利水消肿。主治小便不利、水肿等脾不运化水湿疾病。

（二）太白

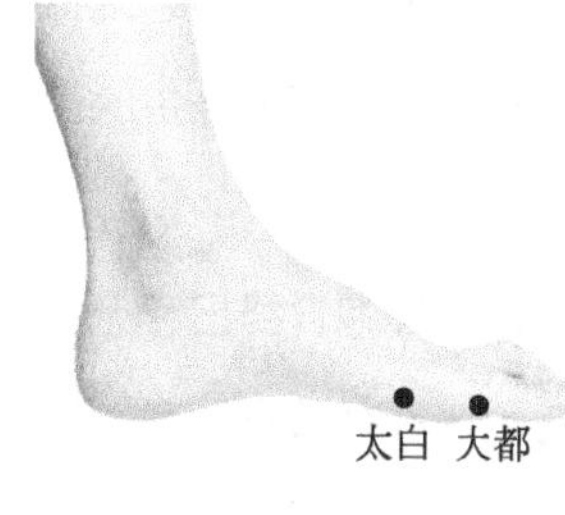

【定位】在足内侧缘，当足大趾本节（第1跖趾关节）后下方赤白肉际凹陷处。（视频68-2）

【取穴】取定穴位时，可采用仰卧或正坐，平放足底的姿势，太白穴位于足内侧缘，当第1跖骨小头后下方凹陷处。

【按摩操作】以拇指或中指面或食、中、无名指指面着力。按在穴位上，或一定部位上，做轻柔环转活动。

【功效主治】此穴是人体健脾要穴，能治各种原因引起的脾虚如先天脾虚、肝旺脾虚、心脾两虚、脾肺气虚、病后脾虚等，并有双向调节作用，如揉此穴腹泻可止，便秘可通。另外，点揉太白穴还可调控血糖指数，高者可降，低者可升。太白穴就是通过调脾来补肺的。不过，按摩时要注意力道，以穴位处微微感到胀痛为度，不必用太大力气，每天坚持按揉3 ~ 5分钟，不用吃任何药也能补脾。

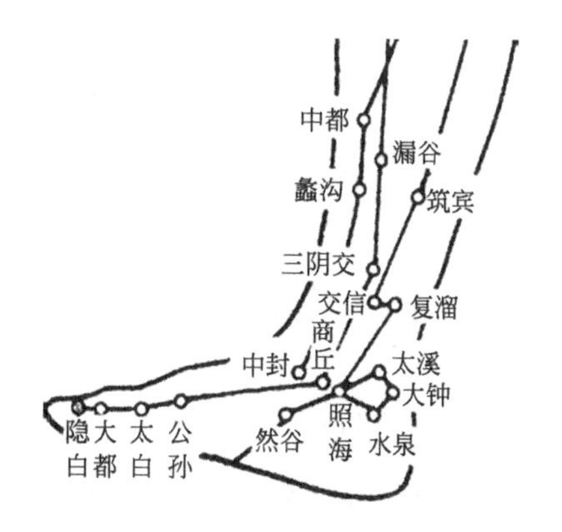

（三）隐白

隐，隐秘、隐藏也。白，肺之色也，气也。穴内气血为脾经体内经脉外传之气，因气为蒸

发外出，有不被人所觉察之态，如隐秘之象，故名。（视频68-3）

【定位】在足大趾末节内侧，距趾甲角0.1寸。

【取穴】足大趾内侧，趾甲角旁开0.1寸。红白交处。

【按摩操作】用食指或者无名指进行点揉，每次10分钟，点揉力度均匀和缓，适度为宜。

【功效主治】主治腹胀、便血、尿血、月经过多、崩漏、癫狂、多梦、惊风等。配地机、三阴交治疗出血症。

四、收敛神气，使志安宁

人的情绪与自然环境和生活环境有密切关系，而人的理智与意志可以调节、平衡情绪。秋季气候干燥，使人咽干唇干，皮肤干燥而发痒，甚至干裂而出血，这样就使人心烦而急躁，并影响到心藏神功能而致病。清静养神法是古代精神养生的最基本方法。要保持精神清静收敛、摒弃烦扰、排除杂念。

秋季精神养生要保持着与世无争、自乐其中的心理状态，这与饱食终日、无所用心有着根本区别。这里所说的精神清静收敛，是指思想纯正，不存邪念而言。保持精神清静，很重要的是要有事业责任心和崇高的生活目的，这是每个人的生活基石、精神支柱。而整日百无聊赖、生活懒散、无所事事，就不可能有真正意义上的精神健康。

要宁心安神，就要在思想上认识到秋燥虽可伤人，但人是可以防燥治燥的。只要静心养气，就可以使人体的适应功能增强，以适应秋天气候的变化，可练静坐功，垂目养神、调息敛气、清心去烦、以稳定情绪，保持良好的心境，老年人尤应宁心安神、养气健身防燥。可饮清心润燥和安神的药茶或食用滋阴润燥的食物，如百合、莲子茶等，以增强人体适应功能，尽快地适应秋季气候。

五、天高气爽，锻炼养收

秋高气爽，正是健身锻炼的大好时光，气候宜人的秋季既无夏的炎热，亦无冬的严寒，身体容易适应气候变化。入秋以后常形成风力微弱、阳光灿烂的秋高气爽的天气，适度的秋练对人有益，既可增强新陈代谢、推迟衰老，还可提高心血管功能，提高大脑皮质神经活动的强度，对防治老年人的肌肉萎缩和骨质疏松，提高对食物的消化和吸收能力有帮助。

时至金秋，人体的生理活动也随着自然环境的改变而处于“收”的阶段，阴精阳气都处在收敛内养的状态。所以，运动养生也要顺应这一原则，才能顶住干燥的气候。“养收”，即在运动中注意避免运动过剧，防止汗液流失，阳气伤耗。

（一）跑步

保持跑步姿势，头正颈直，上身微向前倾，双目平视，两手自然握成空心拳，前臂弯曲90度。采用自然呼吸，先是鼻吸口呼。但仅用鼻吸不够用，感到憋气时，改用口鼻同时呼吸，宜口唇微微张开，舌抵上腭，让空气通过齿缝出入，呼吸宜均匀深长。跑步时要全身放松，保持愉快的心情，面带微笑，意守丹田，摒弃一切杂念。

跑步可使自己精神振奋，体力、脑力增强，祛除病痛，健体益寿。跑步之前，先原地站立或缓慢行走，放松肢体、调节情志、调匀呼吸。有了心理准备后，再迈开两腿，缓慢小跑。在跑步时，步子可逐渐迈得大一些，但是每一步都要踏得稳，两臂随之前后摆动，尽量用脚尖着地，以增强锻炼效果。

跑步结束后，要继续行走一段，做做深呼吸，两手胸前画弧，让全身肌肉彻底放松。

（二）五禽戏

五禽戏是以形体运动为主，辅以呼吸吐纳与意念配合的导引类功法，是一套具有浓郁民族传统文化风格的中医养生方法。它是模仿五种禽兽——虎、鹿、熊、猿、鸟的动作编创而成。

习练时，要注意揣摩“五禽”的习性和神态。以理作意，逐步进入“五禽”的意境之中。如练虎戏时，意想自己是深山中的猛虎，伸展肢体，抓捕食物，以凸显虎之威猛气势；练鹿戏时，要意想自己是原野上的梅花鹿，众鹿戏抵，伸足迈步，轻捷舒展，以凸显鹿轻捷舒展、自由奔放之神韵；练熊戏时，要意想自己是山林中的黑熊，转腰运腹，步履沉稳，憨态可掬，以凸显熊憨厚刚直的神韵；练猿戏时，要意想自己是置身于山中的灵猴，轻松活泼，机灵敏捷，以凸显猿灵活敏捷的神韵；练鸟戏时，要意想自己是湖边仙鹤，轻盈漫步，昂首挺立，展翅翱翔，以凸显鹤轻盈潇洒的神韵。

六、处暑疾病，早早防治

处暑来临，天地肃杀，自然界被燥气笼罩，此时阴虚导致的疾病易于复发或加重，因此，养阴润燥最为关键。下面介绍几种处暑常见病的调养方法。

（一）皮肤干裂

处暑时节，热气退去，寒气渐至。空气清劲肃杀，秋燥弥漫。人体应秋季的阳气潜降，气血津液内收内敛，体表气血津液不足，因此最先出现干燥症状的是皮肤，由于缺少津液滋润皮肤甚至会干裂起皮。此时，需注意调养护理，推荐一款简单的外洗方。

【用料】乌梅30克、五味子30克、当归30克、白芍30克、制甘草30克、白及30克。

【制用法】将上药水煎30分钟，外洗，每次20 ~ 30分钟。每日1剂。

【功效】滋阴润燥。

（二）燥咳

秋季是肺燥咳嗽发病的季节，因肺应秋，秋季肺阴不足之人容易肺失宣降而发病，表现为咳嗽少痰，痰少而黏，难咳，甚则痰中带血。可推荐一饮、一粥进行调养预防。

1. 一饮——百合荸荠汁

【用料】鲜百合5 ~ 6个，荸荠10 ~ 15个。

【制用法】将百合洗净，荸荠去皮捣烂取汁，以温开水冲服。每日2剂。

【功效】滋阴润肺止咳。

【适应证】肺燥咳嗽、老年慢性支气管炎等。

2. 一粥——薏苡粳米杞枣粥

【用料】粳米150克、薏苡仁30克、枸杞子30 ~ 50克、大枣10枚。

【制用法】按常法煮粥服食。每日1剂。

【功效】补中益气、健脾养血。

【适应证】肺燥气血虚弱等。

（三）失眠

秋季来临，自然界逐渐干燥，人体阴液不足，当心肾阴虚之时，失眠就会困扰人们。失眠是一种常见的神经病症，患者常感脑力和体力不足，容易疲劳，工作效率低下，常有头痛等躯体不适感和睡眠障碍，但无器质性病变存在。预防处暑失眠可以通过食疗方法进行。

1. 百合枣仁蜂蜜羹

【用料】鲜百合60 ~ 90克，酸枣仁30克，蜂蜜1 ~ 2匙。

【制用法】将鲜百合洗净切碎，蒸熟，酸枣仁打粉，混合后拌入蜂蜜。每晚睡前服食。

【功效】清心安神、润燥除烦。

【适应证】失眠、神经衰弱、睡眠不宁、易醒。

2. 莲子百合粥

【用料】莲子、百合各30克，粳米适量。

【制用法】按常法煮汤服食。每日1剂。

【功效】补脾益胃、养心安神。

【适应证】心脾不足型失眠。

（四）痔疮

处暑时节肺与大肠干燥，容易导致痔疮发病。痔是人体直肠末端黏膜下和肛管皮肤下静脉丛发生扩张和屈曲所形成的柔软静脉团，是一种常见的肛肠疾病。任何年龄都可发病，但随着年龄增长，发病率逐渐增高。在我国，痔是最常见的肛肠疾病，素有“十男九痔”“十女十痔”的说法。为了预防秋季痔疮发病给大家推荐几款食疗方。

1. 木耳柿饼赤豆汤

【用料】黑木耳10克，柿饼30克，赤小豆100克。

【制用法】将黑木耳、柿饼、赤小豆去杂洗净，再将黑木耳、柿饼切碎，加水煮汤服食。每日2剂。

【功效】清热润燥、凉血止血。

【适应证】痔疮出血、大便干结。

2. 香蕉蜂蜜方

【用料】香蕉1 ～ 2个，蜂蜜适量。

【制用法】每日清晨空腹用香蕉1 ～ 2个，蘸蜂蜜食用。

【功效】凉血除烦、润燥通便。

【适应证】痔疮出血、大便干结。

（五）慢性咽炎

处暑也是慢性咽炎高发时节，因此时虽然燥气当令，但暑湿仍有残留，湿热伤阴容易出现慢性咽炎缠绵难愈。推荐几款茶饮方预防调养。

1. 甘草橄榄方

【用料】生甘草、橄榄各5克，胖大海3枚，绿茶、蜂蜜各适量。

【制用法】将甘草、橄榄、胖大海、绿茶放入同一容器内，加入蜂蜜，开水冲泡，代茶慢饮。

【功效】滋阴化痰、润燥利咽。

【适应证】慢性咽炎。

2. 藕节萝卜雪梨方

【用料】带节鲜藕350克，大萝卜200克，白梨300克，冰糖50克。

【制用法】将带节鲜藕、大萝卜、白梨洗净、切片、绞汁，取汁加入糖，溶化备用。一次50毫升，一日三次，饮用。

【功效】滋阴化痰、润燥利咽、下气消痰。

【适应证】慢性咽炎。

第三节 白露时节养生

白露是农历二十四节气之一，也是秋季的第三个的节气，此时黄赤交角为165度，白露时节气温开始转凉，昼夜温差开始变大，早晚的时候地面上会有凝结的小水珠，此时人们开始感受到炎热的夏季渐渐远去，自然变化中阴长阳消。俗语云："处暑十八盆，白露勿露身。"这两句话的意思是处暑仍热，每天用一盆水洗澡，过了十八天，到了白露，就不要赤膊裸体了，以免着凉。还有句俗话："白露白迷迷，秋分稻莠齐。"意思是说，白露前后若有露，则晚稻将有好收成。

白露是反映自然界气温变化的节令。露是"白露"节气后特有的一种自然现象。此时的天气，正如《礼记》中所云的："凉风至，白露降，寒蝉鸣。"气象学表明：节气至此，由于天汽逐渐转凉，白昼阳光尚热，然太阳一归山，气温便很快下降，至夜间空气中的水汽便遇冷凝结成细小的水滴，非常密集地附着在花草树木的绿色茎叶或花瓣上，呈白色，尤其是经早晨的太阳光照射，看上去更加晶莹剔透、洁白无瑕，煞是惹人喜爱，因而得"白露"美名。在白露时节该如何养生呢?

一、粥品养生润肺燥

许多人因"苦夏"而致的身体消瘦会在秋天渐渐恢复，秋季，胃口和精神转好，是进补的最佳季节。由于气候干燥，美味而滋补的药粥成为不错的选择。下面介绍几种秋季养生粥。

1. 糯米花生粥

【主要原料】糯米100克，花生仁50克，小麦米50克，冰糖75克，冷水1000毫升。

【制作方法】将糯米、小麦米洗净，用冷水浸泡2 ~ 3小时，捞起，沥干水分。将花生仁洗净，用冷水浸泡回软。锅中注入约1000毫升冷水，将小麦米、花生仁放入，用旺火烧沸，然后加入糯米，改用小火熬煮至熟。冰糖下入粥中，搅拌均匀，稍焖片刻，即可盛起食用。

【功效主治】减轻疲劳，预防心脏疾病。

2. 百合花山药粥

【主要原料】粳米100克，山药30克，百合花15克，白糖15克，冷水适量。

【制作方法】将粳米淘洗干净，用冷水浸泡半小时，捞出，沥干水分。将干山楂片用温水浸泡，洗净；将丹参洗净。取锅放入冷水、山楂片、丹参，煮沸后约15分钟，滤去渣滓，加入粳米，用旺火煮开后改小火，续煮至粥成，再加入白糖调好味，即可盛起食用。

【功效主治】增进食欲、消化食积、益气健脾。适合于脾虚肺弱。

二、春捂秋冻有讲究

老百姓经常说："春捂秋冻。"意思是在春天要注意防寒保暖，因为刚刚经过寒冷的冬天，气温还是很低，而且变化无常，过早地脱掉厚衣服容易生病；在秋天要注意不要太过保暖，因为刚经过酷热的夏天，而且早秋时节，气温还是很高，此时应该穿少一点，一方面避免太热，另一方面让身体提前适应马上到来的冬天的寒。但是因为中国南北方差异较大，人们的体质、年龄、性别等因素差别较大，所以不能一味地严格遵守，应该根据自身情况，及时做好防寒保暖的工作。

第一，"秋冻"要因人而异。年轻人，体质好，血气方刚，抵抗能力强，能很好地抵抗外界的寒热刺激，因此，他们可以根据自身情况，稍微冻一冻是没有问题的。而很多老年人，由于年龄较大，身体各项功能衰弱，抵抗能力差，对外界的刺激不能很好承受，稍微风吹草动就会引起身体的不适，因此，在秋季还是要注意防寒保暖，避免感受风寒之邪。此外，一些慢性疾病患者，对外界刺激过于敏感，像很多心脑血管疾病患者，稍微感受外界环境变化的刺激就可能就引起疾病的发作。因此，这类患者也应该注意防寒保暖。

第二，避免"秋冻"要注意部位。人体最容易遭受寒邪侵袭的是背部、颈部、肩部、腹部、脚，如果不注意这些部位的保暖，容易引起感冒、颈椎病、肩周炎、痛经、月经延期、腿部抽搐、痉挛，严重者会出现风湿病等，因此，尤其是老年人要格外注意这些部位的保暖。莫让“秋冻”伤了身体。避免秋冻可以适度活动相应的部位，如挺胸拔背、颈部米字操、活动肩关节、摩腹、跺脚等，诸如此类的局部运动锻炼，都有助于预防“秋冻”。不同年龄可选择不同的锻炼项目。无论何种活动，都应注意一个“冻”字，切勿搞得大汗淋漓。当周身微热，尚未出汗，即可停止，以保证阴精的内敛，不使阳气外耗。

三、拍打肺经通肺气

肺为华盖，是内外气体交换的场所。肺通过口鼻直接与外界相通。肺合皮毛，易受外邪侵袭，故在五脏病变中，仅肺有表证。肺不但易受邪侵，而且又不耐寒热。肺体本清虚，其质娇嫩，不能容纳丝毫异物，否则会引起咳嗽等症。故曰：“肺为娇脏，寒热皆所不宜。”

白露节气正值秋季，阳气渐收，阴气生长，所以保养体内阴气成为首要任务，而养阴的关键在于防燥，防止燥邪的侵害主要在于肺气的宣降正常，所以保养好肺及为肺输送气血养料的肺经至关重要。

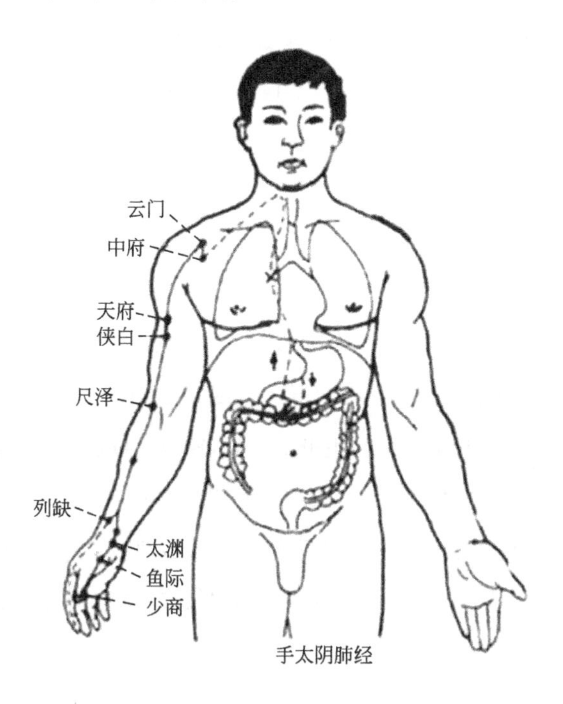

手太阴肺经

肺经的全名是手太阴肺经，是十二正经循行之首，该经络从腹部开始，向下连通大肠，然后从大肠返回，沿着胃的上口贯穿膈肌，入属肺脏，从气管喉咙横行出胸壁外上方，走下腋下，沿着上臂内面的上缘，至肘中后最后出拇指桡侧端。平时保养肺经的时候可以选择拍打肺经：从中府穴和云门穴开始到少商穴。除了拍打肺经之外，还可以用右手虚掌打左侧上背部，用左手虚掌打右侧上背部，各拍打10次，有助于祛风散寒，行气活血，缓解感冒症状。除了拍打和按摩，平时还需要注意保暖。肺经运行的时间是凌晨3～5点，免疫力差或是排毒能力较差的人很容易在这一段时间醒过来，且病情加重，所以这段时间更要注意保暖，保持室内空气清新。（视频70）

秋天穴位2
（视频70、72～75）

四、人情冷暖莫扰肺

秋天花草树木始凋谢，人们易触景伤情。白露时节天气多变，冷暖交替，很容易引发情绪变化，极易诱发消沉的情绪。因肺应秋，肺主悲。如果肺气清肃太过，就会导致“悲从心头起”。此时，人际关系的晴雨表也会对肺脏造成损伤。因此，值此气候的冷暖交替之际，要善于化解不良气候和不良人际关系造成的心理危机，勿使自己的情绪波动太大。要保持情绪稳定，宁神定志，以免影响肺气的宣发肃降功能，以达到心境宁静状态。因此，白露过后要保持愉悦的心情，多与朋友进行交流，以免心情抑郁。

五、动而中节话锻炼

秋天气候宜人，是一年中难得的锻炼身体的好时节。白露节气的养生重点是加强身体锻炼，而秋季登高望远不失为一个不错的选择。关键在于要量力而行并持之以恒。

虽然秋天户外运动比较适合，但白露季节选择运动项目和运动强度应该因人而异，不要过于疲劳，动而中节，过犹不及。尤其是中老年人在外出旅游、登山运动或日常运动中，不可“久行伤筋”。中青年人可以做跑步、打球、爬山、游泳、跳舞等活动范围遍及全身的运动；老年人则可以做散步、打太极拳、慢跑、自我按摩等不剧烈的运动。

（一）骑行

网上曾流行这样一句话：每天骑车1小时，健康工作50年，幸福生活一辈子！其实，在丹桂飘香、层林尽染的秋天，以骑自行车代替坐车，不仅能节约能源，不污染周围的环境，而且可以强身健体，科学地讲，骑车这项运动对人们的健康有裨益主要体现在四大方面。

（1）加强下肢锻炼　骑自行车可直接锻炼腿足，能增强腿部力量和双腿的弹跳力，并延缓下膝关节韧带的衰老进程，使膝关节活动更加轻便、灵活、有力，进而改善血液循环，有助于身体各器官的协调一致。

（2）有助于减肥　骑自行车40～50分钟，相当于步行4～5千米路程所消耗的热量，因此，常骑自行车可以防止身体肥胖。

（3）加强脑力锻炼　随着年龄的增长，神经系统功能逐渐衰退。经常骑车，可以锻炼大脑的反应能力，有利于健全大脑功能，活跃思维。

（4）增体防衰　骑车时，人体与车的接触主要有三个部位：脚掌心同车脚踏板，手掌心同车把手，臀部同车鞍座。中医认为脚掌心和手掌心集中了人体肾和心等器官的经脉，也是五脏六腑在脚掌心和手掌心的反射区。骑车时有意识地在车脚踏板上按摩涌泉穴，在车把手上按摩劳宫穴，对于防治心脏、神经、消化、泌尿等系统疾病有特殊效果。对加强脑垂体和肾上腺、甲状腺、前列腺、性腺的作用也大有裨益。

（二）太极拳

太极拳是我国传统的健身运动项目，系取我国古代《易经》的哲学理论为指导思想，以太极图圆柔连贯、阴阳合抱之势为运动原则，其拳路招式构成动态之太极，其神韵尽显阴阳互根消长转化之理。目前国家体育总局推广的太极拳是杨式太极拳改编的，通俗“太极二十四式”，比较适用于白露时节强身健体。

六、白露早防多发病

秋季是天气变化比较大的季节，冷暖空气时常交替入侵，容易导致便秘等疾病的发生。

（一）便秘

秋季气候干燥，人体水液代谢加速，很容易导致肠燥津亏，从而形成秋季便秘，预防秋季便秘要注意以下几个方面。

（1）养成定时排便的习惯　宜在每天清早或餐后排便。在繁忙的日常生活中力争改变不良习惯，如发现肠蠕动和排便感，就应如厕，不要因故控制排便，最好形成早餐后排便的习惯。

（2）饮食调理很重要　要合理安排饮食结构，多吃富含纤维素的食物，正常人每千克体重需90 ~ 100毫克纤维素来维持正常排便。应多吃含纤维素的蔬菜、水果和谷物，如芹菜、韭菜、菠菜、丝瓜、香蕉、鸭梨及杂粮等。在食物中，蜂蜜、脂肪类食物也有较好的通便作用，特别是植物油，如花生油、豆油、芝麻油、菜籽油等。早餐前半小时喝一杯凉开水，或喝一杯牛奶，有轻度通便作用。

（3）早晨宜运动　早晨散步、慢跑、做深呼吸、活动腰肢等，有良好的促进消化和排便作用。

（4）不宜过多吃糖　因高渗糖利尿后易使大便干燥。避免服用氧氟沙星、土霉素、庆大霉素等可引起药物性便秘的药物。

（5）必要时服药　可在医生指导下服用一些润肠通便的中成药，如麻仁丸等。

（二）过敏性疾病

白露时节，发病率很高的有支气管哮喘、过敏性咳嗽，此病是由体质过敏引起的气道痉挛所致。因此要做好预防工作。在饮食调节上平时要少吃或不吃海鲜、生冷、炙烩、腌制和辛辣酸咸甘肥的食物；生活上要远离过敏原，作息有规律；情志调节上要乐观开朗，避免悲秋情绪。药物预防上要常服过敏煎（银柴胡5克、乌梅5克、生甘草5克、防风5克、五味子5克），每日一剂，连服1个月。

（三）口腔溃疡

口腔溃疡又称溃疡性口腔炎，是一种常见的口腔疾病，由病毒或细菌所致。可以用柿霜糖（柿霜100克，白糖250克）防治。制用法：将上2味放入锅内，拌匀，加水适量，文火熬至黏稠起丝时，即倒入涂有熟素油的瓷盘内，摊平，用刀划成小块，候冷，装瓶备用，每日适量食用。功效：清热、润燥。适用于白露时节心火上炎型口腔溃疡。

（四）咯血

咯血是指喉部以下的呼吸道出血，经口腔咯出，血与痰混在一起，或纯血鲜红。在白露时节也要提防此病的发生。可以用百合藕节汤对症进行调治。用料：百合9克，藕节6克。制用法：水煎服，每日2剂。功效：养阴清热、凉血止血。适用于白露时节防治咯血。

（五）温燥

白露时节防治温燥可选梨、葡萄、猕猴桃、甘蔗、荸荠、番茄、萝卜、百合等饮食调养。健脾润燥宜吃性平味甘或甘温之物，宜吃营养丰富、容易消化的平补食品。忌吃性质寒凉、易损伤脾气的食品，忌吃味厚滋腻，容易阻碍脾气运化功能的食品，忌吃利气消积、容易耗伤脾气的食品。可多吃点粳米、籼米、玉米、薏苡仁、豆腐、牛肉、鸡肉、兔肉、狗肉、藕、栗子、山药、扁豆、豇豆、胡萝卜、马铃薯、洋葱、平菇等。忌吃苦瓜、冬瓜、海带、螃蟹、鸭子等。

第四节 秋分时节养生

秋分是我国古代二十四节气之一，这一天太阳直射赤道，昼夜平分。“一场秋雨一场凉”，此时下雨会增加寒冷，气温也会降低。在我国的华北地区有农谚说：“白露早，寒露迟，秋分种麦正当时。”谚语中明确规定了该地区播种冬小麦的时间；而“秋分天气白云来，处处好歌好稻栽”则反映出江南地区播种水稻的时间。面对气温变化较大的“秋分”时节，在养生上应该注意哪些方面呢？

一、少辛增酸忌寒凉，滋阴补肺贴秋膘

（一）少辛增酸忌寒凉

“少辛增酸”是中医营养学的一个原则。所谓少辛，就要少吃一些辛味的食物，这是因为肺属金，通气于秋，肺气盛于秋，少吃辛味，可以防肺气太盛。中医学认

为，金克木，如肺气太盛可损伤肝的功能，故在秋天要“增酸”，以增加肝脏的功能，抑制肺气的亢盛。

其实“少辛增酸”这一原则，同现代医学的认识是很一致的。秋季气候干燥，空气湿度小，汗液蒸发快，很容易出现口舌生疮、鼻腔和皮肤干燥、咽喉肿痛、咳嗽、便秘等“秋燥”现象。这些症状都与体液分泌失调，特别是与胃肠道消化液的不足有关。辛辣食物会消耗人体的大量体液，而酸味的水果和蔬菜可起到刺激胃肠道消化液分泌、加速胃肠道蠕动的作用。

1. 橘子

传统医学认为，橘子性微温，味甘、酸，入肺、胃经，具有开胃理气、止渴润肺、止咳化痰等功效，主治消化不良、脘腹痞满、嗳气、热病后津液不足、伤酒烦渴、咳嗽气喘等病症。

现代研究表明橘子能够生津止渴、调节人体的新陈代谢、除烦醒酒、抗炎、抗过敏。用橘子可以做哪些药膳呢?

(1) 橘汁鸡

【主要配料】浓缩橘汁200毫升，净鸡半只，罐头荸荠200克，葱、胡萝卜、芹菜各适量，胡椒、红辣椒粉、盐各少许，红糖20克，姜末10克，土豆泥适量。

【制作方法】将净鸡切成5块，撒上盐、胡椒、红辣椒粉；葱头洗净，切丁；胡萝卜切片；芹菜择洗干净，切段。锅底下面放荸荠和葱头丁、胡萝卜片、芹菜段，上面放鸡块。把红糖、姜末及橘汁拌匀，淋到鸡块上，盖锅盖，用旺火烧沸，改微火焖烧约1小时，焖至肉熟透，起锅上桌时，配上土豆泥或炸土豆片即可。

【功效主治】滋阴化痰、理气宽胸、降压、抗癌。防治冠心病、心绞痛、急性心肌梗死。

(2) 橘饼银耳羹

【主要配料】鲜橘150克，银耳10 ~ 15克，白糖适量，冰糖少许。

【制作方法】将鲜橘用白糖渍制后，压成饼状，烘干；取银耳用水发开，洗净。将橘饼、银耳放置锅内，加入清水，先用武火烧开后，改用文火炖3 ~ 5小时，待银耳烂酥汁稠，加少许冰糖调味即可。

【功效主治】润肺止咳、补虚化痰。理气益中、缓解癌症疼痛，可使口腔、咽喉、胃等部位的癌症发病率降低。

2. 葡萄

中医学认为，葡萄性平，味甘、酸，入肺、脾，肾经；可补气益血、滋阴生津、强筋健骨、通利小便；主治气血虚弱、肺虚久咳、肝肾阴虚、心悸盗汗、腰腿酸痛、筋骨无力、风湿痹痛、面肢浮肿、小便不利等病症。

现代研究表明，葡萄具有广泛的药用价值，对病毒，尤其对肝炎病毒、脊髓灰质炎病毒有很好的灭杀作用。葡萄中含有一种叫白藜芦醇的化合物，可以抑制细胞发生癌变，并能防止已恶变的细胞扩散，有较强的防癌、抗癌功能。

另外，葡萄尤其是葡萄酒具有抗恶性贫血的作用。常食葡萄，可降低冠心病发病率。养生食谱如下。

（1）山药葡萄粥

【主要配料】葡萄干40克，粳米100克，山药、莲子各20克，白糖少许。

【制作方法】将山药洗净，去皮，切成小片。将莲子洗净，用冷水泡开，除去莲子心；除去葡萄干杂质。将粳米洗净泡好，放入锅中，加入约1000毫升冷水，用旺火煮沸，放入山药片、莲子肉、葡萄干同煮，沸后用小火焖约15分钟，加白糖调好味，即可盛起。

【功效主治】舒筋活血、健脾补肺。主治肺脾气阴亏虚。

（2）糯米安神粥

【主要配料】葡萄干20克，茉莉花10克，糯米100克，冰糖50克。

【制作方法】将糯米淘洗干净，用冷水浸泡3小时，捞出沥干水分。将葡萄干、茉莉花均洗净。锅中加入冷水，将糯米放入，用旺火煮至米粒开花，加入葡萄干、茉莉花和冰糖，继续煮至米烂粥稠即可。

【功效主治】滋阴安神、舒缓情绪。主治失眠。

（二）补阴气，贴秋膘

秋分时节，北方民间有“贴秋膘”的习俗。传统的“贴秋膘”以多吃畜肉类为主，牛肉补气养血，羊肉补阳气，但注意，便秘者少吃羊肉。有虚劳咳嗽、痰中带血、妇女白带过多、老人身体虚弱、消瘦、食欲不好等身体状况的人，建议常吃银耳。肺阴虚所致的潮热、盗汗、干咳少痰、咳血等症状者，建议吃点燕窝，可养阴润燥、益气补中。阴液不足所致的肠燥便秘、皮肤干燥及肝肾精血不足所致的眩晕、头发早白、腰膝酸软者，可多吃芝麻、枸杞子。虚劳、消渴、五心烦热、潮热盗汗、消瘦、咽干、咳嗽以及妇科诸症者，可多食乌鸡、杏仁进补。津液不足诸症，脾胃阴亏或气虚所致的胃脘疼痛者，应多食蜂蜜、大枣进补。

二、起居谨慎，防御外感

中医学根据季节变化对人体影响的规律，总结出了秋季易伤肺气的理论，提出人们应注意适应天气的变化，好好保护肺气，避免发生感冒、咳嗽等疾病。下面介绍几种养生保健方法，用于秋季预防疾病。

1. 按摩鼻子

每年到换季的时候很多人就会出现对季节变化不适的情况，从而出现鼻塞、流涕、打喷嚏的情况。特别是到了秋季冷空气南下，气温骤降，此时人体还未适应寒冷空气的影响，很容易出现过敏性鼻炎，因此做好鼻子的防寒保暖工作特别重要，经常对鼻子进行按摩是很好的保护方法，将两手拇指外侧相互摩擦，有热感后用双手拇指外侧沿鼻梁、鼻翼两侧上下按摩30下左右，然后按摩鼻翼两侧的迎香穴15 ~ 20下。每天摩鼻1 ~ 2次，可增强鼻的耐寒能力，亦可治感冒、鼻塞不通。（视频72）

2. 冷水浴

秋季气温降低，很多人开始使用热水进行沐浴，但是如果一到秋季就开始用热水进行沐浴并不是很好的防寒保暖方法，秋季自然界气温是逐渐降低的，人体对气温的感受也是随着季节变化逐渐敏感，因此，用冷水循序渐进地洗漱有助于身体适应外界气温的变化，如果每日清晨或傍晚，用冷水浴鼻则效果更好。方法是将鼻浸在冷水中，闭气不息，少顷，抬头换气后，再浸入水中，如此反复3 ~ 5遍。亦可用毛巾浸冷水后敷于鼻上。冷水浴身则能帮助机体增加对寒冷的抵抗能力，能加速周身血液循环，这相当于给身体做一次锻炼，为即将到来的寒冷冬天做准备。当然体弱多病或者年龄较大的人群应该根据自身情况，适当进行冷水浴。

三、灸按穴位重脾肾，谨防寒邪外侵身

自秋分始，我国大部分地区进入了凉寒的秋季。自然界产生一次次降雨，气温也一次次下降。人体与自然界相应，均呈现阳消阴长，阳气继续收敛，阴气继续增长，直至阴阳达到“各半”的这样一个状态。此时当谨防寒邪，经络穴位养生以调理肾经穴位为主。

1. 周荣

周荣为脾经穴位，最善治咳嗽胸痛。

【释义】周，周身；荣，荣养。本穴具有运送气血于周身发挥营养作用，从而抵御邪气。

【定位】在胸外侧部，当第2肋间隙，距前正中线6寸。

【作用】宽胸理气、宣肺化痰。

【主治】咳嗽、胸胁胀满。

2. 俞府

俞府为肾经穴位。

【释义】俞，转输；府，会聚。足少阴肾经脉气由此会聚而转输至胸。

【定位】在胸部，锁骨下缘，前正中线旁开2寸。

【主治】咳嗽、气喘、胸痛、呕吐、不嗜食。

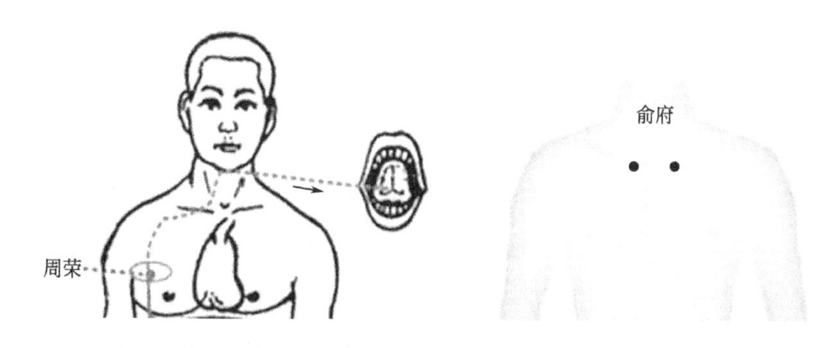

四、情绪乐观，喜度秋分

秋季是一个万物沉寂的季节，也是阴阳平分的季节，所以在这个季节中要调整好情绪的“阴阳平衡”，不大喜、戒大怒、不大恐、戒久思、更莫伤悲，总之，在

这个节气中，应该尽量乐观一点，多去想想开心的事情，把烦恼抛在脑后，多走进大自然，保持心情平和。可以选择我国古代民间九九重阳登高观景的习俗，登高望远，使人心旷神怡。一切的忧郁、惆怅等不良情绪会顿然消失，这是养生中的养“收”法之一，也是调节精神的一剂良药。

五、快走吐纳，提振阳气

秋季气温开始逐渐降低，很多人还保持夏天跑步健身的习惯，人体大量出汗后很容易感受寒冷刺激而出现感冒等症状，因此秋季的运动锻炼一定要注意防寒保暖，此时，快走成为人们运动健身不错的选择，快走保持稳定步伐坚持一个小时，同样能使心率接近跑步时的状态，在较长时间下消耗的卡路里并不比跑步少，此外快走对膝盖的伤害较少，是一种不错的锻炼方式。（视频73）

秋天锻炼还要注意多用腹式呼吸吐纳。

为了增强效果，您可以这样进行呼吸锻炼。

（1）站定，放松，花几分钟时间进行腹式呼吸。

（2）双臂弯曲，肱三头肌与地板平行，将手指置于肩膀上。

（3）头朝上，通过鼻孔呼吸。两肘向外侧伸展，吸气时肘向后拉。两臂展开有助于扩张胸腔。

（4）用口呼气，两肘交于胸前，低头，下巴至胸。

（5）重复5 ~ 10次。

六、秋分时节，须防凉燥

凉燥，指感受秋凉燥气而发病。临床表现初起头痛身热、恶寒无汗、鼻鸣而塞，类似感受风寒，但本病有干燥的现象，如唇燥咽干、干咳连声、胸满气逆、两胁窜痛、皮肤干痛、舌苔白薄而干等。这是肺受凉燥之邪、津液耗损而出现的凉燥症状。入秋后，可根据气候变化，按照“减辛增酸”的原则，通过饮食对秋燥进行调治。主要是多进食含水分多的水果、蔬菜。防治凉燥可选柿子、石榴、广柑、苹果、白果、核桃、银耳、藕、胡萝卜等。药物可以选用杏苏散（苏叶、半夏、茯苓、前胡、杏仁各9克，苦桔梗、枳壳、橘皮各6克，甘草3克，大枣3枚）水煎温服，轻宣凉燥、理肺化痰。大凡外感凉燥证，恶寒无汗、头微痛、咳嗽痰稀、鼻塞咽干、苔白、脉弦皆可选用。

第五节 寒露时节养生

寒露是我国二十四节气之一，也是秋季的第五个节气，一般是在每年的10月8日或9日，此时黄赤交角为195度，此时北半球天气渐渐变冷。我国将寒露分为三候："一候鸿雁来宾；二候雀入大水为蛤；三候菊有黄华。"此节气中鸿雁排成一字或人字形的队列大举南迁；深秋天寒，雀鸟都不见了，古人看到海边突然出现很多蛤蜊，并且贝壳的条纹及颜色与雀鸟很相似，所以便以为是雀鸟变成的；第三候的"菊有黄华"是说在此时菊花已普遍开放。

寒露之后，气温开始渐渐降低，此时我国大部分地区露水增多，有些地区会出现霜降等自然景象，北方已呈深秋景象，白云红叶，偶见早霜，南方也秋意渐浓，蝉噤荷残。在自然界中，阴阳之气开始转变，阳气渐退，阴气渐生，人体的生理活动适应自然界的变化，出现阴长阳消的变化。

中医认为在四时养生中强调"秋冬养阴"。因此，秋季时节必须注意保养体内之阴气。当气候变冷时，正是人体阳气收敛，阴精潜藏于内之时，故应以保养阴精为主，也就是说，秋季养生不能离开"养收"这一原则。《黄帝内经·素问》明确指出："秋三月，早卧早起，与鸡俱兴。"

一、甘淡滋润养肺胃肠

经过炎热的夏天，身体的耗损非常大，所以当凉爽的秋天来临的时候，人们都会利用各种方法来调补身体，但是在进补时一定要讲究科学，以免适得其反。

中医认为，秋季进补，应该先把胃养好。这是因为进补的目的就是要让人体摄取营养，从而达到调补气血、增进健康之效，而脾胃是人体之本，进补前当然要调养好脾胃，尤其是那些脾胃虚弱的朋友。

下面介绍几种养胃健脾的汤，帮助大家在秋季养好胃。

1. 猪肚汤

【主要原料】猪肚1只，生姜250克。

【制作方法】将猪肚洗净，塞入生姜（切碎），结扎好后放入瓦锅，加水适量，用文火煮至熟烂为度，使姜汁渗透进猪肚内即成。

【功效主治】此汤最适于秋季服用，具有温胃散寒、营养补虚之功效，对老年脾胃虚寒及十二指肠溃疡疗效显著。

【注意事项】服时吃猪肚（淡吃或拌少许酱油），不吃姜，必须喝猪肚汤（如汤味太辣，可加入适量开水），每只猪肚可吃3 ~ 4天，连续吃8 ~ 12只，热证及感染性疾病不宜服用。

2. 人参鸡粥

【主要原料】粳米150克，高丽参10克，净嫩鸡1只，料酒、盐各适量。

【制作方法】将高丽参用水浸软，切成小片。将粳米淘洗干净，用冷水浸泡半小时，捞出，沥干水分。将净嫩鸡冲洗干净，用开水稍烫；鸡肝除去靠近胆的部位，用开水烫过后冲洗干净，大的切成两半。取锅加入冷水、嫩鸡、料酒，先用旺火煮沸，再改用小火煮约1小时，制成清汤。把鸡捞出，拆下鸡肉，撕成鸡丝。把粳米放入鸡汤内，加入高丽参，煮至米粒开花时，加入鸡肝，待两三沸，放入鸡丝，加入盐调味，一滚即成。

【功效主治】本粥可活络血气、滋暖五脏、提升免疫力。

二、禁忌"秋冻"暖当先

寒露凉热交替，气温逐渐下降，因此，不要经常赤膊露身以防凉气侵入体内。俗语言："白露身不露，寒露脚不露。"这是季秋重要的养生之道。"一场秋雨一场凉。"要随着天气转凉逐渐增添衣服，寒露之后天气渐寒，不宜再"秋冻"，此时尤其要注意避免受凉，做好肩颈、腰背、脚这三个部位的保暖。因此，添衣不要太多、太快，给机体一个逐步适应寒冷的机会。秋天适度经受些寒冷有利于提高皮肤和鼻黏膜耐寒力，对安度霜降和冬季大有裨益。寒露早晚凉意甚浓要多穿些衣服。

1. 暖肩颈

在深秋，脖子裸露在外容易造成寒气入侵，导致肩颈不适、咳嗽、感冒、嗓子发炎等问题。戴条围巾可有效保暖颈部，尤其是早晚温度较低或者突然降雨，建议外出时随身携带一条围巾，以备不时之需。

2. 暖腰背

老年人阳气渐衰，在受到冷空气刺激后，原有的腰肌劳损、腰椎间盘突出等问题容易加重。建议老年人早晚出门时穿个马甲或者护腰，保护好腰背部。

3. 暖脚

天寒不能凉脚，这是老祖宗留下来的规矩。所谓“寒露脚不露”，就是告诫人们，在寒露过后，要特别注意脚部的保暖，以防“寒从足生”。因为两脚离心脏最远，血液供应较少，加之脚部的脂肪层较薄，特别容易受到寒冷的刺激，最好不要穿九分裤、七分裤，露出来的脚踝处有三阴交、太溪等穴位，女性三阴交受风寒导致痛经，太溪受风寒导致肾虚，这些穴位裸露在外让寒气进入人体，会给身体带来健康隐患。足部保暖除了穿棉袜，停止穿凉鞋、拖鞋外，还建议每天早晚用热水泡脚以舒筋活血、温暖全身。泡脚的时间选在早晚都可以。俗话说：“早上泡脚，如吃补药。”人在夜间睡眠中长时间保持同一姿势，会使血液循环不畅，早上用热水泡脚，能够促进全身血液循环，使人神清气爽，精力充沛。晚上泡脚也有言：“三天吃只羊，不如洗脚再上床。”晚上泡脚不仅能温暖全身，更能起到促进睡眠的效果。

三、穴位点按补肺金

寒露时节处于深秋，寒气上升，人体容易受到寒冷空气的侵袭导致呼吸系统疾病，此时点穴按摩的重点是对肺经穴位的点按。（视频74）

1. 中府

【定位】在胸前壁的外上方，云门下1寸，平第1肋间隙，距前正中线6寸。

【取穴】正坐位，以手叉腰，先取锁骨外端下方凹陷处的云门穴，当云门直下1寸，平第1肋间隙处取之。

【主治】①咳嗽、气喘。②胸痛、肩背痛。

【操作】以拇指或食指和中指按揉穴位，以酸胀为度，顺时针36次，逆时针36次。（视频74-1）

2. 云门

【定位】在胸前壁的外上方，肩胛骨喙突上方，锁骨下窝凹陷处，距前正中线6寸。

【主治】①咳嗽、气喘。②胸痛、肩痛。

【操作】以拇指或食指和中指按揉穴位，以酸胀为度，顺时针36次，逆时针36次。（视频74-2）

3. 鱼际

【定位】在手拇指本节（第1掌指关节）后凹陷处，约当第1掌骨中点桡侧，赤白肉际处。

【主治】①咳嗽、哮喘、咳血。②咽喉肿痛、失音、发热。

【操作】以拇指或食指和中指按揉穴位，以酸胀为度，顺时针36次，逆时针36次。（视频74-3）

4. 太渊

【定位】在腕掌侧横纹桡侧，桡动脉搏动处。

【主治】①外感、咳嗽、气喘、咽喉肿痛、胸痛。②无脉症。③腕臂痛。

【操作】以拇指或食指和中指按揉穴位，以酸胀为度，顺时针36次，逆时针36次。（视频74-4）

四、寒露收神莫伤肺

一般而言，人在秋天的情绪不太稳定，易于烦躁或悲愁伤感，特别是身临花木凋零、秋风萧瑟的深秋，常在一些人（特别是老年人）心中会有苦闷与垂暮之感。如果不注意收敛神气，易肺脏受损，引起“悲则气下”的疾病，如腹胀、泄下等，因此，寒露要注意情绪的调理，使心态平和。

五、秋游莫忘登高远眺

寒露时节，正值秋高气爽，恰逢重阳节前后。此时秋游，登高远眺，对陶冶情操、保养身心至关重要。

重阳节，农历九月初九，因在《易经》中九是阳数，九月初九两九相重，故称重阳，每逢此佳节，民间就会有登高的习俗，民间传说登高的原意，在于躲避灾难。因在夏冬时气温的升降中，稍不适应，即会感染风寒，重阳时节在古代被视为危险的时期。古人认为，九九重阳，意味阳数的极盛，凡事盛极必衰。

古人为了避开这一不吉之日，就采用了一种超乎寻常的行为，以外出登高野游的方式，脱离有可能发生灾祸的日常时空。现代研究表明，重阳登山对养生保健，也具有重大的积极意义。登高，不仅是一项有益的体育锻炼，也是一种有情趣的“秋游”活动。它能够增强心肺功能，促进血液循环、增进食欲、改善睡眠、安定情绪，并使小便酸度上升，进而加速新陈代谢。同时，在登山的过程中，随着海拔高度的增加，气压逐渐降低，可以促进人体生理功能的一系列变化，对哮喘等疾病起到辅助治疗的作用，并对降低血糖、增加贫血患者的血红蛋白和红细胞数同样具有很好的作用。现代研究还表明，新鲜空气可以清肺健脾，攀峰越岭能够舒筋骨、预防关节老化。此外，站在高处凝眸远眺，还可以推迟视力的退化。但需要注意的是，老年人要量力而行，切不可操之过急，以防过累损伤身体。

六、寒露预防常见病

（一）十二指肠溃疡

由于气候转凉，人们的食欲随之旺盛，使胃肠功能的负担加重，也会导致十二指肠溃疡的发作。因此，有过这类病史的人，大鱼大肉等容易生火的食物应尽量少吃，饮食结构要以清淡为主。

（二）感冒

寒露以后，随着气温的不断下降，感冒是此时最易流行的疾病。着凉是伤风感冒的重要诱因，要适时更衣、加强锻炼、增强体质。

特别是老年人，代谢功能下降，血液循环减慢，既怕冷、又怕热，对天气变化非常敏感，可适时加厚衣服。秋天早晚凉，千万注意别让“背”和“心”凉着，必要时，可先穿上毛背心或夹背心。

（三）抑郁症

由于气候渐冷，日照减少，风起叶落，万物逐渐萧条，时常在一些人心中引起凄凉之感，出现情绪不稳，易于产生伤感的忧郁心情。因此，保持良好的心态，培养乐观豁达之心是养生保健不可缺少的内容。

（四）习惯性便秘

秋季气候干燥，大便随之也会干结难排，表现为便次减少、粪质坚硬，患者常伴有左下腹腹胀感、欲便不畅等。秋燥时节，医学专家建议，有习惯性便秘的，每天要喝2000 ～ 3000毫升的温水。

（五）皮肤瘙痒

皮肤瘙痒是常见疾病。通常皮肤瘙痒以躯干为主，大腿内侧和小腿屈侧、关节周围也常见。痒为阵发性，轻重和持续时间不一，吃了刺激性食品或温度升高时易诱发或加重。

很多人无论是夏季还是秋季，都喜欢每天洗一个澡，专家指出秋季每天洗澡这是不科学的。这个季节燥气当令，沐浴不宜过勤，而且也不能使用一些碱性较大的肥皂以及沐浴露。保持大便通畅，可排除体内积聚的致敏物质，避免诱发瘙痒。与此同时，适当补充胶原蛋白、浴后外涂保湿润滑液可以减缓皮肤瘙痒程度。

（六）老慢支

“金秋之时，燥气当令。”此时燥邪之气易侵犯人体而耗伤肺之阴津。深秋季节，肺气虚，有慢性支气管炎的老年人症状会加重。在饮食上多吃些梨、白果、洋葱、白果萝卜粥等，对预防这些呼吸系统疾病有很好的作用。老慢支患者进入冬季后要从各个方面提高预防意识，防止发作。

（七）心脑血管病

秋季冷暖多变，寒而复暖，暖后又寒，使人防不胜防。这样的季节，心肌梗死的发病率明显提高，高血压患者秋冬之交血压往往较夏季的血压增高20毫米汞柱，容易造成心脑血管血液循环的障碍。预防秋季感冒受寒，对心脑血管病患者而言是相当重要的。

（八）痛风

深秋天气转冷，人体进食中枢受到寒冷刺激，引起食欲增加，饭量增大，若多食肥甘厚味，则体内尿酸产生过多，容易发生痛风。这里特别提醒痛风患者，为防止夜间尿液浓缩，可在临睡前或半夜增加饮水量。

第六节 霜降时节养生

霜降为二十四节气之一，也是秋季的最后一个节气，每年会在10月23日左右，此时黄赤交角为230度，霜降节气含有天气渐冷、初霜出现的意思，也意味着冬天即将开始。

此时黄河流域一般出现初霜，大部分地区多忙于播种三麦等作物。

霜降为秋季的最后一个节气，天气渐凉，秋燥明显，燥易伤津，同时一场秋雨一场凉，空气中时有风寒骤起，自然一派萧条景象，还容易造成悲秋情绪。此时养生保健应注重保暖、防燥、防风寒、防秋愁。

根据中医养生学的观点，在四季有五补（春要升补、夏要清补、长夏要淡补、秋要平补、冬要温补），霜降应以“平补”为原则。民间有谚语：“一年补透透，不如补霜降。”

一、饮食平补，补益脾肺

1. 饮用温水平补肺

在中国的传统医学观念里，秋气与人体的肺脏相通，肺脏开窍于鼻，而其表现在皮毛。秋天，秋高气爽也带着燥气，若肺气失调，则容易出现鼻干口燥、干咳、喉咙痛等上呼吸道疾病。所以，秋季养生要注意对呼吸系统的维护，特别要注意肺部的调养。干燥的秋天，每天通过皮肤蒸发的水分在600毫升以上，所以，补水是秋季养肺的重要措施之一。一个成年人每天喝水的最低限度为1500毫升，而在秋天喝2000毫升才能保证肺和呼吸道的润滑。因此，每天最好在清晨和晚上临睡之前各饮温水200毫升，白天两餐之间各饮温水800毫升，切忌饮冷水，以免伤阳气，这样，可使肺气平，安度金秋。

2. 平性食物补肺脾

霜降时节养生饮食应该吃平补的食物，润肺益气养血。古代医书中提到："形寒饮冷则伤肺。"就是说如果没有适当保暖、避风寒，或者经常吃喝冰冷的食物、饮料，则容易损伤肺部功能而出现疾病。因此饮食养肺应多吃平性且具有益气养血润燥之品，如玉米、黄豆、黑豆、番茄、藕、甘薯、猪皮、梨、大枣、雪菜、苹果、百合等平补的食物，但要根据个人体质、肠胃功能酌量选用。

下面，为大家推荐两款平补脾肺的食疗方。

（1）栗肉山药粥

【主要原料】栗子肉30克，山药15 ~ 30克，茯苓12克，炒扁豆10克，莲子（去心）10克，大枣5枚，粳米100克，白砂糖适量。

【制作方法】将栗子肉、山药、茯苓、扁豆、莲子、大枣用清水洗干净，与粳米同入砂锅，加水适量，以文火慢熬成粥，待粥将熟时，加入白糖，搅匀稍煮片刻即可。

【功效主治】益气健脾。

适合于脾肺气虚所致的食欲不振、神疲气短、腹胀水泻等。

（2）葛根粉粥

【主要原料】葛根粉30克，粳米50克。

【制作方法】先将葛根洗净切片，水磨澄取淀粉，晒干备用，每取30克，与粳米（先浸泡一宿）同入砂锅内，加水500毫升左右，以文火煮至米花粥稠为度。

【功效主治】清烦热、生津液、降血压。

适合于肺脾津亏证。阴津不足之口渴、高血压、冠心病、心绞痛、老年性糖尿病等。

二、起居保暖，预防风寒

霜降时节，冷暖两大气团交汇会有一段秋雨，因为冷空气势力较强，天气显得干燥爽快。大多数人都喜欢秋季，可是对体温调节功能较差的人来说，刚刚经历了炎热的夏季，冷空气来临，常常一时不能适应，便会发生一些风寒疾病。所以秋季天气虽好，人们还是要注意养生保健。

在气温多变的秋季里，应坚持用冷水洗脸、洗鼻孔、洗脚，如果能坚持冷水浴则更好。还可以做赤脚锻炼，每日2次，每次1小时，以提高皮肤、鼻腔、脚对温度变化的适应能力，加速这些部位的血液循环和新陈代谢，增强身体的抗寒能力和抗病能力，以预防感冒、气管炎等疾病。

三、点穴按摩，健脾益肺

寒露点穴按摩以健脾益肺为主，以下介绍几个重要的保健穴位。(视频75)

1. 梁丘

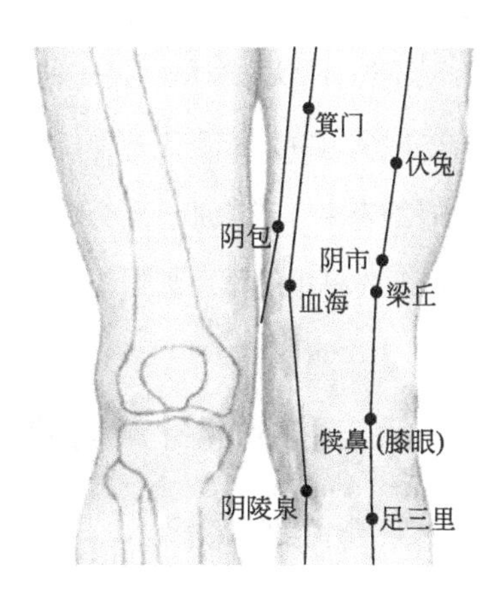

【位置】梁丘穴为人体足阳明胃经上的重要穴位之一。位于大腿前面，屈膝时，髂前上棘与髌底外侧端的连线上，髌底上2寸。

【操作】用食指、中指、无名指点按梁丘穴1分钟。(视频75-1)

【功能主治】经常刺激该穴，有助于抑制胃酸分泌、调和胃气、增强胃功能。

2. 天枢

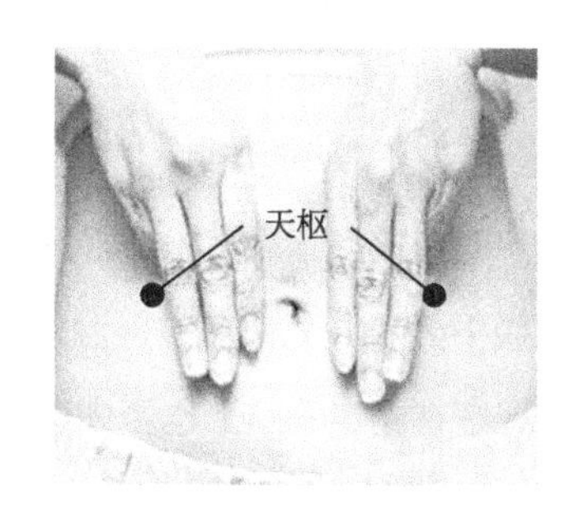

【位置】天枢穴属足阳明胃经，位于腹中部，平脐中，距脐中2寸。

【操作】用食指、中指指腹按揉天枢穴，力度以感觉皮肤发热为宜。(视频75-2)

【功能主治】经常按揉此穴，可以显著增强胃肠动力，和胃舒肠、充盈胃气。

3. 列缺

【位置】列缺穴为手太阴肺经之络穴，亦是八脉交会穴(通于任脉)。在前臂桡侧缘，桡骨茎突上方，腕横纹上1.5寸。

【操作】以拇指按揉穴位，以酸胀为度，顺时针36次，逆时针36次。(视频75-3)

【功能主治】宣肺解表，通经活络。揉按、针刺此穴可以治疗外感头痛、项强、咳嗽、气喘、咽喉肿痛、口歪、齿痛等，最善治疗头痛(头项寻列缺)。

四、多管齐下，防患秋愁

秋风萧瑟，秋雨凄凉，容易让人触景生情，忧愁缠心。另外，在低温条件下，人的新陈代谢和生理功能处于受抑状态，容易产生内分泌功能紊乱，从而进一步导致情绪低落、注意力不集中，甚至还会出现心悸、失眠多梦等症状。这就是人们常说的“低温抑郁症”。预防或减轻“秋愁”这种不良情绪的办法是起居要有规律，注意体育锻炼。要多吃些高蛋白的食物（如牛奶、鸡蛋、肉类和豆类等），在情绪低落时，可适当饮点咖啡、绿茶，吃点香蕉、巧克力等，从而兴奋神经系统，改善心境。

不过，“秋愁”既然是一种“心病”，心理调节就非常重要。在秋季里，要少看一些感情缠绵、充满失意情结的小说和电视剧，同时，要少一些怀旧情绪，多想想美好的未来，多参加一些有意义的活动以丰富自己的业余生活。外出游玩，不宜去那些草木枯黄的荒凉旷野，宜多登高远眺，饱览秋日美景和硕硕果实。

五、科学健身，运动有道

1. 避免受凉感冒

秋冬季的清晨气温已经有些低了，锻炼时一般出汗较多，稍不注意就有受凉感冒的危险。

建议不要一起床就穿着单衣到户外去活动，而要给身体一个适应的过程。出去锻炼时应该多穿件宽松、舒适的外套，等准备活动做完或锻炼一会儿身体发热后，再脱下外衣，免得室内外温差太大，身体不适应而着凉感冒。锻炼后如果汗出得多，在往回走的路上也要先穿上外套，等回到室内再脱去汗湿的衣服，擦干身体，换上干燥的衣服。

2. 避免干燥伤身

秋冬气候干燥，温度较低，是肺气偏旺或肝气偏衰的季节，易引起咽喉干燥、口舌少津、嘴唇干裂、鼻出血、便秘等症，再加上运动时丧失的水分会加重人体缺乏水分的反应。对运动者来说，每次锻炼后应多吃些滋阴、润肺、补液生津的食物。

建议运动后多喝开水，多吃甘蔗、梨、苹果、乳类、芝麻、新鲜蔬菜等柔润食物，以保持上呼吸道黏膜的正常分泌，防止咽喉肿痛。如运动时出汗过多，可在开水中加少量食盐，以维持体内酸碱平衡，防止肌肉痉挛，补充时以少量、多次、缓饮为准则。此外，如进行长跑锻炼，还要饮用适量的糖开水，以防低血糖，出现头晕、出虚汗、四肢乏力等不良生理反应。

3. 谨防肌肉拉伤

人的肌肉和韧带在秋冬气温较低的情况下会处于紧缩状态，肌肉的黏滞性增强，肌腱和韧带的弹力和伸展性也会有所降低。再加上空气湿度较小，身体容易发僵，短时间内关节很难全部舒展开来。

如果不经热身就进行一些强度大的锻炼，如打篮球、跳远等，很可能会因为身体突然间的不适应，而导致肌肉拉伤、关节扭伤或突然抽筋。如果强度大、时间长，就更容易受伤。

建议无论多大年纪，在锻炼之前都要做准备活动，时间长短和内容可以因人而异，但一般应该做到身体微微有些发热。

4. 不要运动过度

眼下虽然是锻炼的好季节，但此时因人体阳气正处在收敛内养阶段，故运动也应顺应这一原则，即运动量不宜过大，以防出汗过多，阳气耗损，运动宜选择轻松平缓、活动量不大的项目。秋季运动过度会大量消耗体力而得不到恢复，日子久了反而积劳成疾。

如果锻炼后十分疲劳，休息后仍然身体不适、头痛、头昏、胸闷、心悸、食量减少，那么可能是运动量过大了，下一次运动时一定要减少运动量。

5. 不要在马路边晨跑

不少人为了省事，就在马路边慢跑来锻炼，其实这是很不健康的。因为秋冬气候干燥，灰土容易飞扬起来，使空气受到污染，在马路边跑步，肺活量增加，会吸入更多的灰尘和汽车排出的有害气体。无形中增加了对身体的损害。建议晨跑和锻炼应选择在公园等安静又干净的地方进行。在跑步时，一定要切忌迎风跑，因冷风吸入体内对心脾不好。在天气冷的时候，要戴上手套和帽子。

六、霜降疾病，早防早治

（一）预防秋季腹泻

秋季，是易患腹泻的季节，尤其是1周岁以内的婴儿，极易感染发病。秋季由于阳气弱阴气强，肠胃的抵抗能力下降，病菌易乘虚而入，导致肠胃疾病，有胃病的人要特别注意腹部保暖。

秋季腹泻病一旦发生，应注意以下几点。

① 加强饮食、饮水卫生管理，生活用具等要保持清洁，定期消毒。

② 如果体温高，可采用物理方法降温，不必使用退热药和抗生素。

③ 多次少量地食用清淡的流质食物，以奶、米汤、粥为主，暂时不要吃烂饭或硬饭，避免过敏性食物，如海鲜、鸡蛋等。不吃生冷的、硬的、油炸和脂肪多的食物。炖苹果有吸附作用，可以止泻。如果有呕吐症状，应暂停食用，使胃肠充分休息。常食山药扁豆薏米粥有助治愈腹泻。

④ 及时补充足量的水分和盐分。如果反复呕吐，应及时送医院治疗。

（二）预防皮肤皲裂

秋季，风干物燥，易使人肺燥进而皮肤干裂，尤其面部干燥多见。预防皮肤干裂必须内外结合。内服养阴润燥之品，如将百合10克，枸杞子10克，黑芝麻10克打成糊内服，每日1 ～ 2次。局部预防要把握正确的方法。在洗脸之前，要认真洗净双手（平时尽量少用手摸触面部），洗脸用水最好是软水，软水含矿物质较少，对皮肤有软化作用，最理想的是用雨水和泉水，凉开水也比直接从水龙头里接的冷水好得多。每天最好洗脸2次以上，至少也要1次。肥皂应选用中性的，儿童香皂对保护皮肤大有益处。老年人皮脂腺渐趋萎缩，皮肤的润滑剂减少，洗脸过勤会使皮肤干燥，因此，老年人在秋天洗脸不宜多，宜用中性肥皂。洗完后，将双手掌擦干，对搓至发热，然后两手揉摩脸和颈，以感到舒适为度，并擦上润滑油。

霜降，为了保持全身肌肤的清洁，保护皮肤功能，需要经常洗澡。但老年人洗澡一周1次即可，不必过勤。洗澡能清除污垢和汗臭，使汗毛孔通畅，保持皮肤良好的排泄功能，调节体温，还能使皮肤和肌肉的血液循环加快，促使机体的新陈代谢。

第四篇　冬季篇

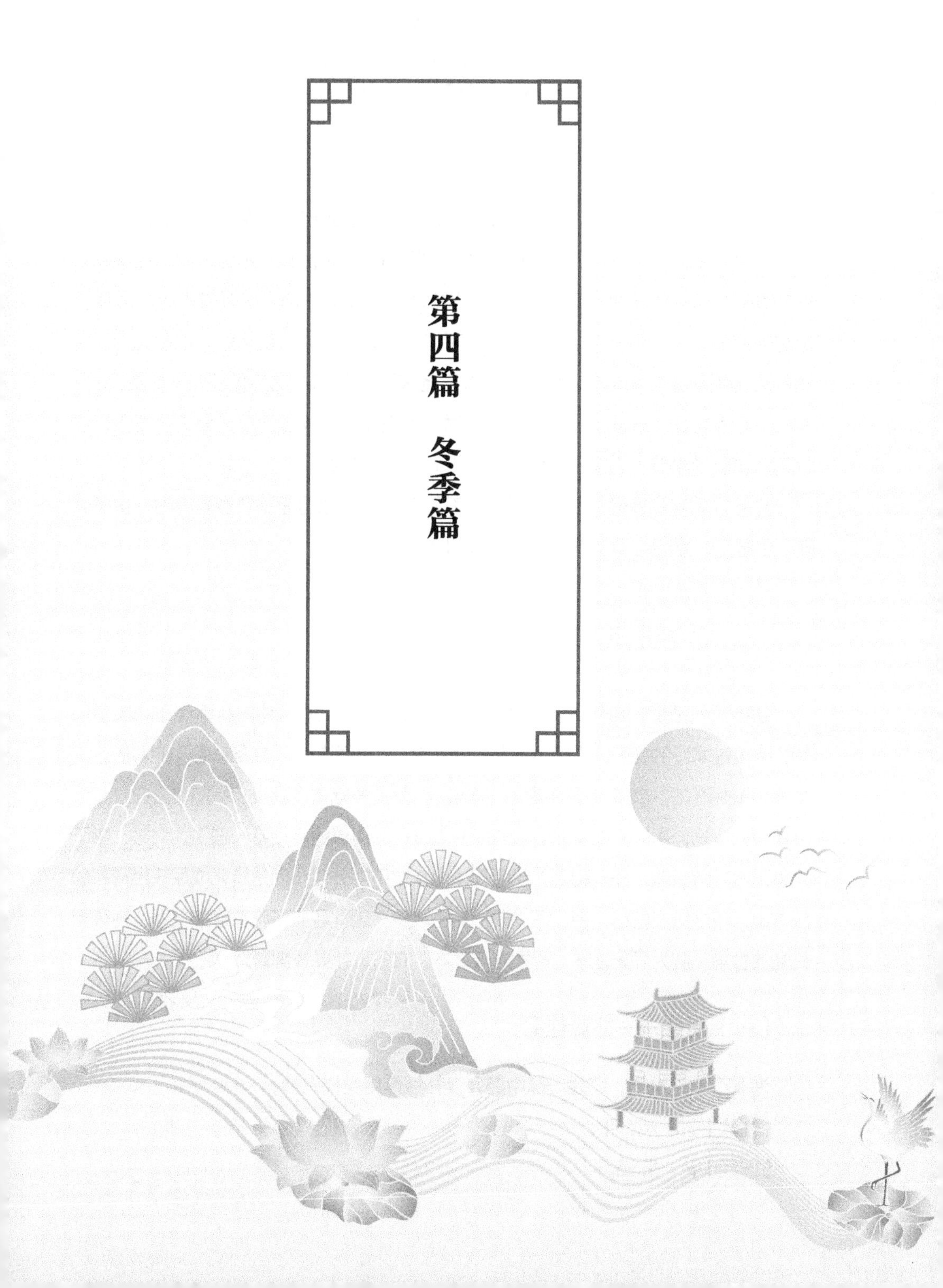

第一节

立冬时节养生

立冬，是二十四节气中的第十九个节气，时值公历的11月8日前后。冬，终也，万物收藏也。就是说，立冬既是冬季的开始，万物潜藏，规避寒冷，也意味着一年即将结束。立冬共有三候："一候水始冰，二候地始冻，三候雉入大水为蜃。"意思是立冬之后，由于气温下降，水已可以结冰，土地也开始冻结，虽然北半球获得的太阳辐射量越来越少，但是由于此时地表下半年储存的热量还有一定的剩余，与三九寒冬相比，一般还不算太冷。此时，河里的蚌、海里的扇贝等贝壳类生物已经到了收获的季节，引得天上大批鸟类飞下来叼食享用。

立冬以后养生保健的要点是养肾、养阳气的藏，也需遵循"春夏养阳，秋冬养阴"的原则，结合自身的实际情况进行调补。

一、立冬进补，勿忘脾肾

初冬天气渐寒，自然界有些动物会选择通过冬眠以降低体内新陈代谢和能量消耗，来度过寒冷的冬天。人类虽没有冬眠之说，但民间却有"立冬补冬"的习俗。应多食用滋阴潜阳、热量较高的膳食，换言之，就是多吃富含糖类、脂肪、蛋白质和维生素等的食物，平时不敢吃的热量较高的美食此时可以适当地吃一些了。同时，由于人体阳气内敛潜藏，汗孔和毛孔封闭，体内水湿不能外泄，而是转化成尿液经肾和膀胱排出，随之排出的钠、钾、钙等无机盐也较多，因此还应多吃富含钠、钾、钙等无机盐的食物。脾为后天之本，肾为先天之本，立冬进补要补脾肾。

（一）海参——补肾佳品

海参不单是食物，还是一味中药，其补益作用类似人参。

【性味】甘、咸，平。

【归经】肾、肺经。

【功效主治】补肾益精、养血润燥、止血。用于精血亏损、虚弱劳怯、阳痿、梦遗；肠燥便秘、肺虚咳嗽咯血、肠风便血、外伤出血等。

现代研究发现，海参具有抗肿瘤、延缓衰老、消除疲劳、提高免疫力等作用。一天吃一个海参，可起到固本培元、补肾益精的效果。

海参与鲍鱼、鱼翅齐名，是海味“八珍”之一，倍受古代皇室喜爱，成为中国的宫廷佳肴。关于海参的做法和菜式多种多样，可清蒸，可红烧，可凉拌。但是需要注意的是，海参不能和甘草一起吃，也不宜和醋同煮，这是因为海参中含有丰富的蛋白质和钙等营养成分，酸性环境会导致蛋白质凝固，难以消化吸收，还会出现腹疼、恶心、呕吐等症状。

推荐海参药膳如下。

1. 海参羊肉汤

【主要原料】海参2条，羊肉300克，党参10克，枸杞子10克，姜片适量。

【制作方法】将海参以40摄氏度温水泡软后，剪开参体，除去内脏，洗净，再用开水煮30分钟左右，取出后用凉水浸泡至松软，反复冲洗并更换凉水，注意整个过程不要沾到油腥。海参泡发好后，切成小块；羊肉洗净切成小块，汆水去掉血污；在锅中加入清水；将以上药食材一同放入锅中，以武火煮开后改文火继续煲1个小时，根据个人口味添加食盐等调味食用。

【功效主治】滋阴温阳、益气补肾。适合于肾阴阳两亏之人冬季进补。

2. 葱烧海参

【主要原料】海参100克，姜、酱油各25克，白糖15克，盐4克，熟猪油125克，大葱200克，料酒20克，清汤250克。

【制作方法】将海参切成宽片，煮透后沥去水分；在锅中将猪油烧至六成熟时放入葱段，炸至金黄色时捞出，葱油备用；清汤加葱、姜、盐、料酒、酱油、白糖、海参，烧开后小火煨2分钟，捞出控干；加入炸好的葱段和配料，烧开后移至微火煨2 ~ 3分钟，再上旺火并用淀粉勾芡，用中火烧透收汁即成。

【功效主治】补肾益精、养血润燥。用于阴阳两虚之人冬季进补。

（二）鲫鱼——补脾效佳

鲫鱼含有丰富的蛋白质，又便于消化吸收，经常食用不仅能够补充营养，还能增强抗病能力，保护血管，是肝肾疾病、心脑血管疾病患者理想的蛋白质来源。此外，鲫鱼还含有钾、镁、磷以及多种维生素等营养元素，具有较强的滋补作用，非常适合中老年人和病后虚弱者食用，也特别适合产妇食用。

食用鲫鱼时要注意不能和大蒜、砂糖、芥菜、沙参、蜂蜜、猪肝、鸡肉、野鸡肉、鹿肉、猪小排以及中药麦冬、厚朴一同食用，而且吃鱼前后忌喝茶，可以和豆腐搭配，煲成鲫鱼豆腐汤，具有益气养血、健脾宽中的食用功效。

推荐药膳如下。

1. 鲫鱼豆腐汤

【主要原料】鲫鱼1条，豆腐1块，料酒、葱、姜、盐、香菜、食用油适量。

【制作方法】将鱼去内脏，去鳞去鳃洗干净后，加盐、料酒腌制10 ~ 15分钟；将豆腐、葱、姜切块备用；小火将鱼煎至两面呈金黄色；倒入适量水，加料酒、姜，大火烧开；汤汁变白时转为小火，加入豆腐；小火炖到汤汁浓稠，依据个人口味加调味料，撒上葱花香菜，再稍炖片刻即可。

【功效主治】健脾补肾、通经下乳。用于脾肾气虚、乳汁不下。

2. 木瓜莲子煲鲫鱼

【主要原料】木瓜1个，莲子20克，鲫鱼1条，食盐适量。

【制作方法】先把鲫鱼洗净、宰净去肠脏，用慢火稍煎至微黄；莲子去心洗净，用清水浸泡半小时左右；木瓜洗净后去皮，切成块状，然后一起放入锅内，加入清水（约10碗水量），先用武火煮沸后，改用文火慢煲2个小时，调入适量食盐和少许生抽便可。

【功效主治】健脾补肾、养心安神。用于脾肾亏虚、腰酸纳呆、心悸失眠。

二、早卧晚起，必待日光

立冬之后自然界阴盛阳衰、万物蛰伏，人与自然相应，为适应季节气候变化，应该增加睡眠，防寒保暖。在冬天适当地延长睡眠时间有利于阳气的“藏”。根据《黄帝内经·素问》，冬季要“早卧晚起，必待日光”，即人们要顺应自然规律，适当早睡晚起。特别是对老年人来说，最好等太阳升起，天光大亮、阳气升发时再起床，以保证充足的睡眠，这样有利于阳气潜藏、阴精蓄积。睡醒后也不要马上起床，可以先在床上伸一伸懒腰，简单活动一下身子，这样有助于阳气的升发。

三、按摩穴位，调补身体

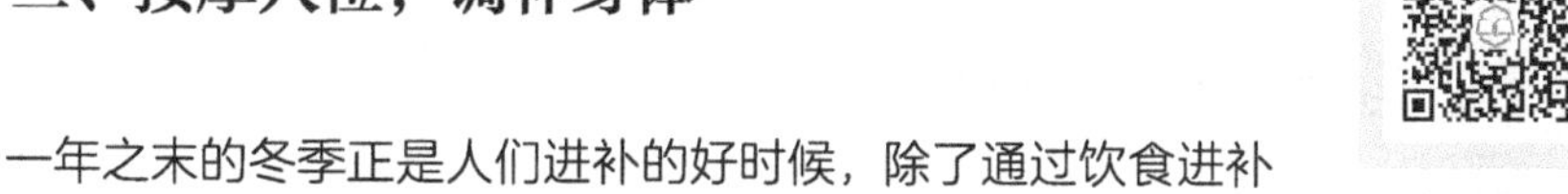

冬天穴位1
视频76～81

一年之末的冬季正是人们进补的好时候，除了通过饮食进补以外，还可以通过按摩身体的穴位来达到强身健体的目的。

（一）俞府

俞，转输；府，会聚。足少阴肾经脉气由此会聚而转输至胸。

【定位】在胸部，锁骨下缘，前正中线旁开2寸。

【操作】拇指点按、点揉顺时针36次，逆时针36次。以酸胀为度。（视频76）

【主治】咳嗽、气喘、胸痛、呕吐、食欲不振。

（二）肓俞

肓，昏暗之意，指穴内外输的气血物质为膏脂，混浊不清，有别于肾经经水应有的清。俞，输也。肓俞穴名意指本穴气血为胞宫外传的膏脂之物。为冲脉、足少阴会穴。

【定位】在腹中部，当脐中旁开0.5寸。

【操作】拇指点按、点揉，顺时针36次，逆时针36次。以酸胀为度。（视频77）

【主治】腹痛绕脐、呕吐、便秘、腹胀、泄泻、痢疾、腰脊痛、疝气、月经不调。

（三）中注

中，指进入或指两军阵前的间隔区域，此处指脊柱。注，指从上向下灌倒液体时，液体如柱。此处指有较强的感传。冲脉、足少阴会穴。

【定位】在下腹部，当脐中下1寸，前正中线旁开0.5寸。

【操作】拇指点按、点揉顺时针36次，逆时针36次。以酸胀为度。（视频78）

【主治】月经不调、腰腹疼痛、泄泻、痢疾、大便燥结。

四、凝神定气，潜藏精神

在冬季，人体的代谢相对缓慢，因此，冬季精神养生要注重“藏”，即保持精神安宁。遇到不顺心的事情，要学会调控不良情绪。如果心中烦闷，可通过适当的方式发泄出来，以保持心平气和。静坐冥想方法可以使自己的思绪内敛，顺应冬藏之道。

五、运动有方，以待日光

俗话说：“冬天动一动，少闹一场病；冬天懒一懒，多喝药一碗。”冬天进行户外体育锻炼，可以加快血液循环，增加大脑氧气的供应量，这对消除大脑长期工作带来的疲劳，增强记忆力、提高学习效率，都有积极的作用。

立冬的户外运动需要注意以下几点。

（1）要注意时间　尽量选择在日照充足时，尽量避开早晚的时间运动，因为早晚空气质量不好。而且早晨人刚刚醒来，身体能量供应不足，剧烈运动会消耗大量的肝糖原，导致低血糖，血压和心率也会上升，睡前运动则会让大脑兴奋，影响休息，最佳运动时间是在上午10～12点或者下午3～5点。

（2）选择的运动应该是以缓和的为主　此时由于气温的降低，人的新陈代谢的速度会放缓，所以在此时节运动锻炼不宜太激烈。慢跑、太极拳、八段锦、健步走等有氧运动是不错的选择，还可以适当地甩甩手臂，搓搓手心手背，做做虎步功等运动（视频80），有助于改善手脚发冷的情况。

（3）运动之前应该充分热身　因为在寒冷的环境中人的身体会僵硬，如果直接运动容易拉伤肌肉或损伤关节。运动程度以微微出汗为宜，避免大汗淋漓而使阳气外泄。运动过后要及时穿上衣服，以免着凉。

六、立冬防霾，御避风寒

立冬风寒易伤肺，补肾纳气是根本。立冬后，肾的纳气功能加强促使肺的肃降功能也得以增强，呼吸变得深长而缓慢，同时减弱了肺宣发卫气的作用。故冬季多发呼吸道疾病。感冒是冬季的常见病，如果治疗不及时，很容易诱发多种并发症。因此，在日常生活中要注意饮食，加强耐寒锻炼，最好用冷水洗脸，热水泡脚，按摩涌泉，以增强抗病能力。

立冬雾霾易伤肺，温肾滋阴是本根。初冬阶段，对人的健康还有一个最大的威胁，那就是雾霾。这种天气自古就有，刀耕火种、火山喷发等人类活动或自然现象都可能导致雾霾天气。不过在人类进入化石燃料时代后，雾霾天气才真正威胁到人类的生存环境和身体健康，成为冬日常见的灾害气象。雾霾中含有多种对人体有害的细小颗粒物质，包括了酸、碱、盐等，以及尘埃、花粉、螨虫、病毒、细菌等，其中微米大小的矿物颗粒、有机气溶胶粒子等，能直接进入并黏附在人体呼吸道和肺泡中。更细小粉粒状的飘浮颗粒物，可直接通过呼吸系统进入支气管，甚至肺部，引起急性鼻炎和急性支气管炎等病症。所以，雾霾影响最大的就是人的呼吸系统，造成的疾病主要是呼吸道疾病。

由于肾主纳气，与呼吸密切相关，立冬的雾霾预防尤其应该调理肾脏，温阳益气可以祛寒湿，滋阴可以去燥，所以可选择食用一些具有温肾滋阴、益气生津作用的药膳，比如以生姜、麦冬、百合、银耳、桑葚、黄芪等食材为主的药膳，这也符合秋冬养阴、阴病治阳的养生原则。

以下是养生保健食物推荐。

生姜苏叶黄芪茶

【主要原料】生姜3克，紫苏叶3克，黄芪3克，桑葚3克。

【制作方法】将生姜切丝，苏叶洗干净，用开水闷泡10分钟即可。

【功效主治】疏风散寒、理气和胃、益气补肾，适用于风寒湿导致的雾霾。此方以药代茶，味少而精，实用简便，适于家庭保健、防病治病之用。

第二节
小雪时节养生

小雪是二十四节气中的第二十个节气，也是冬季的第二个节气，一般在公历11月22日左右。相较于立冬而言，小雪气温进一步降低，已是“天已积阴，寒未深而雪未大”。凛冽的北风在我国广大地区逐渐成为常客，在北方，气温可下降到0摄氏以下，南方地区也逐步入冬，暖意融融的“小阳春”不复存在，取而代之的是“荷尽已无擎雨盖，菊残犹有傲霜枝”的初冬景象。但大地尚未过于寒冷，虽开始降雪，但雪量不大，故称小雪。我国古代将小雪分为三侯：“一候，虹藏不见；二候，天气上升；三候，闭塞成冬。”这里“一候，虹藏不见”指由于气温降低，不再下雨，雨虹也就看不见了，此为孟冬阴胜阳，故藏而不见。“二候，天气上升”指因阴气上升，阳气下降，导致阴阳不交、天地不通，所以万物失去生机。“三候，闭塞成冬”指阳气下藏地中，阴气闭固而成冬，此时天地闭塞而转入严寒的冬天。

小雪天寒、夜长、万物潜藏，而肾脏主令，其色为黑，此时养生离不开温肾阳、滋肾阴、保肾精、补肾气。

一、温肾滋肾，多食“黑”

根据中医理论，用寒远寒，用热远热，此时可借助外界寒冷的气候，通过适当食用温热食品，以达到祛除体内寒气的目的。而冬季属于五行的水，与冬季水通应的是五色之黑和五脏之肾，因此，此时节多吃黑色补肾的温补食品可以帮助人体安度小雪。黑色食品，包括黑木耳、黑芝麻、泥鳅、黄鳝等，都是能够迅速补充身体热量的食物。而黑米、黑大豆、黑芝麻、黑枣、黑木耳等，不仅可以补养肾气，还可以抵抗寒冷，而且能够润肺生津，具有特定的保健功能。同时，还有一些黑色的鱼类可以帮助大家御寒，如鲤鱼可清汤煮、清蒸、糖醋或煨。泥鳅肉质细嫩，营养价值很高，还有抗菌消炎的作用。鳝鱼具有补虚损、除风湿、强筋骨的功效，可清汤煮、清蒸或入药膳，以肉为丸沸水清氽，外用捣敷或剖片贴敷。甲鱼可炖煮或清炒，大补肾精。

小雪时候适当进补可平衡阴阳，但要避免过多食用燥热的和太咸的食物，比如过度煎炸、烘烤的食物，太多辣椒、胡椒、花椒的食物，烈性白酒等。咸味入肾，可导致肾水更寒，有扰心阳，所以冬季应少吃盐，以免“雪上加霜”，损伤人体的阳气，尤其是高血压的人更要少吃。此外，进食过多高热量的补品，会导致胃、肺火盛，表现为上呼吸道、扁桃体、口腔黏膜炎症或便秘、痔疮等。因此，小雪进补要有度，虚则补，同时应当分清补品的性能和适用范围，还应再吃些凉性的食物，如萝卜、苦瓜、松花蛋等以清内火。

1. 黑芝麻

常食黑芝麻可以活血养颜、滋润皮肤和乌发，还可降低血脂，减少血液中的凝块，可以预防动脉硬化及心脏病等。

大诗人苏东坡就有一道延缓衰老的药膳“苏东坡九蒸芝麻方”，由黑芝麻、茯苓和蜂蜜组成，久服可以强身体。

（1）苏东坡九蒸芝麻方

【主要原料】黑芝麻500克，茯苓粉500克，蜂蜜200克。

【制作方法】将芝麻、茯苓共研磨成细粉，盛入瓶中备用；每天早餐后各取20g细粉，加入温水和蜂蜜，搅拌成糊状即可食。

【功效主治】补肝益肾、滋润五脏、健脾渗湿。适用于肝肾阴虚、躁扰烦渴、腰痛、头晕。

（2）黑芝麻粳米粥

【主要原料】粳米200克，黑芝麻50克，枸杞子10粒。

【制作方法】将黑芝麻用小火焙香后，碾碎备用。粳米淘洗干净。枸杞子用温水泡发；将黑芝麻、粳米一同放入锅中，大火烧开后转小火煮30分钟；放入泡发的枸杞子，再煮10分钟即可。

【功效主治】补液填精，可用于肝肾两虚、腰膝酸软、筋骨不健。

2. 黑豆

黑豆始载于《神农本草经》，别名乌豆、冬豆子、菽，其色黑属水，形状似肾，故有“黑豆乃肾之谷”的说法。

在中医药理论中，人的衰老往往从肾开始，要想祛病延年、防老抗衰，必须重视补肾。黑豆具有补肾和延缓衰老的作用。黑豆的加工品豆豉是日常生活常见的食品之一，也是一味常用于治疗外感表证的解表药。

现代研究表明，黑豆富含蛋白质，可降低血液胆固醇含量，降低血脂，有利于抗动脉粥样硬化，防止大脑老化迟钝、健脑益智、乌发美容、防癌抗癌。

黑豆药食兼备，可榨成汁、水煮或者磨成粉末食用，其高蛋白、低脂、低热量的特性符合人们对健康饮食的追求，老少皆宜。但是黑豆炒熟后，热性大，吃多容易上火。此外，黑豆也不宜与蓖麻子、厚朴同食。

推荐两款药膳。

（1）黑豆焖猪蹄

【主要原料】黑豆适量，猪蹄1只，盐、生抽少许，八角、姜、食用油适量。

【制作方法】将猪蹄切块，焯水后盛起，用冷水冲洗待用；把黑豆放到热锅，炒至大部分豆皮破裂，然后倒水浸没黑豆，再把变黑的水倒掉，捞起黑豆待用；姜片和猪脚一起翻炒片刻后倒入砂锅中；在砂锅中加入黑豆、生抽、八角和适量水，大火烧开后转小火焖一个半小时左右，最后根据个人口味加入调味料即得。

【功效主治】补肾通经，主治肾虚腰酸腿麻。

（2）五豆豆浆

【主要原料】黄豆30克，黑豆10克，青豆10克，豌豆10克，花生米10克，水、糖适量。

【制作方法】五种豆类浸泡6 ~ 16小时，备用；将浸泡好的五豆一起放入豆浆机，加入适量水，打碎煮熟，再用豆浆滤网过滤后即可食用。

【功效主治】补五脏，主治五脏虚弱、精力不济。

3. 乌骨鸡

《本草纲目》认为乌骨鸡有补虚劳羸弱、治消渴、益产妇，治妇人崩中带下及一些虚损诸病的功用。著名的乌鸡白凤丸，是滋养肝肾、养血益精、健脾固冲的良药。

传统医学认为，乌骨鸡入药效果与其皮、肉、骨中的黑色程度深浅有关，颜色越深，药效越好。现代科学研究也证实，乌鸡具有延缓衰老、清除自由基、抑制流感病毒等多种功能，是乌鸡滋阴益气、强健体魄的物质基础。

（1）冬瓜乌鸡汤

【主要原料】冬瓜500克，乌鸡1只，草果1个，姜1块，食用油、精盐少许。

【制作方法】将鸡肉切成小块备用。准备一块拍散的姜块和一个拍散的草果。热锅冷油，放入一小匙盐、姜块和草果煸炒出香味。放入鸡肉煸炒变色，肉质缩紧。放入适量的热水煮沸后改小火煮半小时。冬瓜去皮切小块备用。鸡肉煮熟后放入冬瓜一同煮。放入适量的盐调味。

【功效主治】补肝肾精血、清除虚热。可用于肝肾阴虚、火旺内热、咽喉肿痛、眼睛红肿、消渴、遗精、带下。

（2）黄精炖乌鸡

【主要原料】黄精15克，枸杞子30克，大枣10枚，乌鸡1只，葱、生姜、精盐、味精各适量。

【制作方法】将乌鸡切成块，放入沸水锅中片刻，捞出，沥水；黄精、枸杞子分别洗净；葱剥洗干净，切成段；姜洗净，去皮，切成片；大枣洗净。将乌鸡、黄精、枸杞子、大枣、葱、姜一同放炖锅内，加水适量，小火慢炖1 ~ 2小时后，加入葱、姜、精盐调味即可食用。

【功效主治】益肾精、补肝血、滋阴润肺。可用于阴虚内火上炎、咽喉肿痛、口腔溃疡、眼睛红肿、干咳、口渴、口干、肝肾阴虚、腰膝酸软、腰腿疼、遗精、早泄、阳痿、月经不调。

4. 黑米

古代书籍记载黑米有滋阴补肾、健身暖胃、明目活血、清肝润肠、化湿益精、补肺缓筋等功效；可入药入膳，对头昏目眩、贫血白发、腰膝酸软、夜盲耳鸣疗效尤佳。长期食用可延年益寿，因而黑米又被称为“药糯”“长寿米”，历代帝王也把它作为宫廷养生珍品，称为“贡米”。

黑米莲子粥

【主要原料】黑米100克，莲子20克，大枣10克，冰糖适量。

【制作方法】黑米和莲子洗干净，浸泡过夜；在锅中加入清水，用小火将黑米、莲子和大枣煮成粥，熟后加冰糖调味食之。

【功效主治】滋阴养心、补肾健脾，适合孕妇、老年人、病后体虚者食用，健康人食之也可防病。

二、慎房事，保肾精

小雪随着气温的下降，万物皆潜藏，人们也相应减少活动，这是适应节令的养藏行为。对于房事，古人主张“春一秋二夏三冬无”。小雪房事调摄须掌握“养藏、保精”的原则。中医认为，精、气、神是人身三宝，其中尤以精为根基。正如古人所说：“善养生者，必宝其精，精盈则神全，神全则身健。”“善保精者多高寿，过损精者必早衰。”“冬不藏精，春必病温。”此时，人体的真阳之火也藏于肾中，接受肾精的滋养，故不可恣情纵欲，否则会致精耗而真阳无根。冬季闭藏休养，可为第二年的生发萌动蓄积动力。

三、药浴点穴，温壮肾阳

在严寒的冬日去泡一泡温泉，是时下很多人的休闲方式。其实泡温泉也是热浴养生的一种，水中含有多种呈离子状态的矿物质和微量元素，有些可以透过肌肤进入身体，有些则直接作用于皮肤感受器，以调节身体的功能，对心血管功能，如血压、循环血量、微循环等均有一定影响。热浴防病治病在我国由来已久，在洗浴时加入不同药材，可起到活血化瘀、祛风散寒、清热解毒、消肿止痛、调整阴阳、协调脏腑、濡养全身等养生功效。瑶族的瑶浴被列入国家非物质文化遗产保护名录中。清宫慈禧太后也是药浴的爱好者。有个健发美容药浴方：零陵香30克，玫瑰花、辛夷各15克，细辛、公丁香、山柰各10克，白芷90克，檀香20克，甘草12克。共研磨成粉末，用苏合油10克拌匀入汤浴头，可预防脱发和白发，使秀发常年乌黑亮泽。

保健穴位——太溪穴

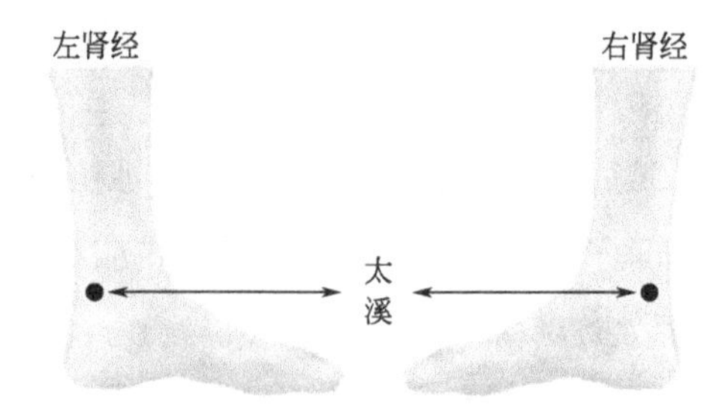

本穴能够调节肾功能，补充肾水和肾气，具有滋阴补肾的功效，常用于治疗因肾阴或肾阳不足导致的遗精、阳痿、月经不调、失眠健忘、咽喉肿痛等病症。

【取穴】取穴时，可采用正坐，平放足底或仰卧的姿势，太溪穴位于足内侧，内踝后方与脚跟骨筋腱之间的凹陷处。

【主治】头痛目眩、咽喉肿痛、牙痛、耳聋、耳鸣、咳嗽、气喘、胸痛咯血，消渴、月经不调、失眠健忘、遗精、阳痿、小便频数、腰脊痛、下肢厥冷、内踝肿痛、肾结石等。

太溪穴对肾阴虚或肾阳虚的治疗都很有效果，是补肾、养肾的第一要穴，肾脏有问题的人都可以按摩本穴，日常也可以当作保健穴位进行按摩，可以激发身体元气，增强肾动力和活力，按揉时可用拇指按揉穴位30下，先左后右，也可以用按摩棒、光滑的木棒按揉，以产生酸麻胀痛感觉为佳，每次按揉5分钟左右即可。（视频81）

四、志闲少欲，平心静气

在冬季，肾脏封藏作用的加强抑制了肝气的升发，导致肝脏的疏泄功能减弱，容易使人郁郁寡欢，表现出情绪抑郁、无精打采，甚至意志消沉的现象。另一方面，由于昼短夜长，再加上天气晦暗，阳光照射不足，导致褪黑素分泌增多，从而影响到人们的情绪。要想避免和改善这种情况，平时要顺应自然，平心静气，无论外界环境如何变化，要学会控制情绪，保持从容不迫的内心境界，放宽心态，不要贪欲无穷，以乐观、平和的态度度过冬之小雪。

五、运动身体，温肾养精

小雪节气的到来，也伴随着天气的逐渐转冷。虽然冬令药食进补可御寒，但“食补不如运动补”。医曰：“形不动则精不流，精不流则气郁结，气郁结则百病生。动则气消，血脉通畅，百病不生。”冬季适度运动，一则可调节自身热能，抵御严寒，二则活动肢体关节，使精气血流畅通，增强人体免疫力。踢毽子、冬泳、滑冰、滑雪都是不错的选择。如果遇到大风、大雾天气，不宜外出锻炼，可以做做腿部保健操。具体方法为手扶墙或扶树，先向前甩小腿，使脚尖向前向上跷起，然后向后甩动，一次甩80 ~ 100次为宜。此法可预防下肢萎缩、软弱无力或麻木、小腿抽筋等症。

中医学认为，肾主藏精，肾主纳气，肾主骨，齿为骨之余，日常一些简单的小活动可以起到养肾护精、固齿御寒的作用。

（1）养肾精方法　肾“在液为唾”，冬日以舌抵上腭，待唾液满口后，慢慢咽下，能够滋养肾精。中医称此为“饮玉浆”。冬天切忌房事过度，工作、运动不可过多出汗，以防止肾之阴精亏损。

（2）固齿法　经常叩齿，用淡咸盐水刷牙，有益肾、坚齿之功。大家不妨每日坚持做以肾强齿坚。

（3）按揉足心法　肾之经脉起于足部，足心涌泉穴为其主穴。冬夜睡前最好用热水泡脚，并按揉脚心，可以温肾阳、防寒袭。

（4）暖背心撞督脉法　冬天人也与外界同步，身体处于“阴盛阳衰”的状态，宜进行“督脉按摩法”，以助肾中阳气升发。肾与膀胱，一脏一腑，互为表里。膀胱经脉行于背部，寒邪入侵，首当其冲，而且总管一身阳气的督脉也从背部经过，如果背部受凉，阳气就会受损，这会导致疾病的发生或者旧疾复发、加重，故冬天应注意背部保暖，穿件小棉袄或毛背心，以保阳气，同时可用背部督脉撞击大树，起到振奋督脉阳气的作用。

六、小雪天寒，谨防两病

（一）高血压

高血压是指血液在血管中流动时对血管壁造成的压力值高于正常值，是最常见的心血管疾病之一，也是导致脑卒中、冠心病、心力衰竭等疾病的重要危险因素。在未使用降压药物的情况下，3次非同日测量血压值均高于正常，即收缩压≥140mmHg，和（或）舒张压≥90mmHg，即可诊断为高血压。

人体生物钟随四季轮回有序地变化，同时也受外界环境的影响。寒为阴邪，主收引，在冬日外界的寒冷刺激能引起周身血管收缩，循环阻力增高，并可使血液变得黏稠，流动缓慢。寒冷还可以增大毛细血管脆性，从而诱发高血压疾病。故民间有“冬至老人关”的说法。

人的血压在一天中是有波动的，表现为昼高夜低；一年中则是冬高夏低。这是因为夏季天热，周围血管舒张，缓冲余地大；冬季寒冷，外周血管收缩，血压升高。因此，冬季高血压患者更需注意血压增高，尤其是早晨到9点这个时段更易出现意外，此时应注意用药，宜饮食清淡、起居保暖、不做剧烈活动、不生气、多喝水。除了常规服用降压药物外，以下推荐一种养生保健食物：丹参。

“一味丹参散，功同四物汤”，丹参功善活血祛瘀，能祛瘀生新而不伤正；善调经水，为妇科要药，能通行血脉，祛瘀止痛，广泛用于各种瘀血病证。丹参还具有保肝作用，可抑制或减轻肝细胞坏死以及炎症反应，对急、慢性肝损伤有防治作用，还可抑制肝内纤维增生，预防肝硬化。预防心脑血管疾病的发生，可以适当食用丹参。此外，服用三草降压汤（甘草、夏枯草、益母草各5克）也有不错的效果。

（二）冻疮

冻疮是与寒冷、潮湿相关的末梢部位局限性、瘀血性、炎症性皮肤病。本病好发于四肢末端及暴露部位，皮损常表现为红斑或结节，严重时皮损部位可见水疱、溃疡，以及自觉瘙痒、肿胀或疼痛。病情严重时可损伤肌肉、骨骼，引起全身症状。常发于冬季及初春天气寒冷季节，且易来年复发。

寒冷干燥的天气会使得耳朵、手指等远离心脏部位毛细血管收缩，血液供应不良，易发生冻疮。推荐两个预防冻疮验方。

① 白萝卜一个洗净，切成厚片，烤热，临睡前摩擦患处，至皮肤发红为止，每日1次；或用食醋适量，加热后湿敷患过冻疮部位，每日3次。

② 干辣椒10克，去子切碎，放入高度白酒60毫升中浸泡7天，再加樟脑3克摇匀，用干净棉签蘸药液外搽生过冻疮的部位，每日2次。

上述两种方法任选一种，连用5 ~ 7天，即可有效地预防冻疮的发生。

如果治冻疮未破溃可选用以下三种方法。注意，在用药前应先用热水将患部洗净擦干。

① 红花油（或正骨水）涂擦患处，每天2 ~ 3次。

② 取风油精少许涂搽患处，接着用手轻轻地揉搓，直至局部发热，每日3次。

③ 伤湿止痛膏（或麝香虎骨膏）每晚睡前贴患处，并用手轻轻按摩数分钟，24小时更换1次。

第三节 大雪时节养生

大雪是继小雪之后的一个节气，时间在公历的12月7日前后，在这个时候太阳到达黄经255度。古人云："大者，盛也，至此而雪盛也。"相较小雪"寒未深而雪未大"而言，到了大雪里天气更冷，降雪量更大，降雪的范围也更广，已是"忽如一夜春风来，千树万树梨花开"了。

大雪是进补的好时节，素有"冬天进补，开春打虎"的说法。冬令进补还能调节体内的物质代谢，使营养物质转化的能量最大限度地储存于体内，有助于体内阳气的升发，俗话说："三九补一冬，来年无病痛。"此时宜温补助阳、补肾壮骨、养阴益精。

一、食温保暖防寒邪

到了大雪时节，肾的封藏力度加大，防止精气外泄，保证了机体适应寒冷气候所需的体内温度和充足津血。冬天的寒冷气候易伤肾阳，此时宜温补助阳、补肾壮骨、养阴益精。饮食上，强调忌食生冷食物，多吃富含蛋白质、维生素和易于消化的食物，以顺应肾气的潜藏。大雪节气前后，柑橘类水果大量上市，适当吃一些可以补充维生素、防治鼻炎、消痰止咳等。可常喝姜枣汤抗寒，大雪的时候吃火锅是个不错的选择。

羊肉具有补肾壮阳、补虚温中等作用，但多吃容易上火，可以搭配一些凉性蔬菜，既能清凉去火，又补益身体。

1. 当归生姜羊肉汤

【主要原料】羊肉500克，当归20克，生姜30克，枸杞子10克，白萝卜、大葱、盐少许。

【制作方法】将羊肉洗净，剔去筋膜，入沸水锅内焯去血水，捞出；将白萝卜戳上几个洞，和大葱一起放入冷水中与羊肉同煮，滚开后将羊肉捞出，再继续烹调，即可去除膻味；当归、生姜用清水洗净后顺切大片，备用；取净锅（最好是砂锅）倒入清水适量，然后将切好的羊肉、生姜、当归和枸杞子放入锅内，先用大火煮开，打去浮沫，再用小火煨至肉烂，加盐调味即可食用。

2. 羊肉粥

【主要原料】羊肉150g，白萝卜半个，大米150g，食盐、葱花、生姜少许。

【制作方法】将羊肉剔骨，洗净，切成块，白萝卜切成片；在锅中加入清水500毫升，煮至沸腾后，把羊肉和白萝卜一起放到锅里慢炖；待羊肉将熟时把萝卜捞出来，再放入150g大米同煮；小火熬成粥后，加适量盐、葱花、生姜等。

二、大雪出行放慢速

伴随着大雪节气，降雪天气将增加，大雪引起的摔伤、交通事故等是雪季影响健康的主要因素。行人出行时要做到尽量放慢行车或步行速度，避免摔伤或事故。尤其是老年人骨质疏松，容易摔伤导致骨折。因此，老年人此时应减少户外活动，若需出行最好由其他人搀扶。

三、点穴按摩护肾命（视频82）

冬天穴位2
视频82~90

穴位按摩视频见冬天穴位2。

命门穴，命，人之根本也。门，出入的门户也。本穴位处腰背的正中部位，内连脊骨，在人体重力场中为位置低下之处，脊骨内的高温高压阴性水液由此外输体表督脉，以维系督脉气血流行不息的作用，为人体的生命之本，故名命门。命门穴是人体补肾的大穴，能够温煦、推动五脏六腑阳气，特别是脾胃之阳，各脏腑需要命门之火的温煦，才能发挥正常的运化功能。（视频82-1）

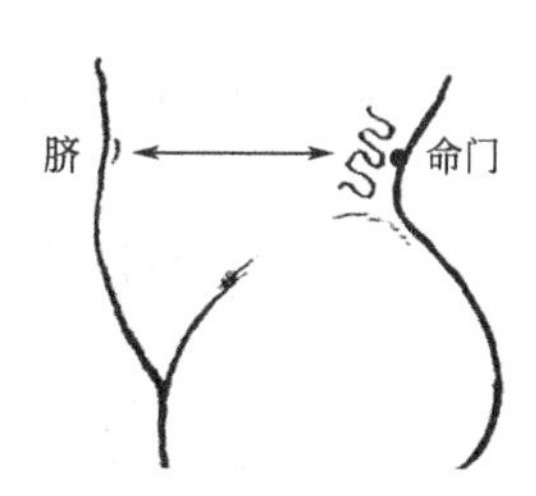

【定位】在背部，第2腰椎棘突下方凹陷处。

【取穴】正坐或俯卧，取一线过肚脐眼水平绕腰腹一周，该线与后正中线交点处，按压有凹陷即是。

【主治】虚损腰痛、阳痿早泄、手足逆冷、头晕耳鸣等。

【按摩方法】

① 按摩时用左手食指、中指、无名指三指指肚搓，会有灼热感。最好先搓尾骨，把尾骨部位搓热后（此为一阳来复），再沿尾骨搓到命门，再搓命门5分钟。

② 用掌擦命门穴及两肾俞穴，以感觉发热、发烫为度，然后将两掌搓热捂住两肾，意念守住命门穴约10分钟即可。

③ 采阳消阴法。背部对着太阳，注意力集中在命门上，用意念让太阳的光、能、热，源源不断地进入命门穴，时间约15分钟。持之以恒可达到强肾补阳气之功效。（视频82-2）

现代医学发现，命门穴与肾上腺素的分泌相关，按揉命门穴可以提高肾上腺素含量，从而提升人体的耐饥、耐寒能力，意志力也会得到提升，所以在冬季按揉命门穴可以起到增加耐力和抵抗力的效果。命门穴与肾俞、太溪同配可治疗遗精、早泄、腰脊酸楚、下肢无力、遗尿、水肿、头昏耳鸣等一系列肾阳亏虚之症。

四、调节情志防悲恐

大雪时由于降雪量增多，天气时常阴冷晦暗，此时人们的心情也会受其影响，出现忧郁、恐惧等情志变化。尤其是抑郁症患者，此时更容易加重病情。因此，中医认为，大雪养生的关键之一是情志调养，防止悲忧、恐惧出现。对大雪节气“悲忧”“恐惧”不良情绪的预防，应从内外两个方面进行。对外，要顺应大雪节气自然界变化并避免风寒邪气的侵袭；对内，要谨守虚无，心神宁静。即思想清净、畅达情志，使精气神内守而不涣散。如此，保持人体形神合一的生理状态。

五、导引静坐，锻炼防风寒

大雪气候寒冷，风雪交加，最好选择在屋内锻炼。不妨试试中医的传统保健运动。导引术（视频83）是一项以肢体运动为主，辅以呼吸吐纳的养生方式，强调身、心的修养，可以宣导气血、舒活筋骨、畅通经络，以引治疾病，是我国传统养生法。

静坐（视频84）也是我国传统的养生方法之一，具有平衡身体阴阳的作用，可以使气血经络保持畅通，对头痛、失眠、健忘等有很好的疗效。具体做法是找一个安静舒适的环境，全身放松，闭上双眼，盘腿而坐（可将左腿加到右股之上，或将右腿加到左股之上）身体保持自然竖直，两手交握放于小腹之下。自然呼吸，呼气时，脐下腹部收缩，横膈膜向上，胸部紧窄，肺底浊气可以挤出。吸气时，从鼻中徐徐吸入新鲜空气，充满肺部，横膈膜向下，腹部外凸。将自己的意念集中在丹田处，进入一种似有似无、似睡非睡的状态，达到调身、调心、调息的“入静”境地。结束后会感觉神清气爽，精力充沛。初学静坐时，有些人往往因不习惯会出现紧张、无法“入静”的现象。这时，可将自己的意念集中在呼吸上，或者听一些音乐，如小桥流水、山间瀑布的声音等。

进行静坐养生时要注意几个方面的问题。饭后1小时之内不宜静坐，否则会影响脾胃的消化和气血的生化。静坐时光线要适中，太暗容易让人昏沉，太亮会使人紧张、心神散漫。静坐后周身微微汗出或有热感为最佳。

六、膏方调养因人而异

除了食补之外，食用膏方也是冬令进补的一种有效手段。膏方，又称为膏剂，属于中医丸、散、膏、丹、酒、露、汤、锭八种剂型之一。内服进补的膏方一般由20～30味中药组成，经过浸泡、煎煮、沉淀、浓缩、收膏、分装、存放等工序后，制成的半流体状中药制剂，无需煎煮、服用方便，具有很好的滋补强身、抗衰延年、治病纠偏等作用。

在《金匮要略》《本草经集注》《新修本草》《千金要方》等古代医学著作中也记载了许多用于治病养生保健的膏方，如有养阴润肺、降气化痰之功，治疗阴虚咳喘的苏子煎；治虚劳干咳的琼玉膏；主治偏正头痛，风湿热邪上壅损目，脑痛不止的清空膏；有补虚羸，明目驻颜之效，久服轻身不老的枸杞煎；能涵养脾胃，美容养颜的茯苓膏；有益气温中、养血美容之功的黄精膏等。

由于膏方是根据每个人身体气血阴阳的耗损情况，即根据个人的不同体质或患者的病情变化加以调配，具有一人一料药、专人制一膏的特点，因此，就更加具有针对性，疗效也就更明显。所以在冬令使用膏方进补前，首先要分辨清自己是属于哪一种体质，身体的哪个方面出现了问题，这样才能更好地运用膏方调理。

在现代中医体质学说上，把人群分为平和、气虚、阳虚、阴虚、血瘀、痰湿、湿热、气郁、特禀九种体质。不同体质，膏方调养不同。

（一）平和质（A型）

【总体特征】阴阳气血调和，以体态适中、面色红润、精力充沛等为主要特征。

【形体特征】体形匀称健壮。

【常见表现】面色、肤色润泽，头发稠密有光泽，目光有神，鼻色明润，嗅觉通利，唇色红润，不易疲劳，精力充沛，耐受寒热，睡眠良好，胃纳佳，二便正常，舌色淡红，苔薄白，脉和缓有力。

【心理特征】性格随和开朗。

【发病倾向】平素患病较少。

【对外界环境适应能力】对自然环境和社会环境适应能力较强。

【中药及膏方调养】平和体质是最稳定、最健康的体质。在阳气衰微的冬季，可食温补之品以护阳气，无需进补膏方，以免破坏体内脏腑的和谐。

（二）气虚质（B型）

【总体特征】元气不足，以疲乏、气短、自汗等气虚表现为主要特征。

【形体特征】肌肉松软不实。

【常见表现】平素语音低弱、气短懒言、容易疲乏、精神不振、易出汗、舌淡红、舌边有齿痕、脉弱。

【心理特征】性格内向、不喜冒险。

【发病倾向】易患感冒、内脏下垂等病；病后康复缓慢。

【对外界环境适应能力】不耐受风、寒、暑、湿邪。

【中药及膏方调养】常用党参、人参、太子参、黄芪、山药、白术、茯苓、甘草、大枣、饴糖等健脾补气。适合气虚质者使用的膏方有由经方改成的四君子膏、参苓白术膏、验方参芪补气膏等。

（三）阳虚质（C型）

【总体特征】阳气不足，以畏寒怕冷、手足不温等虚寒表现为主要特征。

【形体特征】肌肉松软不实。

【常见表现】平素畏冷、手足不温、喜热饮食、精神不振、舌淡胖嫩、脉沉迟。

【心理特征】性格多沉静、内向。

【发病倾向】易患痰饮、肿胀、阳痿、泄泻等病；感邪易从寒化。

【对外界环境适应能力】耐夏不耐冬；易感风、寒、湿邪。

【中药及膏方调养】附子、山茱萸、肉桂、巴戟天、蛤蚧、菟丝子、肉苁蓉等温肾阳。适合阳虚质者使用的膏方有参附膏、鹿角桂附膏、二至膏等。

（四）阴虚质（D型）

【总体特征】阴液亏少，以五心烦热或午后潮热、盗汗、口燥咽干、手足心热等虚热表现为主要特征。

【形体特征】体形偏瘦。

【常见表现】舌红少津、脉细数、面色潮红、鼻微干、皮肤干燥、毛孔粗大、目干涩、视物昏花、手足心热、口渴喜冷饮、大便干燥、心悸神烦、眩晕耳鸣、失眠等。

【心理特征】性情急躁、外向好动、活泼。

【发病倾向】易患虚劳、失精、不寐等病；感邪易从热化。

【对外界环境适应能力】耐冬不耐夏；不耐受暑、热、燥邪。

【中药及膏方调养】枸杞子、麦冬、天冬、黑芝麻、阿胶、黄精、龟甲胶、沙参等滋补肾阴。适合阴虚质者使用的膏方有地黄二冬膏、四汁膏、六味地黄膏、秋梨膏等。

（五）痰湿质（E型）

【总体特征】痰湿凝聚，以形体肥胖、腹部肥满、口黏苔腻等痰湿表现为主要特征。

【形体特征】体形肥胖，腹部肥满松软。

【常见表现】面部皮肤油脂较多，多汗且黏、胸闷、痰多、口黏腻或甜、喜食肥甘甜黏、苔腻、脉滑。

【心理特征】性格偏温和、稳重，多善于忍耐。

【发病倾向】易患消渴、中风、胸痹等病。

【对外界环境适应能力】对梅雨季节及湿重环境适应能力差。

【中药及膏方调养】陈皮、苍术、白术、薏苡仁、泽泻、香附、半夏等健脾化痰。痰湿质者宜使用祛痰化湿类的膏方进行调理，如参苓白术膏、白术橘皮薏苡仁膏、理脾调中化湿膏等。

（六）湿热质（F型）

【总体特征】湿热内蕴，以面垢油光、口苦、苔黄腻等湿热表现为主要特征。

【形体特征】形体中等或偏瘦。

【常见表现】面垢油光、易生痤疮、口苦口干、身重困倦、眼睛赤红、大便黏滞不畅或燥结、小便短黄、男性易阴囊潮湿、女性易带下增多、舌质偏红、苔黄腻、脉滑数。

【心理特征】容易心烦急躁。

【发病倾向】易患疮疖、黄疸、热淋等病。

【对外界环境适应能力】对夏末秋初湿热气候，湿重或气温偏高环境较难适应。

【中药及膏方调养】赤小豆、薏苡仁、山药、茯苓、泥鳅、猪肚、鸭肉、鲤鱼等。可使用具有清热化湿、疏肝利胆的清膏进行调理，如大健脾膏、调中清热化湿膏、山药冬瓜皮膏等是不错的选择。

（七）血瘀质（G型）

【总体特征】血行不畅，以肤色晦暗、舌质紫暗等血瘀表现为主要特征。

【形体特征】胖瘦均见，瘦者居多。

【常见表现】肤色晦暗、色素沉着、易脱发、容易出现瘀斑、口唇暗淡、眼眶暗黑、舌暗或有瘀点、舌下络脉紫暗或增粗、脉涩。

【心理特征】抑郁、呆板、易烦、健忘。

【发病倾向】易患症瘕及痛证、血证等。

【对外界环境适应能力】不耐受寒邪。

【中药及膏方调养】川芎、香附、郁金、桃仁、红花、丹参、牛膝、当归、赤芍等。常用的膏方有百合红花粳米膏、桃红丹参膏、益母膏等。

（八）气郁质（H型）

【总体特征】气机郁滞，以神情抑郁、忧虑脆弱等气郁表现为主要特征。

【形体特征】形体瘦者为多。

【常见表现】神情抑郁、情感脆弱、烦闷不乐、舌淡红、苔薄白、脉弦。

【心理特征】性格内向不稳定、忧郁脆弱、敏感多虑。

【发病倾向】易患脏躁、梅核气、百合病及郁证等。

【对外界环境适应能力】对精神刺激适应能力较差；不适应阴雨天气。

【中药及膏方调养】柴胡、合欢花、何首乌、白术、芍药、郁金、枳壳、青皮、当归等。适合的膏方有柴胡膏、解郁膏等。

（九）特禀质（I型）

【总体特征】先天失常，以生理缺陷、过敏反应等为主要特征。

【形体特征】过敏体质者一般无特殊；先天禀赋异常者或有畸形，或有生理缺陷。

【常见表现】过敏体质者常见哮喘、风团、咽痒、鼻塞、喷嚏等；患遗传性疾病者有垂直遗传、先天性、家族性特征；患胎传性疾病者具有母体影响胎儿个体生长发育及相关疾病特征。

【心理特征】随禀质不同情况各异。

【发病倾向】过敏体质者易患哮喘、荨麻疹、花粉症及药物过敏等；遗传性疾病如血友病、先天愚型等；胎传性疾病如五迟（立迟、行迟、发迟、齿迟和语迟）、五软（头软、项软、手足软、肌肉软、口软）、解颅、胎惊等。

【对外界环境适应能力】适应能力差，如过敏体质者对易致过敏季节适应能力差，易引发宿疾。

【中药及膏方调养】黄芪、党参、白术、山药、黄精、阿胶、鹿角胶、桂圆等补虚药都是适合特禀体质的中药，膏方有人参固本膏、黄芪固表膏、十珍膏等。

第四节 冬至时节养生

冬至，在民间又称“冬节”“长至节”“亚岁”等。古人根据观察大自然变化，提出了对冬至时节的认识：阴至极，阳始生，日南至，日短之至，日影长之至，故而名曰“冬至”。

中国古代人民通过观察冬至的生物习性、大地变化，将冬至分为三候：“一候蚯蚓结，二候麋角解，三候水泉动。”古人根据蚯蚓的行为特征，生活方式等，总结其是一种阴曲阳伸的生物，即喜温暖，而恶寒，喜阴暗，而恶阳光。冬至是阴至极，阳始生，虽有阳气，但较之阴气还是太弱了，因而在泥土中的蚯蚓依旧只能蜷缩着身体，如同绳结一般，所以称“蚯蚓结”；而麋与鹿虽同科，但古人却认为其阴阳不同，因为麋的角朝后生，而鹿的角则是往前长。前为阳，后为阴，所以认为麋应当属阴。“二候”开始，阳气生，阴气渐退，麋开始解角以顺应自然；“三候”开始，阳气愈发变多，以往山里被冻结的泉水开始化开、流动起来并有一丝温热的感觉。

冬至经过数千年发展，形成了独特的节令饮食文化，但由于地方习俗的差异，庆贺方式亦大不相同。如北方冬至喜欢吃饺子、馄饨，而南方地区的人们则认为汤圆才是必不可少的。而从冬至开始，我国传统就有“数九”的习俗，即从冬至日算起，每九天为一段，即从“一九”至“九九”，共计八十一日，这便是“数九寒天”，而后就告别冬天。在民间还流传着这么一首歌谣：一九、二九不出手，三九、四九冰上走，五九、六九沿河看柳，七九河开，八九燕来，九九加一九，耕牛遍地走。由于冬至是阴至极阳始生的过程，是阴阳转化关键节气之一，更是夏病冬防和冬病冬治的最好时刻，所以在古时候，人民亦将冬至日寓意为新生命的始发点。

一、温肾补精，勿忘萝卜

冬季是万物沉睡，生机潜藏的季节，而肾脏为人体封藏之本，可收纳人体一身之阳气。冬季恰恰与肾脏的功能相对应。因此，冬至的养生之道，应当以温肾补精为主。肾为人体水脏，在五色中属黑。中医讲究“同气相求”，因此，若想要通过食疗的方法补肾，可以选择一些黑色的食物，譬如黑豆、黑芝麻、乌鸡等。因为冬季寒邪隆盛，容易阻遏气血运行，在冬季时应当少进补寒凉的食物，或者可以搭配一些温性食物，诸如羊肉、牛肉、韭菜、鲫鱼等食物。更有冬季三大补品：人参、附片、冬虫夏草。冬季吃补品的时候，不要忘了“冬吃萝卜”。清淡饮食，不要吃过咸过腻的食物。下面为大家推荐几款药膳，寒冷时节不如动手做做，一起来养护肾脏。

（一）萝卜

冬天吃萝卜能够将潜藏于人体内的阳气稍稍外达于体表，协调阴阳平衡，现代研究认为萝卜有减肥消脂、预防心脑血管疾病、改善贫血、提高免疫力的功效。

推荐药膳如下。

1. 羊肉炖萝卜

【主要原料】白萝卜200克，羊肉100克，生姜、料酒、盐少许。

【制作方法】先将白萝卜洗净、去皮切块备用；羊肉过清水，切厚块，放入砂锅中，倒入清水，稍稍没过食材，加少许料酒和生姜片。先用大火煮沸，舀出浮沫后，加入已清洗好的萝卜，转小火炖煮一小时，出锅，加少许盐调味即可。

【功效主治】温脾肾、补精血。可用于体虚胃寒、贫血、产后气血两虚、营养不良、月经不调、腰膝酸软、阳痿早泄。

2. 白萝卜牛肉汤

【主要原料】牛肉500克，白萝卜500克，料酒、精盐、胡椒粉、葱、蒜、姜、八角、香菜各适量。

【制作方法】将牛肉切成块，放入冷水锅中，加入料酒，旺火烧沸，撇尽浮沫，转小火稍煮，捞出洗净待用。白萝卜削皮，切成与牛肉相仿的块。锅置火上，加清水，放入牛肉、葱、姜、八角，旺火烧沸，撇尽浮沫，转小火炖至牛肉酥烂，放入白萝卜块，继续炖至白萝卜块熟，加入精盐、胡椒粉、蒜末等调味料，盛入汤盆即得。

【功效主治】益气养血、消食化痰，用于气血虚弱、痰湿内停。

3. 山药萝卜粥

【主要原料】大米100克，山药150克。萝卜150克，葱末适量。

【制作方法】将大米洗净，山药洗净削去外皮后切成滚刀块、白萝卜洗净后切块或片；在锅中加水煮开后，倒入大米、山药、白萝卜；水煮沸后，转小火煮约30分钟即可；撒上葱末，根据个人口味添加调味料。

【功效主治】健脾补肾、化痰消食。用于脾肾气阴亏虚，饮食积滞。

（二）鹿茸

鹿茸是雄性梅花鹿或马鹿未骨化的幼角。通常而言，梅花鹿的鹿茸被称为“花鹿茸”，而马鹿的鹿茸则称为“马鹿茸”，二者都有壮元阳、补气血、益精髓、强筋骨的功效。主治虚劳羸瘦、精神倦乏、眩晕、耳聋、目暗、腰膝酸痛、阳痿、滑精；子宫虚冷、崩漏、带下。

鹿茸鹅肉汤

【主要原料】鹿茸片15克，鹅肉100克，大枣12克，料酒、盐适量。

【制作方法】将从药材铺购买的鹿茸片和大枣稍稍用清水清洗一下表面，备用。将鹅肉用清水洗净，切厚块，放入砂锅中，倒入清水，稍稍没过食材，加少许料酒。先用大火煮沸，舀出浮沫后，加入鹿茸片和大枣转小火炖煮。待筷子能轻松穿过鹅肉，出锅，加少许盐即可。

【功效主治】鹅肉有滋阴清热功效，与鹿茸一同做成的药膳汤，有阴阳双补的功效。

二、早睡晚起，睡好子午觉

冬至勤睡子午觉，有利于心肾相交，使水火相济，阴阳相调。俗话说：“养生有三宝，三寒两倒七分饱。”其中“两倒”，就是指人要睡子午觉。

子午觉指人要在子时和午时按时入睡。子时是晚上11点至凌晨1点，午时则是中午11点至下午1点。睡子午觉要遵循“子时大睡，午时小憩”的原则。而午时小睡也不是随便睡睡就可以了的。里面有很多些讲究。

① 时间不宜过长。午睡最好睡20 ~ 30分钟。否则很容易出现身体疲惫不堪、头晕眼花的情况。

② 不宜趴着睡。很多人都会趴在桌子上午睡，头枕着一只手臂。这样睡醒来后容易头晕、眼花、乏力、大脑缺血、缺氧、眼内压强过高、视物不清、手麻。

③ 不要午饭后立马就睡。吃过午饭很多人都会犯困，但如果马上睡午觉，会引起大脑供血不足，也不利于消化。

三、冬至艾灸，温补肾阳

在冬至当天艾灸的治疗效果最佳。所谓“冰冻三尺，非一日之寒”，要使艾灸见效亦是如此，并非在冬至日艾灸一次就可实现。通常选择在冬至来临的前三天开始艾灸，再算上冬至及其后三天，连续七日艾灸，方可使“冬至灸”效力达到最佳。若是之前未做过艾灸，应当在冬至灸之前，先用艾灸调理几天，使身体适应艾灸的温补作用，之后再进行“冬至灸”才无伤正之患。

“冬至灸”（视频85）常选用督脉中大椎穴；任脉中关元穴、神阙穴和中脘穴等。如大椎穴位于人体后正中线上，第7颈椎的棘突下的凹陷处，能够统领人体一身之阳气，又可联系人体一身之阴气，故艾灸该穴位可以调节人体阴阳气血。

又如神阙穴，即人体肚脐。俗话说：“常灸神阙穴，万病自毁灭。”这是因为神阙穴是任脉经气之海，人身元气之根，故艾灸该穴位可补充人身元气，从而调节一身之气血，即“气非血不运，血非气不和”。

虽然艾灸操作简便，若穴位定位不精确会影响艾灸疗效，选择正规的医疗机构进行“冬至灸”是十分重要的。

四、精神调摄，注意“冬藏”

春生、夏长、秋收、冬藏是大自然四季变化的规律，亦是生命万物所遵循的基本规律。我国传统医学的“天人相应”，强调人与自然密切相关，在这期间，养生之道应当注重“精神”之藏的道理。首先要避寒邪。无论在家还是在外一定要多穿衣服，在出门时，还应戴上口罩，避免寒邪从口鼻而入。

在冬至时节，不要过度扰乱阳气，要懂得控制自身的精神活动，让精神保持安静平稳、不急不躁。从而把“神”潜藏于人体之内而不显露于外，这样人体精神就不会被寒邪所伤。

五、运动锻炼，动静结合

冬至在体能锻炼上，不宜追求剧烈运动。若运动过猛，会致周身大汗淋漓，毛孔过度张开，人体阳气易从皮肤的毛孔中外泄，从而损耗阳气，与冬应“藏”相违背。所以选择强度适宜、符合自己身体状况的运动。

六、冬至疾病，提早预防

现代研究发现，冬天所产生的寒气对人体呼吸系统的影响最为明显，它能够显著降低呼吸道的防御能力，从而引发慢性支气管炎等呼吸系统疾病。因此，冬至要预防此病发生。

冬至寒气较盛，防止慢性支气管炎发生，应从源头做起。

（1）加强锻炼，提高抵抗能力　主要通过“三锻炼”，即体育锻炼、耐寒锻炼和呼吸锻炼，增强体质，达到少发病或不发病的目的。

① 体育锻炼。可选打太极拳、做气功、散步、跳舞、体穴按摩、慢跑等。适当的运动可以调动身体功能，增强体质，从而增强抗病能力。

② 耐寒锻炼。从秋季起坚持用冷水洗脸，一天2次到3次，并且慢慢过渡到颈部及胳膊的皮肤。这样长期坚持，可慢慢提高身体对寒冷刺激的承受能力。

③ 呼吸锻炼。方法是腹式深呼吸，使呼吸时间逐渐延长，最大限度地排出肺部剩余气体。

（2）防寒保暖，预防感冒　慢性支气管炎的患者感冒后，约80%可引起慢性支气管炎的急性发作并使病情加重，因此应注意防寒保暖，预防感冒。可以服用玉屏风散加以预防。

（3）严格戒烟　吸烟对于肺脏损害极大，慢性支气管炎患者应该严格戒烟，同时也应尽量减少接触二手烟的机会，以免加重病情。

（4）饮食调养　饮食应忌生冷和辛辣刺激食物，应以清淡、易消化、蛋白质及维生素含量丰富、营养全面等食物为宜。如紫甘蓝、黄瓜、西红柿、芹菜、牛奶、豆浆、鸡蛋、豆腐、蜂蜜以及瘦猪肉、鸡胸肉、鸭胸肉等。

第五节
小寒时节养生

“东风吹雨小寒生，杨柳飞花乱晚晴。”这是宋代诗人陈与义的诗。对于大地的万物来说，这是一年中最冷的时节。有些人可能认为小寒并非最冷的时节，而是大寒才对。寒冷程度的高低，古人用了“数九”表示。小寒正处“三九”，三九、四九冰上走，而大寒则是五九、六九，沿河看柳，故民间有“小寒胜大寒”这一说法。而这种说法也是得到现代气象研究支持的，仅有少数年份的大寒时节温度是低于小寒的。

古人将小寒分为三侯。小寒之初，虽然依旧是大雪纷飞，但此时阳气已动，候鸟大雁因感阳而出现向北方飞的迹象，古人将其总结为“雁北乡”。而禽鸟是最早得知自然气候变化的，故而喜鹊已感受来年之气，开始筑巢，为孕育后代做准备，古人将其总结为“鹊始巢”。而羽毛漂亮的雉鸟，也被称为“阳鸟”，它们会感阳气的萌动而雌雄同鸣，古人将其总结为“雉始鸲”。即一候雁北乡，二候鹊始巢，三候雉始鸲。

在古时候，小寒时节还被当作祭祀众神和祖先的节日，民间又称其为“腊祭”。而“腊”字表示了新旧交替的寓意，因此，古时候人们把腊祭所处的十二月称为“腊月”。在先秦时期以前，腊祭的习俗已形成了，人们通过狩猎山林间的飞禽野兽向他们信奉的神明和祖先祭祀，以求风调雨顺和谷物丰收。小寒时节是广东地区每一年都较为重视的节气。在这天前，广东地区的老百姓们会在睡觉前将糯米洗净，放在水里泡发。第二天，赶忙早起，将泡发好的糯米与香米按照一定的比例搅拌在一起，放到蒸炉上蒸煮。待糯米饭快好的时候，将已煸炒的腊肠腊肉、虾米、萝卜干等迅速搅拌在糯米饭里，然后用这样美味的糯米饭来庆祝小寒时节的到来。

小寒时节一定要做好防寒措施，避免感冒发烧等疾病的发生。在阳光明媚时，可适当地外出散步，锻炼身体，增强自身抵御寒邪的能力。而饮食方面，传统医学认为应当多食温性食物，补益身体。

一、因人制宜话食养

小寒进补切记不要过于食用油腻、辛辣的食物，而且要以清淡为主。虽然要进补一些温性食物，但并不是越多越好，否则会出现热郁生病的弊端。而要食养补益，根据不同人的体质，从人体气血阴阳方面入手，即补气、补血、补阴、补阳。

（一）补气

中医学认为人体之气来源于三个部分，即与生俱来的肾中精气、后天的水谷之气以及通过肺部呼吸作用所吸入的自然清气。可见，气的生成与肺、脾、肾相关。气虚就是人体之气虚衰或者产生不足，会出现精神容易疲乏、少力短气等症状，若长期忽视，可能会恶化转变为“气陷证”。宜常用的食物有大麦、黄豆、扁豆、山药、大枣、栗子、胡萝卜、牛肉、兔肉、鸡肉等。

1. 黄芪

若要说到黄芪的补气之功，最好选择炙黄芪，可补中益气，可治疗一切气衰血虚之症，故黄芪在《神农本草经》中被列为上品之药。

2. 牛肉

明朝医学家韩懋所著《韩氏医通》中提到，牛肉补气，与黄芪同功。但并非每种品类的牛均有补气作用，这里的牛肉应当指的是黄牛的肉。

脾胃是人的后天之本，气血生化之源益，脾之气强，全身之气壮。因此，牛肉对于气血两亏、久病体虚的人有很好的调养作用。

黄芪牛肉汤

【主要原料】牛肉250克，炙黄芪12克，党参12克，姜、盐、料酒、胡椒粉适量。

【制作方法】将炙黄芪、党参洗净，取一块干净的纱布，将两者包起来，备用。

将牛肉切成小块状，放入砂锅中，大火煮沸，舀去浮沫后，将纱包、生姜片放入，加少许料酒，转小火炖煮两小时。出锅，加入少许盐和胡椒粉即可。之所以选择黄牛肉搭配黄芪，原因有二，一是黄牛肉兼有较强的补气作用。二是牛肉里的油脂在黄芪炖煮、药效成分渗出的过程中，能够防止药效过度挥发，而降低其药效。

【功效主治】益气补肺、养心安神。可用于气虚、体质虚弱、易感冒、怕冷。

3. 党参

平素脾气虚的人，尤其在冬季之时，还常常伴有腹痛、腹胀、口唇苍白的症状。不妨试试党参桂圆糯米粥。党参是一味补气药，加之桂圆、糯米，有健脾暖胃之功。冬天经常食用该粥，不仅可以在寒冷的冬季感到一丝温暖，还可以让您的嘴唇红润。

党参桂圆糯米粥

【主要原料】党参20克，桂圆40克，糯米100克。

【制作方法】首先将桂圆的壳和核去掉，保留果肉备用。将糯米放入清水中泡发，备用。把党参清洗后，放入砂锅中，用清水没过党参，先用大火煮沸，后转用小火煎煮30分钟后，取药汁，再加清水没过药渣，煎煮。最后将两次的药汁合并，放冷。把泡发好的糯米和桂圆肉，放入砂锅中，加入冷却的药汁，先用大火煮沸，后转用小火煎煮30分钟后即可，建议温服，效果更佳。

【功效主治】补肺脾之气、养血安神。用于气虚乏力、失眠症。

（二）补血

血虚是指人体内的血不足。有可能是失血过多，也有可能是久病伤及阴血，还有可能是脾胃的功能失常，无法将人们所摄入的水谷转化为血液等导致的。中医学认为百病始于血虚。血虚最常见的表现有嘴唇发白、心悸心慌、头晕失眠、面色萎黄等。一旦发现自己出现血虚的症状时，一定要及时补血。常用补血食材有酸枣、龙眼肉、红糖、胡萝卜、黑芝麻、瘦猪肉、海参、乌骨鸡、阿胶、黄鳝等。

1. 阿胶

阿胶能够促使体内血液新老交替。但是阿胶具有较为浓烈的气味，直接用水冲服还会有一股腥腻感。通常要会把从市面上买来的块状阿胶砸成小块，越小越好。

然后将阿胶与其他食物一同熬煮。鸡肉的性味甘平，其肉具有丰富的蛋白质，具有补益五脏之功。将两者一同熬煮，是养血养生的药膳佳品。在这寒冷的冬天，做一碗鸡丝阿胶汤，可以让您面色红润，手温脚暖。切记：不要在感冒咳嗽或月经来潮时服用。

鸡丝阿胶汤

【主要原料】鸡胸肉50克，阿胶40克，鲜牛奶500毫升，姜片、盐少许。

【制作方法】现将鸡胸肉洗净、切丝备用；将阿胶砸成小块，放入炖盅内，隔水蒸化后。再将备好的鸡肉丝、姜片、鲜牛奶放入炖盅内隔水炖1小时后加入少许的盐调味即可。

【功效主治】益气养血。适用于久病体虚、瘦弱乏力、气血两虚、面黄者。

2. 黄鳝

中医学认为，黄鳝具有很好的补血作用。此外，现代科学发现黄鳝能调节人体的血糖。所以糖尿病患者，在食用黄鳝时不必担心血糖水平升高。黄鳝姜汁粳米饭，特别适合病后气血衰弱或者贫血的人群进补。

黄鳝粳米饭

【主要原料】粳米50克，鳝鱼80克，花生油、盐、姜汁少许。

【制作方法】现将黄鳝用清水洗净，去除骨头，将肉切丝，放入一个干净的碗中。用花生油、盐和生姜汁搅拌去腥备用。再把粳米淘洗2 ~ 3次，放入电饭锅中焖煮，待水分快吸收完时，加入黄鳝丝，继续焖煮至熟即可。

【功效主治】调中健胃、补益肝肾，适用于气虚乏力、消化能力减弱、体虚泄泻者。

（三）补阴

阴虚中最常见的就是肝肾阴虚，就是人体肝肾的阴液减少。随着人年龄的增长，人体中的阴阳也会跟着消耗，从而逐渐出现阴虚的症状。此外，熬夜、爱吃辛辣食品等行为都有可能导致阴虚，而这种伤阴行为与现代人快节奏的生活不谋而合。阴虚的表现有面色潮红、午后低热、口渴喜冷饮、手脚心热等。

补阴要懂得滋养肝肾。在五脏中，肝主藏血，而肾主藏精，这两个脏器位于人体的下焦，因此滋养这两个脏器是十分重要的。可以通过多食甘凉滋润、生津养阴的食物，来恢复人体阴的损耗。常见的补阴食物有梨、大白菜、西瓜、甘蔗、鲜藕、银耳、黑木耳等。常见补阴中药有熟地黄、百合、石斛。常用的药膳有首乌鸡块、枸杞羊丝、沙参麦冬粥等。而在补阴期间应当忌辛辣食物。

1. 熟地黄

熟地黄为玄参科植物地黄的块根，又名熟地或伏地，经加工炮制而成。通常以酒、砂仁、陈皮为辅料经反复蒸晒，至内外色黑油润，质地柔软黏腻。切片用，或炒炭用。熟地是虚证类非处方药六味地黄丸的主要成分之一。

熟地枸杞羊肉汤

【主要原料】羊肉750克，当归20克，白芍15克，熟地、枸杞子各50克，生姜5片，红枣5个。

【制作方法】将羊肉洗净切块，用滚水焯过；红枣去核，当归头切片，白芍、熟地、枸杞子、生姜均洗净。把全部用料放入锅内，加清水适量，武火煮开后，改文火煲3小时，调味供用。

【功效主治】滋补肾阴、固本养颜。用于肾虚烦热、腰膝酸软、五心烦热、肾阴亏损者。

2. 百合

冬天的气候十分干燥，而且温度很低，不少人身体都会感受到干燥。传统医学认为，百合具有较好的滋补效果，具有养阴润肺、清心安神的功效。

百合粥

【主要原料】百合60克，大米100克，冰糖适量。

【制作方法】将百合洗净备用；用清水淘洗大米两次，与洗净的百合一同放入砂锅中，加清水没过食材。先用大火煮沸，后转小火半小时焖煮。加入少许冰糖调味即可。

【功效主治】滋阴润肺、养心安神。用于肺阴虚干咳、咳血、虚烦失眠、惊悸。

3. 石斛

石斛是一味滋阴佳药，在古时候还被称为不死草、还魂草，民间常认其为“救命仙草”，传说它的汁液有“起死回生”的作用。石斛和猪肺都为滋阴佳品，两者做出的汤能够补人体之阴，而且在冬天也使皮肤水润润的。

石斛猪肺汤

【主要原料】猪肺100克，沙参10克、石斛10克、料酒10克，盐、葱段适量，姜2片，胡椒粉少许。

【制作方法】先将猪肺洗净切大块备用；干沙参用清水泡发，切大片；石斛，切段备用；将所有食材放入砂锅中，加清水没过食材，加料酒、葱段、姜片，先用大火煮沸，后转小火慢焖1小时，出锅，加盐、胡椒粉调味即可食用。

【功效主治】滋阴清热、益胃生津。治口干烦渴、食少干呕、病后虚热不退、骨蒸劳热。

（四）补阳

阳虚指人体阳气虚衰的现象。阳虚最常见的表现就是即使保暖措施很好，依旧感受到手脚冰凉，怕冷、喜欢喝热饮。传统医学认为，平素阳虚的人应该多吃味甘性温的食物，如生姜、板栗、腰果、松子、牛肉、羊肉、核桃仁、花生、胡椒、花椒、虾仁、桂圆、辣椒、豆蔻、南瓜、胡萝卜、山药。补阳的中药有肉桂、冬虫夏草、杜仲等。

1. 肉桂

肉桂，又名牡桂、紫桂、大桂，为樟科植物肉桂的干燥树皮。可补元阳，暖脾胃，除积冷，通血脉。

（1）羊肉肉桂汤　将6克桂皮放在500克左右的炖肉中，炖熟之后，无论吃肉还是喝汤，都可以起到温中健胃，暖腰膝，治腹冷、气胀的作用。

（2）肉桂粉　桂皮3克，研细末，一日2次，温水送服，可治疗胃气胀，胃寒痛；将肉桂皮粉末加入菜中烹调，有助于控制血糖和胆固醇。

（3）肉桂膏　桂皮6克，丁香6克，共研细末，放入膏药中，贴患儿肚脐，可治疗小儿腹泻。

2. 虾仁

虾仁具有补肾壮阳，健胃的功效。现给大家推荐两款虾仁药膳。

（1）翡翠虾仁

【主要原料】虾仁、黄瓜、盐、味精、料酒、水淀粉、蛋清、胡椒粉、汤汁各适量。

【制作方法】将虾仁洗净去泥肠，沥去水，加入盐、味精、蛋清、胡椒粉、淀粉上浆。将黄瓜纵剖四开，去籽切成菱形小丁。盐、味精、料酒、水淀粉，成汁。锅上火入油，六成热时下入虾仁炒散，熟后下入黄瓜丁，泼入做好的汁，翻匀出锅即成。

【功效主治】温补脾肾阳气，适合于肾阳虚和脾胃阳虚的患者。

（2）补脑核桃虾仁

【主要原料】核桃150克，虾仁150克，芦笋150克，色拉油、食盐、蒜、淀粉、胡椒粉各适量。

【制作方法】将鲜虾仁用胡椒粉、淀粉抓匀，芦笋切小段，锅里放2勺油，先放入核桃仁，用小火炸3分钟，装起备用。油烧到五成热，放入蒜头爆香，下虾仁推散，翻炒。再倒入芦笋、核桃，待熟即成。

【功效主治】温肾补脑，用于肾阳不足、脑力不济者。

二、居阳避寒

（一）居室向阳

古人认定，万物生长靠太阳，像有些房屋一年四季都晒不到太阳，阴寒之邪隆盛，住在里面的人，轻者畏寒怕冷，重则阳气被伤，病至一蹶不振。这是因为阴盛则阳病。而房屋总处太阳底下也是不行的，不论阳光是否直照入屋内，都会引起室内温度过高，容易引起人体阳气亢奋，一天到晚都十分亢奋，寝食难安，就更别说什么养生了。因此，古人将居处位置作为养生的内容是有道理的。而小寒是寒邪隆盛之时，这时候房屋最好能受日光照射，消除屋内阴寒邪气，开窗通风，利于空气流通，避免寒邪之气聚于屋内。

（二）慎避风寒

在中医理论中，把自然的气候变化，总结为“六气”，即风、寒、暑、湿、燥、火。若是这六种气候变化超过人体的承受能力，致人生病时，称为“六淫”。古代著名医家汪绮石对自然四季气候变化依照“六淫”邪气盛衰规律，提出了“八防”的起居原则，即春天需防风防寒，夏天需防暑热，又要防因暑取凉，长夏防湿，秋天防燥，冬防寒、防风。因此，在小寒外出要做好防风防寒的准备。戴手套、帽子、围巾、口罩等。

三、点穴按摩助身体

冬季养生要以敛阴护阳为根本。所以人们可以在这个寒冷季节采用一些按摩穴位的方法来达到养生的目的。

（一）按摩百会穴

百会穴位于人体头顶之巅，在左右两耳尖过头顶的连线的中点处。在古时候，百会穴被人们用于修行，那些修炼武术的人们常称它为“昆仑穴”。这是因为昆仑山被认为是万山之主，就如同世界的脊梁。许许多多的山脉与河流都是起源于昆仑。故将百会穴取名为“昆仑穴”，可能是想要表达百会穴在人体中的地位就像昆仑山在万山当中的地位一样重要。百会穴是人体一身阳气所聚集的地方。所以感冒生病的时候感受到头疼、头晕，是因人体阳气会被邪气所伤。阳气旺盛则使身体健康无病，所以在冬天时，应该注意头部的保温，切勿让邪气伤及百会穴。

由于百会穴位于人体头部，因此其与脑部作用密切相关。人体的脑部负责协调身体平衡，因此，若是大脑发生病变，身体会出现无法直线行走等身体平衡失调的行为。古时候，那些中医大家便会刺激百会穴，动员百会穴中的阳气来去除脑部的邪气，使脑部原本衰退的功能重新恢复过来。（视频86）

小寒正处一年最寒冷的时节，寒邪容易引起人体气滞血瘀。头部为人体诸阳之会，寒邪可阻遏人体头部阳气，进而影响到一身阳气的强弱，轻则头痛头晕、失眠，重则百病生。所以在冬天一定要注重头部的保暖，此外，经常艾灸或按摩百会穴有提升人体之阳气的作用，还可缓解头痛、失眠症状。可坐在凳子上，身板挺直，通过左右两耳角直上的连线中点处取穴。将艾条的一端用打火机点燃，悬空放于头部，围绕着百会穴缓慢旋转10 ~ 15分钟，注意及时清理艾灰，以免烫伤。

（二）按摩劳宫穴

劳宫穴中的“劳”是劳累、劳作的意思。而“宫”就是休息的地方。劳宫穴位于人体手掌的中心，可以稍稍握拳微弯中指，指尖所碰到的地方即使劳宫穴。冬天人们常常会搓手掌，使掌心发热，其实这就刺激手中的劳宫穴，有利于精神的恢复。

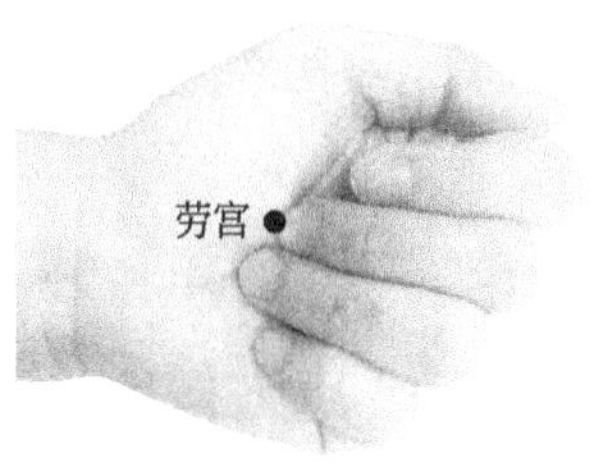

劳宫穴是人体十二条经络中，位于心包经上的穴位之一。

心包是位于人体心脏外部的一层包膜。中医理论认为，心为人体的君主之官，而心包则是用于保护心脏的，使得心脏不被外邪所侵。目前临床上对心功能相对较弱的患者，可以通过针刺或穴位贴敷劳宫穴的方法，使得心功能得以增强。在冬季常按此穴可预防心脏病发作及手指麻木等。

可每天早晚揉搓劳宫穴各一次，每次按80 ~ 100次，按摩力度应当使穴位有酸痛感为宜。现多用于治疗心绞痛、小儿惊厥、手指麻木冷感等。（视频87）

（三）按摩肾俞穴

肾俞穴位于人体腰部，距离后正中线四横指，与人体前部的肚脐在同一水平线上。俞穴是脏腑精气灌注体表的穴位，那么肾俞穴就是肾之精气汇聚的地方，因此，可以通过按摩此穴来调节肾脏的气血平衡。

现在不少年轻人的眼睛周围出现了黑眼圈，特别是经过一天的工作之后，夜晚时分，眼圈尤为明显，像熊猫似的。眼圈是身体发出的危险信号之一，告诉您您的休息时间严重不足，气血平衡严重失调和损耗，从而影响了眼部周围的血液循环。除了补足睡眠以外，就是要懂得善用人体的肾俞穴。可以通过迅速互搓双手，使掌心发热，然后将热热的掌心贴于肾俞穴上，当不再感受到温热时，再重复上述动作，每次重复3 ~ 5次从而能激发经络，促讲代谢，以达到补益的目的。（视频88）

传统中医理论认为，肾阳是人体一身阳气的根本，倘若肾阳不足，那么寒邪必定会在体内兴风作浪。因此可以通过艾灸肾俞穴，从而到达防治肾病的目的。可趴在床上，温灸肾俞穴30分钟左右，每天1次。平时走在路上时，双手稍稍握拳，边走边敲击双侧的肾俞穴，以40 ~ 50次为一循环。

四、调摄精神莫惊恐

在冬季的时候，容易发生季节性情感失调症。容易发生情绪波动、频频发困、头脑发昏等现象。这种情况多发现于青年，特别好发于女性人群，小寒时节更为明显。这是因为小寒时节，寒邪隆盛至极，人体阳气极度潜藏于内，不能外达的表现。因此，天气愈发寒冷的时候，待在家中并不是一个很好的选择，可以选择外出晒晒太阳，让外界阳气布散体表，这是一种调理情绪的自然方法，可使人一扫疲乏倦怠之气，能够有效地预防低迷情绪的发展，避免惊恐的发生。

五、动则生阳，动而有节

小寒正处“三九”之际，民间常说“冬练三九”，说明“三九”正是冬季锻炼的好时候。不过，在冬天运动要注重锻炼的时间和方式。在《黄帝内经》中早已提及：“故阳气者，……平旦人气生，日中而阳气隆，日西而阳气已虚，气门乃闭。”这段话简单来说，就是告诉人们运动时间以上午为宜，因为这时太阳刚刚升起，人体一身阳气也刚刚苏醒，逐步旺盛，天人相应。

而在冬季运动时，一定要掌控一个度，不能大汗淋漓，更不能气喘吁吁，这是大动阳气的行为。

另外，要懂得循序渐进，譬如想要慢跑的时候，不妨先散步几圈再开始，让四肢活动开来，使肘膝关节得到舒展，这样活动起来才不会拉伤筋骨。若是出汗了，应当及时将汗液擦干。若是湿身，应当及时换衣服。这是因为运动过后，人体的毛孔是处于“开”的状态，这时隆盛的寒邪易从肌表侵袭人体，致人生病。假如能够做到上述的几点内容，那么冬天锻炼则能强身健体，无患病之虞。

六、小寒谨防冠心病

由于每个人身体素质不一样，因此引发冠心病的原因是因人而异的，但做好预防是十分必要的。

（1）了解冠心病的“先兆”　冠心病发作前，身体会发出相应的警示。譬如会出现轻微的胸闷、心悸等症状。应当多学习相关知识，提高自我保护意识和警惕性。一旦发现什么问题，要随时口服硝酸甘油、速效救心丸等急救药，必要时去医院就医。

（2）做好保暖措施　感冒在这个季节尤为常见，若是不小心得了感冒，引起了肺部疾病感染，会导致免疫力极速下降。极易引发冠心病发作。因此，在平日生活里，要注重保暖，多晒晒太阳、散散步，增强体质。

（3）推荐预防冠心病茶饮方　丹参5克，檀香5克，砂仁3克，苏叶3克，水煎代茶饮。辛温散寒、活血化瘀、行气止痛。

第六节
大寒时节养生

说到大寒，就代表春天快来了，万物即将复苏，因为它是二十四节气中最后一个节气。古人把太阳到达黄经300度时，确立为“大寒”时节。大寒，是天地气温下降至极点的含义。

中国古代将大寒分为三候，即“一候鸡乳，二候征鸟厉疾，三候水泽腹坚”。“一候鸡乳”是说大寒节气母鸡便可以开始孵小鸡了。“二候征鸟厉疾”是说鹰隼之类的征鸟，正处于捕食能力极强的状态中，盘旋于空中到处寻找食物，以补充身体的能量抵御严寒。“三候水泽腹坚”是说在一年的最后五天内，水域中的冰一直冻到水中央，且最结实、最厚，孩童们可以尽情在河上溜冰。这里需要提醒溜冰的朋友们，日平均气温连续多日出现零下5摄氏度以下时方可进行，这种活动一般出现在黄河以北地区，否则容易出现意外。

冬三月是万物潜伏、生机潜藏的时候，此时人体的阴阳消长变化处于相当和缓的状态。这个时候应该早睡晚起，不能轻易地去扰动阳气，做事不要过于操劳，要使神志潜藏于内，尽可能避免不良情绪。

一、温食御寒调脾胃

（一）大寒宜吃的御寒食物

1. 多食红色食物

中医认为五色入五脏，红色补心，而心主血脉，藏神，与心脑血管疾病发病密切相关。冬季寒冷容易诱发心脑血管疾病，因此，在严寒的大寒时节，应该多选择些可以生热、保暖的红色食物。颜色红润，具有辛辣味及甜味的食物都有这样的效果。如辣椒等。红色食物不仅能从视觉上吸引人，刺激食欲，而且从中医学角度分析，这类食物还有非常好的祛寒解乏之功效。更可贵的是，红色食物可以帮助人们增强自信心、意志力，提神醒脑，补充活力。其中枸杞搭配香甜的红枣、红糖是极佳的祛寒食品。

2. 多饮温性的红茶、黑茶

红茶性味甘温，种类繁多。红茶蛋白质含量较高，具有温阳暖腹的作用；红茶可以帮助人体消除自由基，杀菌抗酸，还能预防心肌梗死；此外，红茶还有去油、清肠胃的功效。冲泡红茶最好用沸水，并加盖保留香气。红茶一天喝2 ~ 3次为宜。

黑茶色黑通肾，和陈皮一样，黑茶也是越陈越好。黑茶在存放时可产生近百种酶类，使它具有补气升阳、益肾降浊的作用，对肾炎、糖尿病、肾病有一定辅助调养作用。黑茶还能帮助肠胃消化肉食和脂肪，并调整糖、脂肪和水的代谢，因此，大寒时节饮用非常适宜。在饮用黑茶时应该注意，由于黑茶为发酵茶，冲泡时第一杯水应倒掉，不宜饮用。一般一天饮用2 ~ 3次为宜。

（二）大寒进补要注意调脾胃

在大寒时节的进补原则就是符合温热二字，在口感上要温热，就连食物性质也要选择温热的，这样子才可起到调理脾胃的作用。如选用羊肉、猪肚等温肾壮阳的食材，有利于防止寒邪的外袭。切记饮食尽量清淡，不能过咸。在中医理论中，咸味入肾，过咸会导致肾水更寒，对振奋心阳十分不利；切忌单独进补寒凉食材，避免有耗伤元阳之弊。

1. 红糖

红糖，性温味甘，不但能活血舒筋，促进血液循环，还具有益气、缓中、化食之功能，特别适合女性、老年人、体弱的人食用。红糖被现代女性所青睐，还有赖于它具有暖胃补血、缓解疼痛的作用。红糖更是大病初愈、体虚羸弱人群的进补佳肴。而龙眼肉味道甘甜，补益心脾。它的温补作用与红枣、荔枝差不多，但是补虚作用较二者强。龙眼肉和红糖皆为性温之品，均有温经通络、补益脾胃的功效，冬天来一碗龙眼红糖粥，能够去除人体经络中的寒气，促进经络中气血运行。

（1）龙眼红糖粥

【主要原料】红糖40克，龙眼肉10克，粳米200克。

【制作方法】先将龙眼肉放入清水中浸泡备用。粳米淘洗2 ～ 3次，放入砂锅中，加清水适量，开大火煮沸后，加入龙眼肉和红糖，转小火焖煮至米烂汤稠，即可。

【功效主治】温暖脾胃，养血安神，适合于心脾两虚不寐、痛经、脘腹冷痛者。

（2）红枣桂圆红糖茶

【主要原料】红枣、桂圆、红糖各适量

【制作方法】将桂圆去除外壳以及果核，红枣去除果核；然后将桂圆、红枣以及红糖一起放入杯子之中，加入开水进行冲泡，十分钟之后就可以服用了。

【功效主治】护心脑、补气血。

2. 红参

红参是人参的熟用品，相比人参药性更温，具有火大、劲足、功效强的特点，长于大补元气、回阳救逆、益气摄血。从保健强身角度来说，红参是气血不足且偏阳虚者的补益佳品。

① 冲茶：将红参切成薄片，放在碗内或杯中，用开水冲泡，闷盖5分后即可服用。

② 熬粥：将红参切成薄片，早餐熬粥时放少许。

③ 嚼食：将红参切成薄片，取2 ～ 3片含于口中细嚼，生津提神，是最简单的服用方法。

④ 磨粉：将红参磨成细粉，每天吞服，用量视个人体质而定，一般每次1 ～ 1.5克。

⑤ 参枣桂圆粥

【主要原料】红参、炒枣仁各12克，桂圆9克，大米120克，红糖适量。

【制作方法】先将桂圆去皮去核，放入清水中浸泡备用。将党参、枣仁洗净后，用纱布包好，备用。用清水将大米淘洗2 ～ 3次，放入砂锅中，加入中药包、桂圆，加适量清水大火煮沸，转小火焖煮至米熟烂即可。

【功效主治】行气生血，补益脾胃。冬天特别适合气滞血瘀兼有脾胃不调的人群服用。

二、起居有常防过劳

冬季正是人体休养的好时节，这时应当注意保存人的阳气，养精蓄锐。在大寒时节，在起居方面仍要顺应冬季闭藏的特性。

（一）早睡晚起，蓄养阴阳

大寒养生之道要顺应冬季“藏”的基本原则。其实最简单的方法就是早睡晚起，每天多睡半个小时即可。早早休息可以让人体一身之阳气尽早进入阴分休息，即“阳入阴则寐”；早晨多躺一会儿可以养人体一身之阴气，使人体精气能够内聚于五脏而润五脏，从而增强机体的免疫力。对上班族而言，非常提倡提早休息1小时。而老年人则是要注意不能过早起床，要将晨练稍稍推迟，最好待阳光普照大地后再出门。倘若早晨寒气过盛，早出门寒邪极易侵入人体，导致腰痛、腿痛等关节性疾病。中医学把关节炎类疾病归属于痹症。致病原因是风、寒、湿三大外邪侵入了人体内部，堵塞经络之气，使得气血运行不畅，从而出现血瘀，导致“不通则痛”。

（二）睡前浴足，补肾祛寒

浴足时若配合补肾、活血祛寒的中药（桂枝15克、当归10克、透骨草15克、艾叶10克，红花10克）则效果更佳。常言道：“寒从脚起，冷从腿来。”人的腿脚一冷，全身皆冷。在冬夜入睡前，可用热水或药汤先泡泡脚，以起到畅通血脉、改善睡眠的作用，尤其是对那些经常在夜间看书、写作，久坐到深夜的人，临睡前更应热水泡脚。人的足上，有6条主要经络，包括3条阳经（膀胱经、胃经和胆经）的终止点（小趾至阴穴、二趾历兑穴、四趾窍阴穴）。3条阴经（脾经、肝经、肾经）的起点（大趾隐白穴、大趾大敦穴、足底涌泉穴）。冬天泡足促进血液循环，不仅祛除身上的寒，还刺激了这6条最主要的经脉。泡完足后再按摩双足相应穴位，便会有意想不到的收获。

（三）大寒运动，劳逸有度

在冬季，运动锻炼是养生必不可少的，而在大寒节气里，如果要运动的话，最好等到太阳出来以后再进行户外锻炼。在运动前先要做一些热身准备，要避免寒邪的侵袭，避免运动量过大，要在动中求静，以达到安身静体、气定神闲的境界。

三、点穴按摩调脾胃

大寒时节打好“保胃”战至关重要。自我点穴按摩是“自我疗愈”的最佳选择。（视频89）

（一）手三里

手三里穴中的“里”字是邑、居的意思，因为该穴位距离肘尖3寸，还因为三为生数，而里指内府，因为这个穴能够化生体内脏腑阴阳气血，所以取名为三里。手三里穴是手阳明大肠经的穴位，位于前臂背面桡侧，肘横纹下2寸处。因为手三里穴是位于手阳明大肠经上的穴位，因此具有调理胃肠的作用。若是饮食后出现明显的腹胀，可用大拇指挤压手三里穴，以感受到酸胀感为宜。（视频89-1）

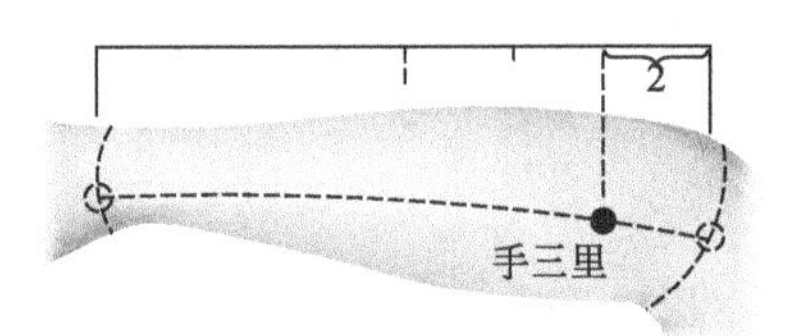

（二）合谷

合谷穴是人体全身穴位中，治疗范围最为广泛的穴位，因此有“万能穴”的美誉。它是十二经脉中大肠经的穴位，按压它具有升清降浊、调理脾胃的作用。平常可以来回按摩左右手的合谷穴各50次，不但可以缓解胃痛、呕吐等脾胃病，还有缓解晕车症状的作用。（视频89-2）

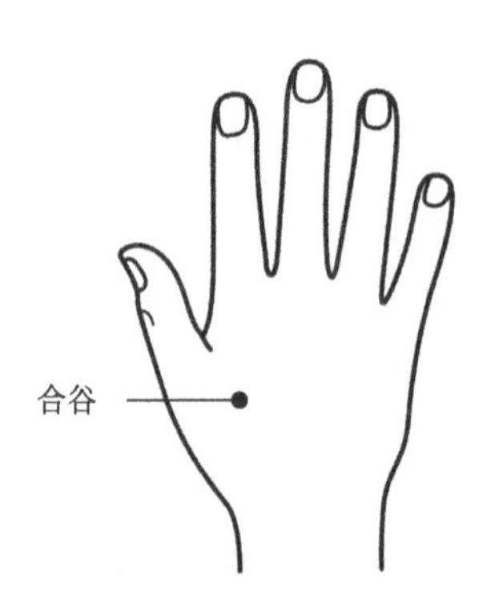

（三）上脘

上脘穴是位于人体上腹部，在前正中线上，肚脐眼往上5寸。可通过按摩中脘穴以温中和胃，去胃内邪气。若是胃痛、反胃的时候，可以试试用手掌肉多的部分按压上脘穴，每次5 ~ 10分钟，会有很明显的效果。（视频89-3）

四、大寒忌怒扰肾阳

扰乱为烦，愤怒为躁，因此，烦躁和怒可当为同一类精神症状讨论。怒其实就是发脾气、暴怒、生气等情绪行为。过度愤怒可以伤及人体肝脏，故中医常言“怒伤肝”“怒则气上”。而“肝藏血”，即肝脏调控人体内血液的存储与释放。因此，大怒和暴怒的人容易导致肝气上逆，呕血、吐血等。

在大寒之时过怒，就会将本该潜藏于肾内的阳气发泄掉，便是逆了“养藏之道”，会导致肾水的生成减少，那么到了春天的时候，肝木的生成自然受到了影响。冬天要遵循自然的“藏”之规律，要懂得“养藏”，把人体阳气潜藏起来，安心养性，怡神敛气，保持心境平和，切莫随便动怒，勿烦躁，以让心神潜藏于内而不暴露于外。如此，才能做到“正气存内，邪不可干”。

五、大寒十二月中坐功

大寒时节寒邪易伤人体之肾，表现出肾功能失调等病变。为预防寒邪伤肾可练习大寒十二月中坐功，可从大寒练至立春。

于每晚11点至次日凌晨3点时，双手从身后支撑身体跪坐于床上，然后将一条腿向前伸直，上体后仰，身体重心向后移，再前移。两腿轮换各做三至五次。然后叩齿三十六次，调整气息，咽津液入丹田九次。通过此锻炼可以起到温肾阳、补肾气的作用。（视频90）

六、大寒疾病早预防

伴随大寒的到来，冷空气弥漫空中，人体受寒让血液变黏稠，寒冷还导致血管痉挛、血压升高，血压越高，患中风、心肌梗死的风险也越高。而且，天冷人们容易感冒，也会诱发或加剧心脑血管的病情。中老年人大多属于三高人群，是心血管疾病的高发人群，在大寒期间尤其要做好预防工作。此外，对年轻人来说，颈椎病也会由于风寒刺激而出现加重趋向，应该积极预防。

（一）预防中风

1. 中风先兆早知道

要预防中风首先要了解中风的先兆。

① 头晕，特别是突然感到眩晕。

② 肢体麻木，突然感到一侧面部或手脚麻木，有的为舌麻、唇麻。

③ 暂时性吐字不清或讲话不灵。

④ 肢体无力或活动不灵。

⑤ 与平时不同的头痛。

⑥ 不明原因突然跌倒或晕倒。

⑦ 短暂意识丧失或个性和智力的突然变化。

⑧ 全身明显乏力，肢体软弱无力。

⑨ 恶心呕吐或血压波动。

⑩ 整天昏昏欲睡，处于嗜睡状态。

⑪ 一侧或某一侧肢体不自主地抽动。

⑫ 双眼突感一时看不清眼前出现的事物。

2. 预防中风有妙招

（1）监测血压日节律，择时服药不间断　人正常血压的节律呈两峰一谷，长柄勺形，即白天血压波动在较高水平，晚8点时起血压逐渐下降，至夜里2点～3点时降至最低谷，凌晨血压又复上升，清晨起床后（6点）血压急剧上升，约8点～9点时达高峰，然后血压持续波动在较高水平，至下午4点～6点时出现第二个高峰，以后逐渐下降。因此，服用降压药要在6:30～7:30之间，以抑制8点～9点的血压高峰值；如果下午需要服药，则选在下午2:30～3:30之间服药，以抑制4点～6点时出现第二个血压高峰。千万不要睡觉前服用降压药，因为夜间2点～3点时血压降至最低谷，如果睡觉前服药降压，则会造成脑心供血不足，引发严重疾病。服用降血压药切记不要“一曝十寒”，要养成坚持服药习惯，尤其在寒冷的冬季更要注意规律服药的问题，否则，极高的血压很容易引起中风发作。

（2）记住两个120，诊治时机莫错过　中风具有高复发率、高死亡率和高致残率的三大特点，目前我国每年新增中风患者超过100万人，很多中青年人也有发病增加趋势。对于中风，大家要记住两个“120”。第一个“120”，即看1张脸，看2只胳膊，0语言。有90%以上的中风患者会出现口角㖞斜，脸部不对称，两只胳膊平举时一侧无力，说话不清，甚至无法开口说话。第二个“120”就是一旦发现患者出现这些症状，应及时拨打120急救电话，抢救越快，对患者日后的康复越有利，一旦错过最佳抢救时间，脑组织因缺血坏死，就不可逆了。会造成肢体瘫痪、失语、感知障碍，甚至死亡。

（3）家中常备预防药，关键时刻帮上忙　对于平时有高血压的人，建议平时家中常备同仁堂的安宫牛黄丸。安宫牛黄丸主要功效为清热解毒、镇惊安神、豁痰开窍。可用于热病、邪入心包、高热惊厥、神昏谵语、中风昏迷及脑炎、脑膜炎、中毒性脑病、脑出血、败血症等。

由于该药主要用于急救，属于开窍药，只适用于热闭证，对气血亏虚类脱证不适合用，只能在急救时使用。在有上述中风先兆症状且为热证的时候，服用半丸或一丸，对中风的预防、治疗和预后都有很好的帮助。

（二）预防心梗

心梗，一般指急性心肌梗死，是冠状动脉急性、持续性缺血缺氧所引起的心肌坏死，是冠心病中最严重、最致命的一种。

怎样才能更好地预防心梗呢？有3句话送给大家。

1. 心梗急救，“120”帮助

心梗是危及生命的急性病，一旦出现心梗迹象，4 ~ 6小时内为抢救的黄金时间，超过这个时间，再高超的医疗技术都无回天之力。当患者出现心前区疼痛，持续了20分钟以上仍不能缓解，并伴有面色苍白、呕吐、恶心、大汗淋漓，有濒死感，可能是心梗，此时一定要立即拨打120急救。如果患者一个人在家中，拨打完电话后要把房门打开，赢得抢救时间。

2. 心梗预防，少食脂肪

研究发现，在我国冠心病心梗死亡率增加，77%是由低密度脂蛋白胆固醇升

高所致。低密度脂蛋白胆固醇升高会加速全身动脉粥样硬化的过程，对身体造成伤害，最终容易导致冠心病、心梗、猝死等危险。因此，限制高脂肪饮食，在预防心梗中具有重要意义。胆固醇中也有好坏之分，胆固醇分为高密度脂蛋白胆固醇（HDL-C）和低密度脂蛋白胆固醇（LDL-C）两种。高密度脂蛋白胆固醇俗称“好胆固醇”，它对心血管有着保护作用，而低密度脂蛋白胆固醇偏高的话，就会导致动脉硬化，所以俗称“坏胆固醇”。它就像一个无声的杀手，如果控制不好，就会不断地破坏血管的健康，导致心梗。

3. 心梗治疗，遵循医嘱

对于患有冠心病、糖尿病合并冠心病及刚刚发生过心梗等心血管疾病的患者来说，由于体内的动脉粥样硬化已经广泛存在，化验单上的箭头仅仅表示低密度脂蛋白胆固醇水平被短时间内控制住了，并不代表风险已经过去，若不继续控制，“坏胆固醇”依然还在继续合成和积累，斑块还是会出现，危害心血管健康。所以，患者一定要遵循医嘱，坚持长期服用他汀类药物治疗，以预防心梗的发作与复发。中药生白术5克、丹参3克、决明子3克、荷叶3克、茯苓3克、生山楂3克泡水代茶饮，可以帮助预防心梗发作。

（三）预防“老寒腿”发病

在大寒时节，冷风刺骨，中老年人的“老寒腿”很容易发作。老寒腿常见于膝盖和脚踝的风湿性关节炎，或类风湿性关节炎，属变态反应性疾病，受累关节多为膝、踝等大关节，常见由一个关节转移至另一个关节，病变局部呈现寒冷、剧痛，也可见于膝骨关节炎退行性病变，或骨质疏松疾病。中医认为这些疾病是由肾虚外受风寒湿而致。

那么，如何预防老寒腿呢？

（1）减轻体重　因体重导致膝关节炎的患者，近几年在膝关节炎患者群占据了很大比例。除去遗传和药物因素，膝关节炎最重要的诱因就是体重超标，运动减少，导致关节的压力过大、负担过重。

（2）避免久居湿寒环境　遇到阴霾湿冷的天气，气温降低和空气湿度增加，会使膝关节不适并感觉酸痛和腿无力打软，这些都是膝关节炎的特征。所以，顺应季节变化，居室向阳、膝盖保暖避风寒是冬季大寒时节预防老寒腿之道。

（3）避免攀爬多晒太阳　除控体重、别贪凉外，减少攀登，选择适合的运动，多晒太阳也很重要。登山过多会损害膝关节，特别是晒太阳，可帮助人体摄取和吸收钙、磷，防止骨质疏松和类风湿性关节炎，减少老寒腿发生。

（4）补肾阳壮腰膝　可以服用壮腰健肾丸、仙灵骨葆胶囊或尪痹颗粒这些有温肾壮阳作用的中成药。也可用仲骨补肾汤（炙地鳖、乌梢蛇、生甘草各90克，白蒺藜、骨碎补各15克，桑寄生、杜仲、红梅梢、生薏苡仁各30克，生黄芪12克）煎汤口服兼外洗。本方具有活血补肾、消肿止痛功效。方中炙地鳖活血逐瘀，乌梢蛇、白蒺藜、红梅梢除痹通络，桑寄生、杜仲、骨碎补有强壮之功，合用有利于肾虚感受风寒湿所致之老寒腿的康复。

参考文献

[1] 国家药典委员会. 中华人民共和国药典[S]. 一部. 北京：中国医药科技出版社，2015:1-618.
[2] 苗明三，孙玉信，王晓田. 中药大辞典［M］. 太原：山西科学技术出版社，2017:1-906.
[3] 张燕，张洪斌. 药食两用植物［M］. 上海：复旦大学出版社，2012:1-221.
[4] 仲远明，王茵萍，等. 针灸学［M］. 南京：东南大学出版社，2017:1-302.
[5] 马淑然，赵春秀. 漫谈足少阳胆经的保健与调养——十二经脉与养生保健系列之十一［J］. 生命世界，2019(12):54-59.
[6] 马淑然，Tianyi. 谈谈冬季哮喘的中医药防治与调养［J］. 生命世界，2018(01):50-55.
[7] 马淑然，Tianyi. 季春养生漫谈［J］. 生命世界，2018(04):72-77.
[8] 马淑然，小四. 孟夏养生杂谈［J］. 生命世界，2018(05):36-43.
[9] 马淑然. 孟秋养生杂谈［J］. 生命世界，2018(08):58-63.